The Crown & Bridge Restoration Manual(CBRM)

必ず上達

歯冠修復 上

萩原　芳幸　著

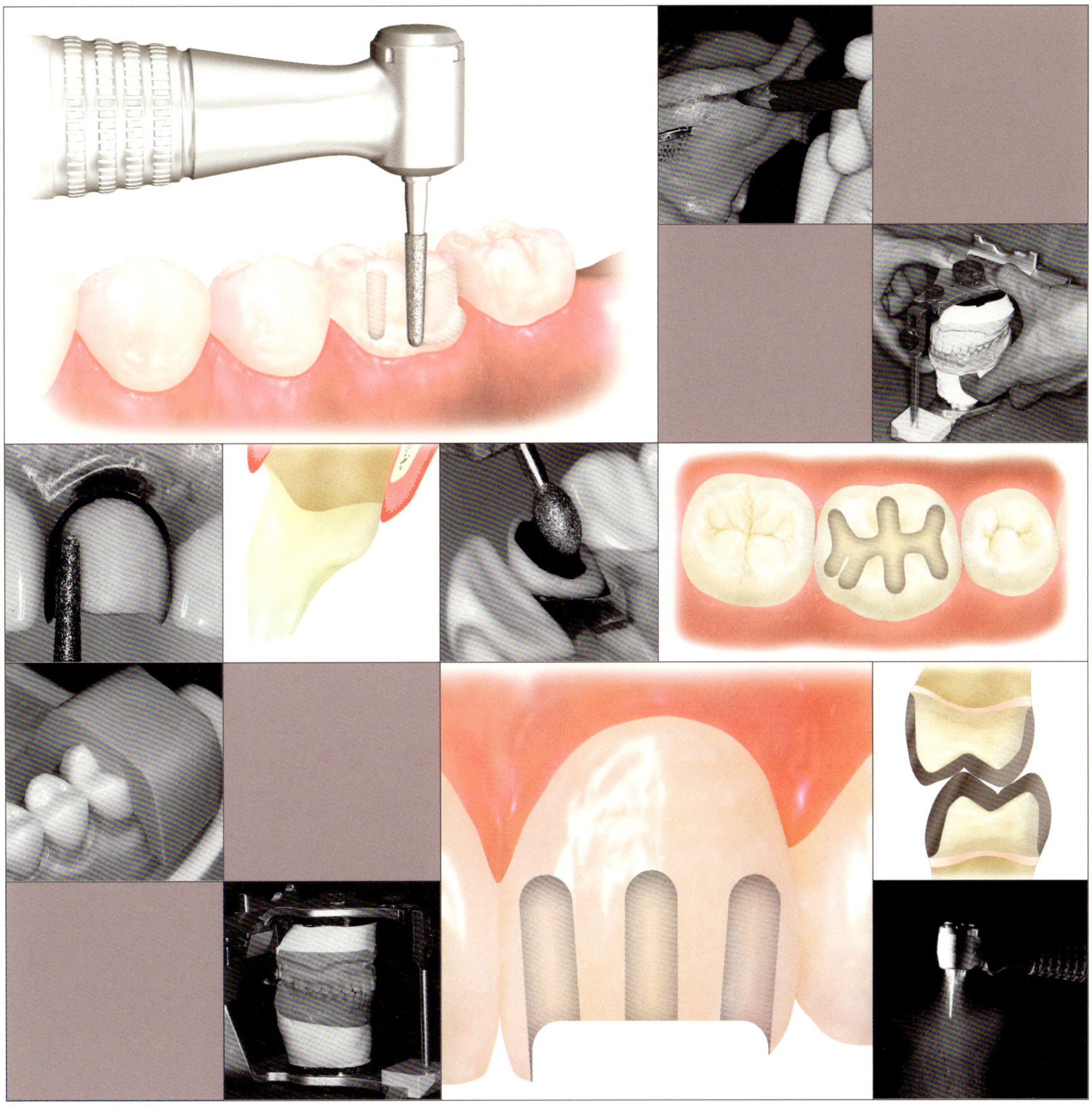

クインテッセンス出版株式会社　2009

Tokyo, Berlin, Chicago, London, Paris, Barcelona, Istanbul, Milano, São Paulo, Moscow, Prague, Warsaw, New Delhi, Beijing, and Bukarest

はじめに

＜若手歯科医師の「補綴基礎力」向上のために＞

本書は2007年6月から1年半にわたり，「Quintessence of Dental Technology(QDT)」に連載した「実践！ 若手臨床医のための歯冠修復マニュアル まずはここから」に加筆・修正したものである．

本連載を開始するきっかけは，ある臨床研修歯科医師からの「クラウンの咬合調整がよく分からないのですが……」という質問であった．咬合調整の理論と具体的手法を，正しくかつ分かりやすく教えることは意外と難しい．実際の口腔内に存在する天然歯や補綴装置を対象にした場合にはなおさらである．筆者はこの事例を通して，若手歯科医師が臨床で直面する諸問題に対し，実践的な解決策を論理的にまとめた資料の必要性を痛感した．そんな折，「QDT」編集部と，最近の若手歯科医師は「補綴基礎力」が不足傾向にあること，そしてこれを解決するためには分かりやすく実践的な補綴マニュアルが必要だとの意見で一致し，連載を開始することになった．学生時代から蓄積してきた断片的な知識・治療技術という「縦糸」を，実際の治療行為という「横糸」で紡ぐためにはどうすべきか？ 筆者は日々の臨床を通して基礎の重要性を痛感しており，執筆にあたっては「だれにでもできて，わかりやすく，論理的」な内容構成を心掛けた．

＜プロフェッショナルとしての道を究めるための3段階の学び＞

筆者は臨床教育の基本姿勢として，「修・破・離(しゅ・は・り)」を座右の銘としている．これは室町時代の猿楽師である世阿弥が遺した言葉といわれているが，伝統芸能や武道にかぎらず，プロフェッショナルとして道を究めるためにはこの3段階が必要である．

①「修」は，指導者の教えを忠実に守り，真似をすることである．これは単に技術だけでなく態度や姿勢(医療においては治療哲学)をも身につけることを意味する．

②「破」は，指導者の基本技術や精神を自分のものとして修得した後に，工夫や新規性などの努力を重ねて自己を高めつつ新たな方向性を模索することである．

③「離」は，自己努力によって指導者の教えから脱皮し，さらなる修練の上に自ら新たな境地を築き上げることである．

現在，最前線で活躍中の著名な臨床家が基礎力の重要性を強調されるのも，この考え方が根底にあると筆者は考える．高度な治療技術や華やかな臨床成績は，地道な努力の上に成立するのである．

＜謝辞＞

筆者自身，いつしか教わる側から指導する立場になり，「補綴基礎力」の重要性と臨床教育の難しさを痛感している．そこで，連載の執筆を通じて自分自身のレベルも再評価すべく，すでに退官されていた五十嵐孝義先生(元日本大学歯学部教授)に校閲をお願いしていた．しかし，先生は第1回目の下書きができあがる直前に急逝され，1度もご指導いただけなかったことがまことに残念である．亡師は，本書をどのように評価されるであろうか．

また，本書出版のご裁断をいただいたクインテッセンス出版の佐々木一高社長と畑めぐみ氏，「QDT」編集部の田村源太氏と田中祐子氏，とくに担当編集者の若林茂樹氏には写真撮影や編集作業においてたいへんなご苦労をおかけした．ここに深甚なる感謝の気持ちを表したい．

2009年 初夏

秋原 芳幸

CONTENTS

CHAPTER 1

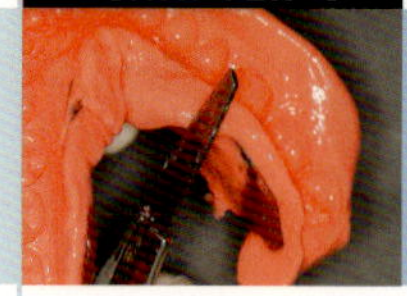

下顎概形(外形)印象

CHAPTER 2

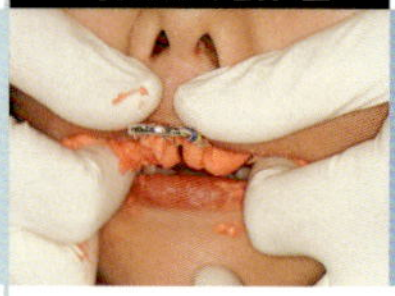

上顎概形(外形)印象

CHAPTER 3

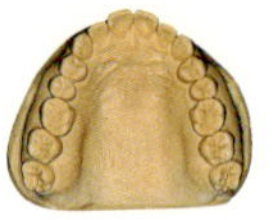

スタディモデルの製作

CHAPTER 4

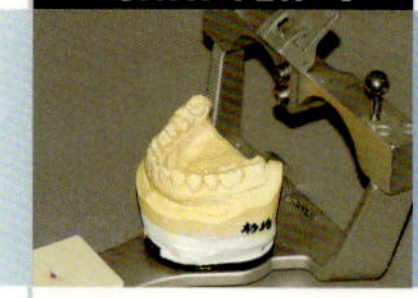

咬合器の選択

CHAPTER 5

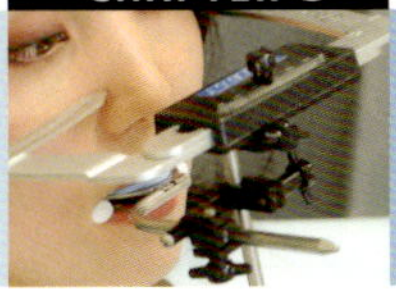

フェイスボウ･トランスファー

CHAPTER 6

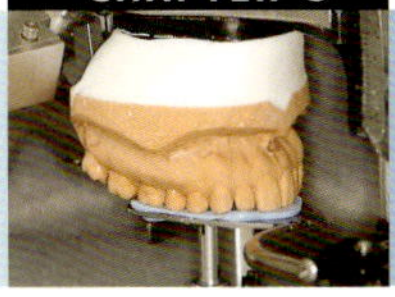

フェイスボウ･トランスファーにもとづく上顎模型の咬合器付着

CHAPTER 7

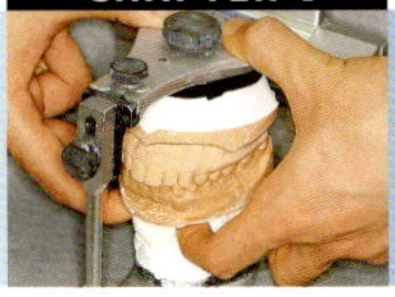

咬頭嵌合位での咬合採得と下顎模型の咬合器付着

CONTENTS

CHAPTER 8

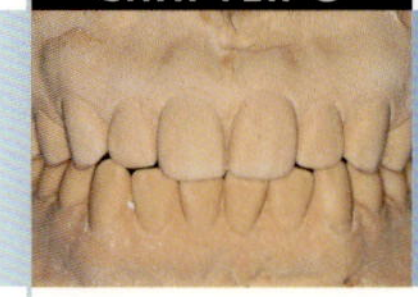

模型検査(診査)

CHAPTER 9

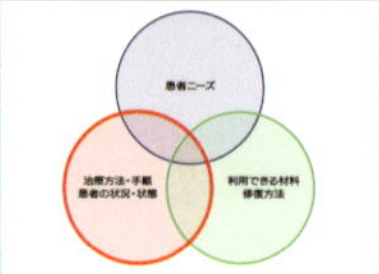

治療計画

CHAPTER 10

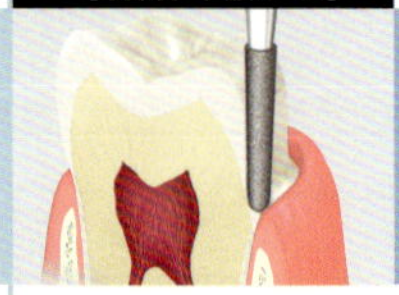

支台歯形成の原則

CHAPTER 11

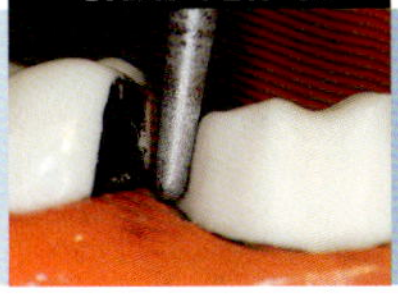

下顎臼歯部全部鋳造冠の支台歯形成

CHAPTER 12

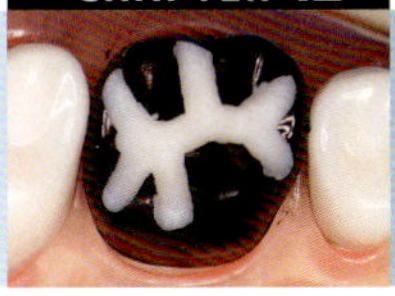

上顎臼歯部全部鋳造冠の支台歯形成

CHAPTER 13

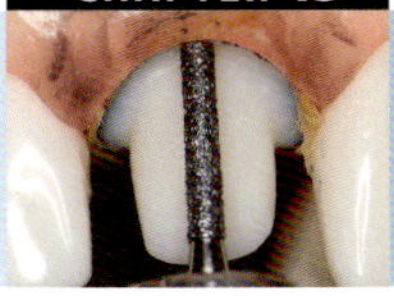

前歯部陶材焼付鋳造冠の支台歯形成

CHAPTER 14

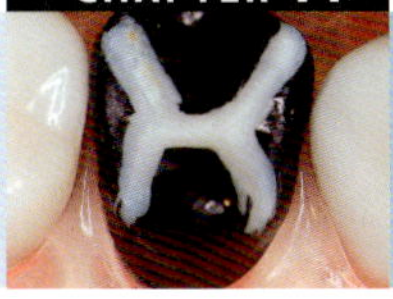

上顎小臼歯部陶材焼付鋳造冠（フルベイク）の支台歯形成

CONTENTS

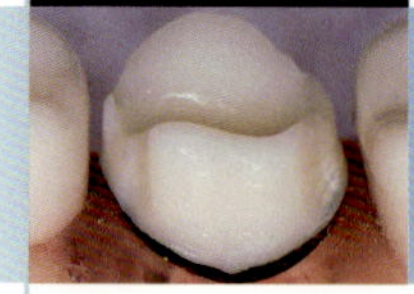

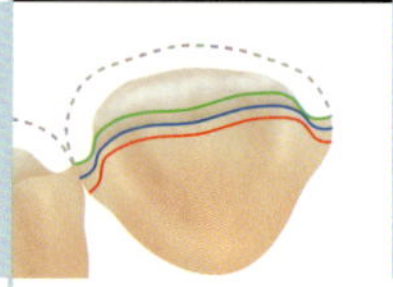

CHAPTER 1

下顎概形(外形)印象

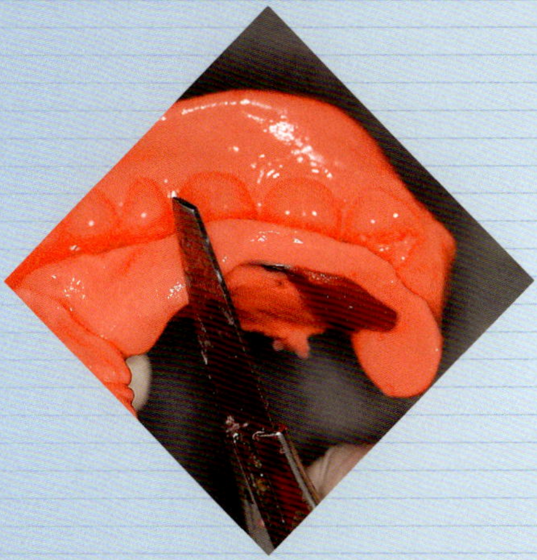

本章で学べるポイント

下顎概形印象に関する……

①患者との位置関係(適切な立ち位置)
②口腔周囲筋のリラックス方法
③トレー試適時のコツ
④印象採得の実際(トレーの位置づけ・圧接・辺縁形成)
⑤理想的な印象イメージ
⑥精度の高い模型製作への前準備

1 概形印象の目的とは?

概形印象の本来の目的は診断や観察・記録のためにスタディモデルを製作することであり，あくまでもそのための手段にすぎない．スタディモデルにより観察可能な項目を以下に示す．

① 歯数・欠損の状態
② 歯冠形態・歯冠長
③ 歯の植立状態・排列状態
④ 咬耗・摩耗・咬合小面の形成状態
⑤ 歯列弓の形態
⑥ 欠損顎堤・軟組織・小帯の状態

また，上下顎の模型を咬合器に付着することで，臨床検査や口腔内では直接診ることのできない，咬合関係の情報を知ることができる(詳細については第6章〜第8章で述べる)．

2 概形印象採得(アルジネート印象材による)

補綴に限らず，概形印象採得はすべての歯科臨床の基本操作のひとつである．卒前の教育課程においても，さまざまな形でアルジネート印象材を用いた概形印象の経験は少なからずあると思われる．

しかし，実際の臨床の現場では意外と軽視されていることが問題である．概形印象採得では，①患者に対する不快感の減少，②解剖学的ランドマークを網羅した正確な印象採得，が不可欠であるが，このことが徹底されていないようである．

初診の患者に対しては必要な問診・視診・触診などの後に概形印象を採得するのが一般的な流れである．このように，概形印象採得は初対面の患者に対して行われることが多い．そして，この時点では患者との人間関係が確立されていないことを十分に認識することが重要である．すなわち，患者にとって概形印象採得は最初に経験する実際的な医療行為であり，その際に与えるイメージが今後の治療に大きな精神的影響を与えるのである．

概形印象採得が患者に与える不快感としては，①トレー辺縁による圧痛，②印象材が喉へ流れることによる息苦しさ，③嘔吐感，④印象の取り直し(失敗)，などがあげられ，これらは不信感を抱く原因になりうる．そこで，より正確に，不快感の少ない印象採得を成功させるために遵守すべき項目を**表1**に示す．

正確かつ不快感の少ない印象採得を行うためのポイント

	要点	アドバイス
適合性の良いトレーの選択 (図4，6，7)	1．網トレーかリムロック型トレーを使用する 2．可及的に印象材の均一な厚みを確保するよう，形態や辺縁を調整する 3．歯列に対してトレーが不足している場合は，モデリングコンパウンドやユーティリティーワックスなどで修正する 4．モデリングコンパウンドやユーティリティーワックスには維持形態が付与できないため，専用接着剤で印象材の剥離を防止する	**トレーは口腔内に楽に挿入でき，かつ最大の大きさのものを選択する！**
印象材の練和・フロー (図8)	1．基本的に各メーカー指示の混水比を守る 2．水温は20℃にする 3．季節(夏・冬)や室温により混水比や水温を多少調整する 4．十分に脱泡する	**実際には若干硬めに練和することで，操作性が向上して辺縁形態や小帯の再現性も向上する！**
トレーの位置付けと圧接 (図5，9，10)	1．トレーの位置づけはトレーの適合性と同様にたいへん重要であることを知っておく 2．トレーの挿入から位置決め，圧接までの一連の動作はスムーズに，かつすばやく行う	**患者の口唇・頬をリラックスさせて弛緩状態で操作することが最重要！**
辺縁・小帯の再現性 (図5，9)	1．口腔内ではトレーの後縁部を最初に決定し，ついで正中とトレーの向きを確認する 2．印象後縁より斜め前方に圧接し，余剰印象材を前方に押し流す 3．トレーの位置と，余剰印象材が辺縁部に十分回っていることを確認する 4．辺縁部において印象材が不足する場合にはトレーを左右前後に細かく動かして(グズらせて)調整する 5．前方移動した余剰印象材を利用して辺縁や小帯形態を再現する 6．患者の口唇・頬を弛緩させ，トレーを固定しつつ反対の指で頬を後下方(上顎では後上方)に牽引して小帯を印記する 7．上下唇小帯は口唇をかぶせるように牽引することで印記する	**この動作は義歯製作における辺縁形成(ボーダーモールディング)に通ずるので，習得すべき．一連の作業は口唇を緊張なくめくり上げて，直視下で印象材の流れを確認しつつ行う！**
正確な印象 (図9～13)	1．印象前に口腔内を清掃し，食物残渣や歯垢を除去する 2．印象直前には可及的に唾液を排除する(ただし，乾燥しすぎると印象材が歯に付着するので注意する) 3．咬合面裂溝や歯間部に指で印象材をなすりつけておく 4．可及的にすばやくトレーを挿入する 5．印象材の硬化中は必ず術者が軽く保持する 6．メーカー指示の硬化時間を遵守する(少し長めに保持) 7．硬化後には歯冠方向を考慮しつつ，一気にはずす 8．余剰な印象材はよく切れるナイフでトリミングする	**グローブを装着した手指は軽く水で濡らしておくと操作性がよい．また，印象材の硬化中はつねにトレーを保持する！**

表1　正確かつ不快感の少ない印象採得を行うためのポイント．

3 下顎概形印象採得の実際

先述のとおり，初診時は患者の緊張度も高く，嘔吐反射の有無や程度も的確に把握できていないため，一般的に上下顎の概形印象は下顎から採得する．下顎は嘔吐反射が起きにくく，気道の確保もしやすいために不快症状が少ない．しかし，舌側の骨隆起や舌小帯の強直により，トレー辺縁による圧痛や擦過傷を引き起こすことも少なくない．

すべての印象操作では，トレーの試適に先立って口腔内の十分な観察が不可欠である．以下，図1～13において，一般的な下顎概形印象採得の術式と注意点を列記していく．

1) 患者へのアプローチ

8～10時の立ち位置からアプローチする

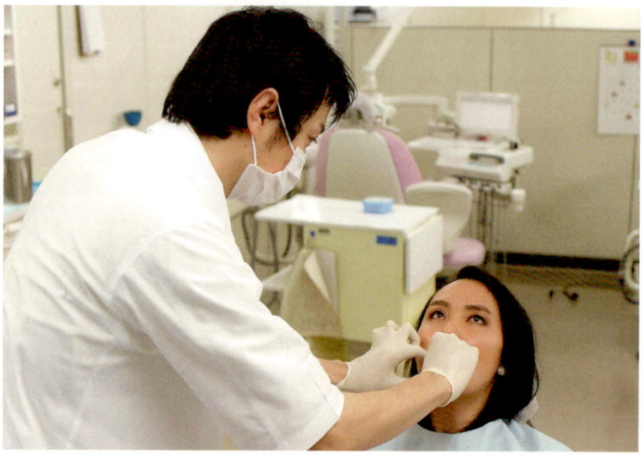

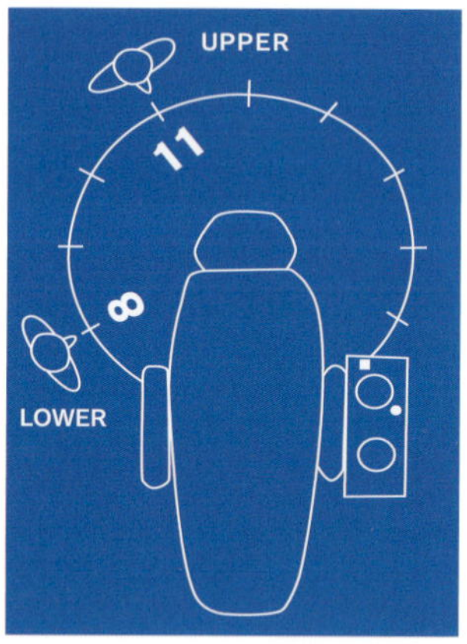

図1a, b　患者に対して8～10時の立ち位置からアプローチを開始する．トレーの位置づけや圧接，ならびに印象材の流れを直視下でコントロールするためには，正しい患者との位置関係を体得すべきである．　a|b

【POINT】立位で行う印象採得では，患者に対してアプローチする位置(立ち位置)が非常に重要！

2) 口唇に対する前処置

口紅はあらかじめ落とさせる

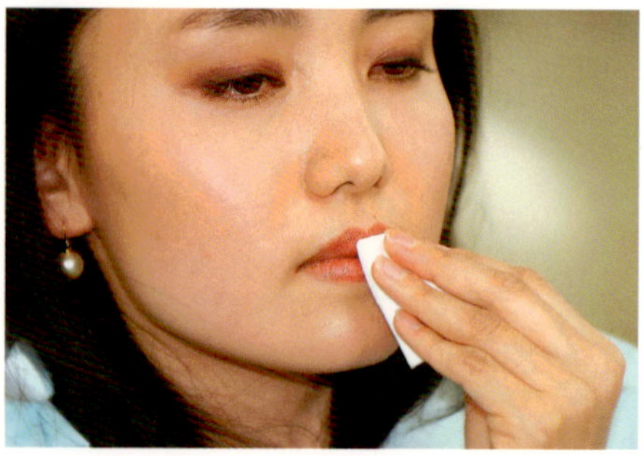

口唇の保護に油分を塗布する

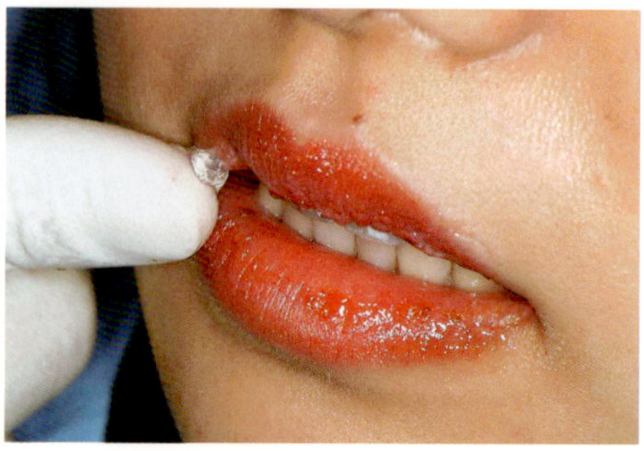

図2a, b　患者が口紅を付けていれば落とさせ，必要に応じて口角にワセリンやココアバターを少量塗布する．これは口角や口唇の裂傷や疼痛予防のためである．　a|b

3) トレー試適の前準備

口腔周囲筋のリラックスを図る

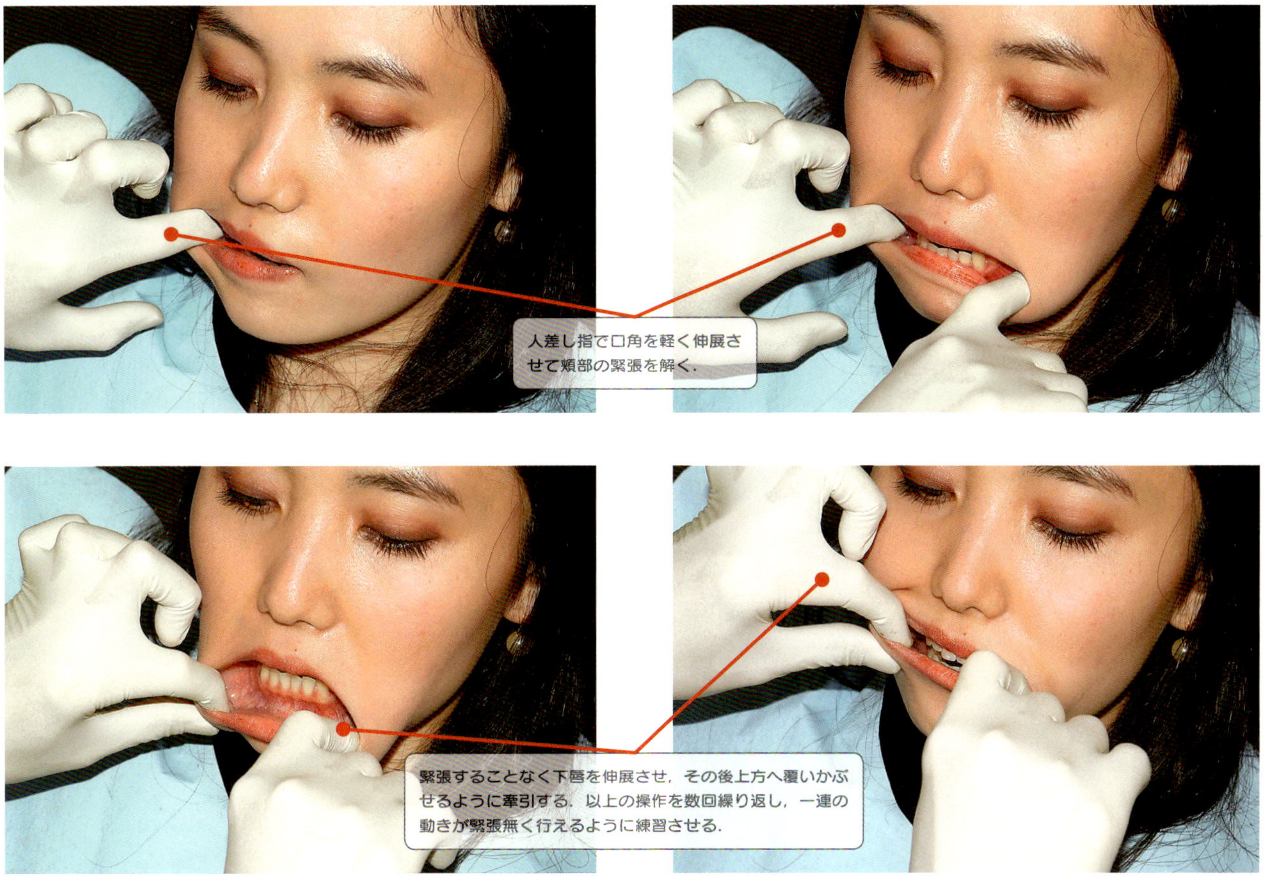

人差し指で口角を軽く伸展させて頬部の緊張を解く．
緊張することなく下唇を伸展させ，その後上方へ覆いかぶせるように牽引する．以上の操作を数回繰り返し，一連の動きが緊張無く行えるように練習させる．

図3a～d　まず患者の緊張を解きほぐし，口腔周囲筋をリラックスさせて口唇・頬粘膜を弛緩させる（a～d）．これは実際の印象採得時の口唇・頬粘膜の運動を模しており，この後のトレー挿入の練習を兼ねている．これらの操作を怠っていきなりトレーの試適を行うと，緊張感の強い患者では試適の段階からうまくいかないことが多い．

a | b
c | d

【POINT】トレーをいきなり口腔内に挿入することは避ける！

4) トレーの種類とその選択法

それぞれのトレーの特徴と選択法を知っておこう

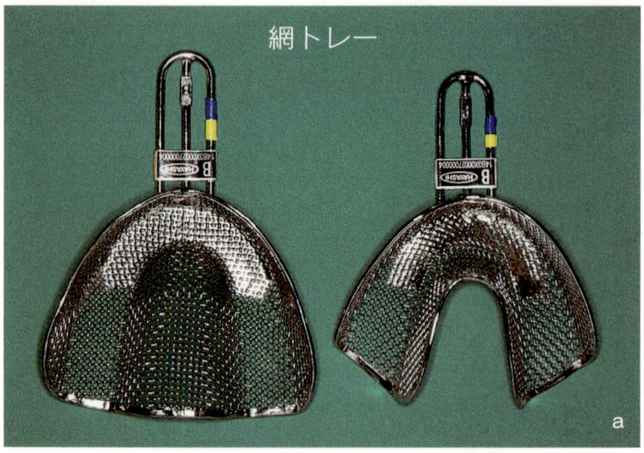

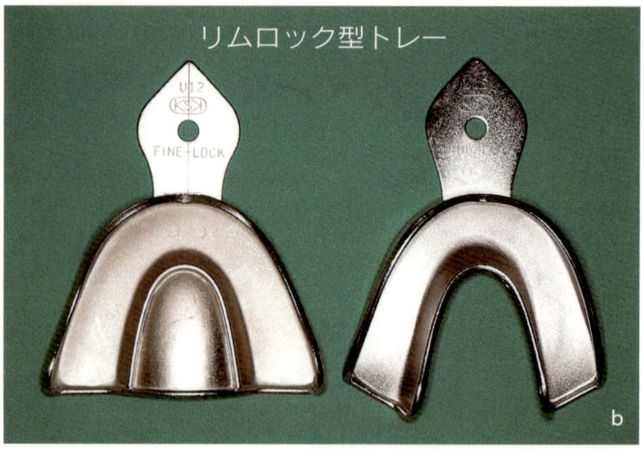

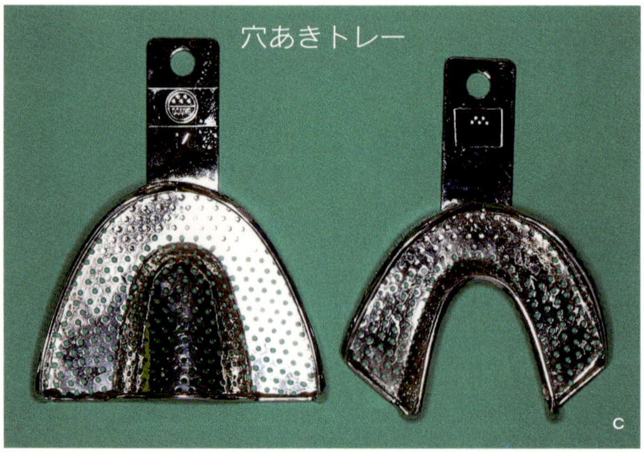

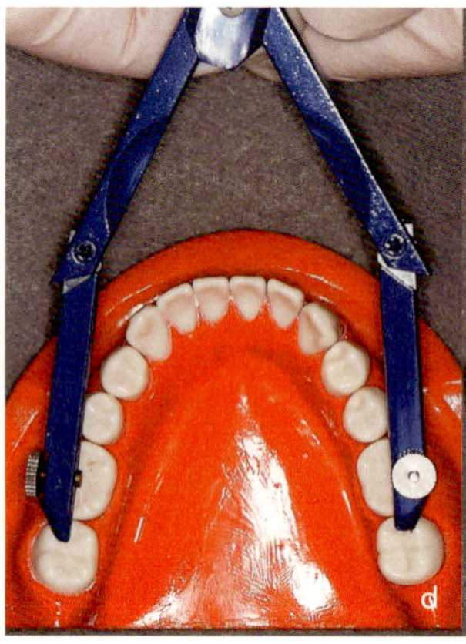

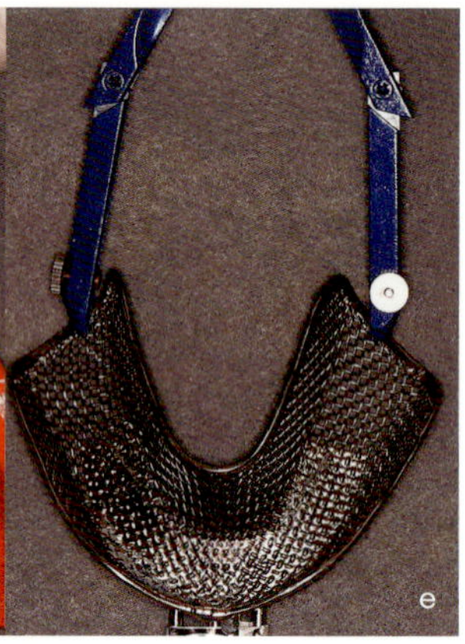

図4a〜e　概形印象採得に使用するトレーの種類とその選択について示す．有歯顎の概形印象採得に使用するトレーは，網トレー(a)，リムロック型トレー(スタックトレーともよばれる．b)，そして穴あきトレー(Coe タイプトレーともよばれる，c)の3種類に大別されるが，それぞれ長所・短所があり，特徴を理解して選択すべきである．ちなみに，日本で多用されている網トレーは欧米ではほとんど用いられず，リムロック型トレーが用いられることが多い．以下，それぞれの特徴について述べる．

aの網トレーは，歯列形態に合わせてトレーの調整が容易に行える点，そして網目からあふれ出たアルジネート印象材によってリテンションが得られるため，印象材専用接着剤が必要ないという利点がある．その一方，撤去時に変形しやすいという欠点がある．

bのリムロック型トレーは変形が生じないため，網トレーよりも精度の高い印象採得が可能という利点がある．その反面，歯列に合わせたトレー辺縁の調整が困難であること，また機械的な維持が辺縁部の凸状部のみになるため，可及的に印象材専用接着剤の使用が望まれる点が短所となる．

そして，cの穴あきトレーは，aとbの特徴を併せもつトレーと位置づけることができる．

なお，いずれのトレーを用いる場合にも患者の口腔内をよく観察し，適当と思われる大きさのトレーを選択・試適する．サイズの決定が困難な場合には，滅菌したコンパスなどを利用して左右最後臼歯間の距離を測定し，トレー幅の参考とするとよい(d, e)．

5) トレー試適の実際

試適時における頬・唇とトレーの動かし方

(➡は手指とそれにより誘導される頬や口唇等の動き・運動，➡はトレーの動き．図10も参照)

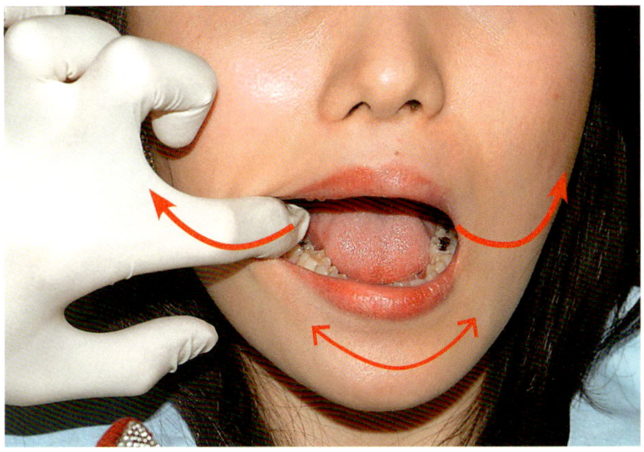

図5a　図3と同様に，まず口腔周囲筋の緊張を解く(口角と下口唇)．肩の力を抜かせて，十分にリラックスさせる．

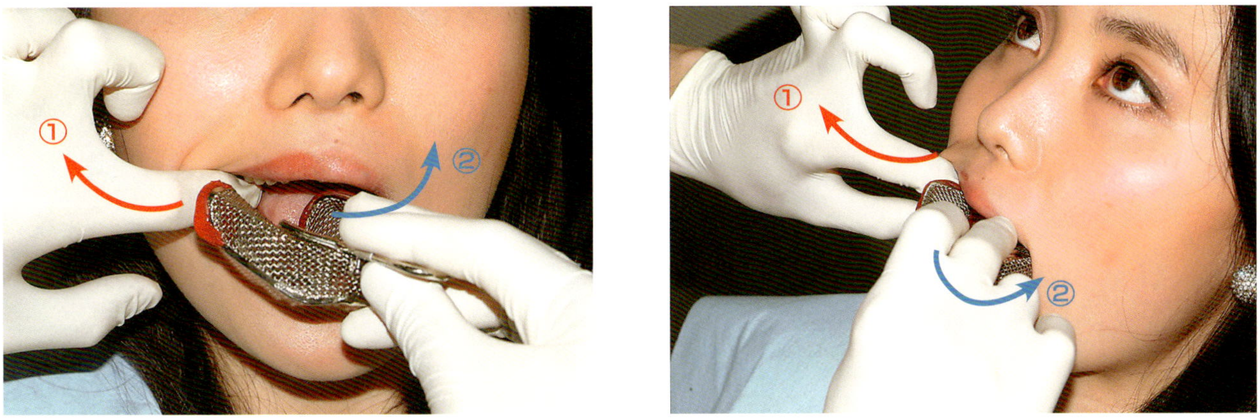

図5b, c　左人差し指(ミラー)で口角を側方に伸展させる(①)．反対側口角はトレーの外面で伸展させながら，トレーの挿入体勢に入る(②)．
b|c

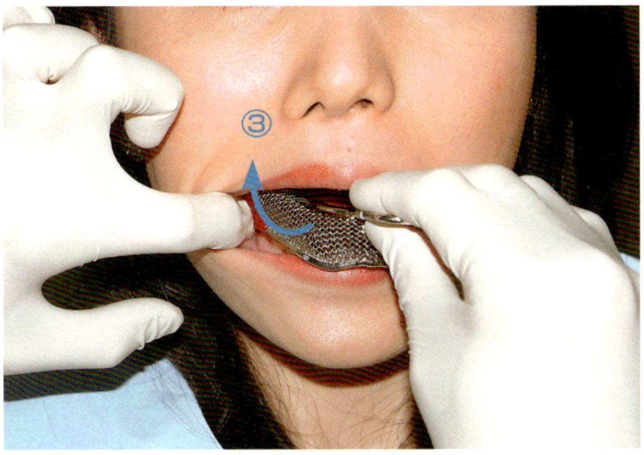

図5d　左人差し指をずらし，トレーを回転させながら口腔内に挿入する(③)．

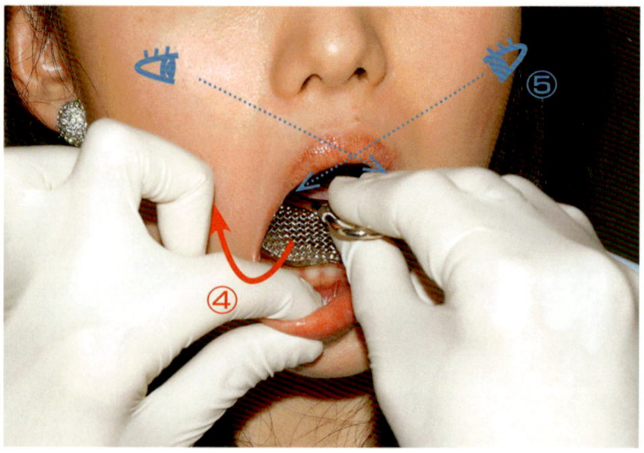

図5e　下口唇を伸展させて前歯部の歯肉頬移行部を直視下におく(④)．さまざまな角度・位置からトレー全体の位置付けを確認する(⑤)．

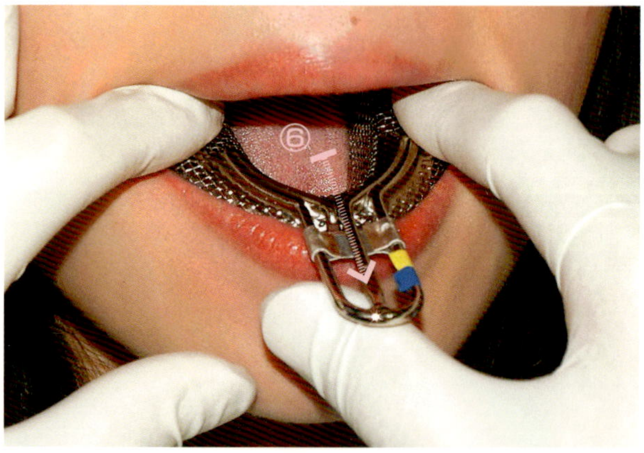

図5f　適切な位置にトレーが保持された後に，舌を前方に突出させる(⑥)．

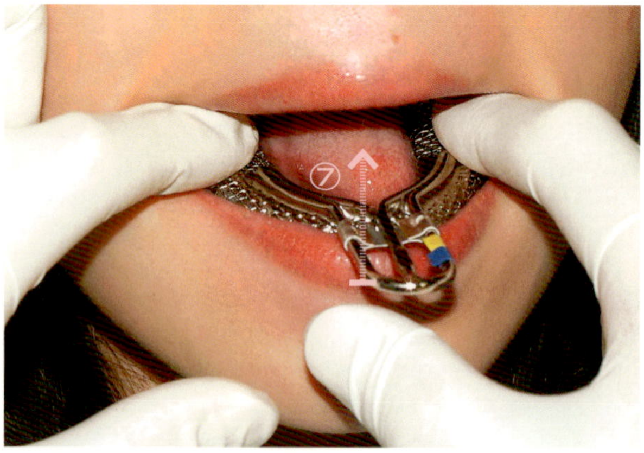

図5g　開口状態だと口腔周囲筋が緊張して印象材が回らない．トレーの位置づけ，舌の突出が適切に行われた後に下顎を少し閉口させる(⑦)．この際「噛んで」という表現は使わない(指を噛まれるおそれがある)．静かに力を抜いて少し口を閉じるように指示すべきである．

【POINT】この一連の操作を繰り返すことで，患者の不安感や緊張感が低下してスムーズな印象採得作業が可能となる！

6) トレー形態の修正

トレーの不足部分をユーティリティーワックスなどで修正する

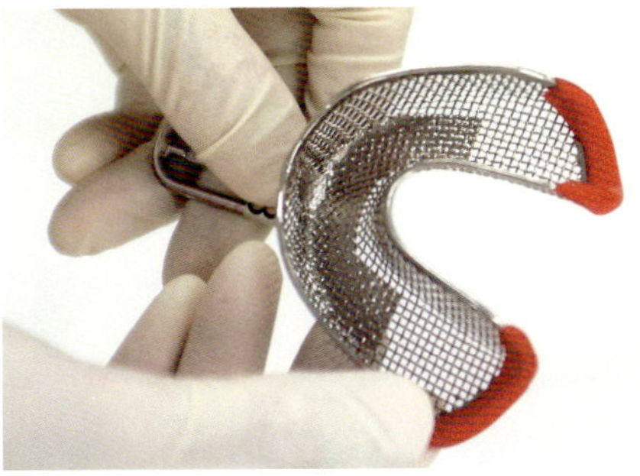

図6　歯列形態や智歯の有無により，必要に応じてトレーの不足部分をトレーコンパウンドやユーティリティーワックスで修正する．

7) 印象材盛り付けの前準備

印象材専用接着剤を塗布する

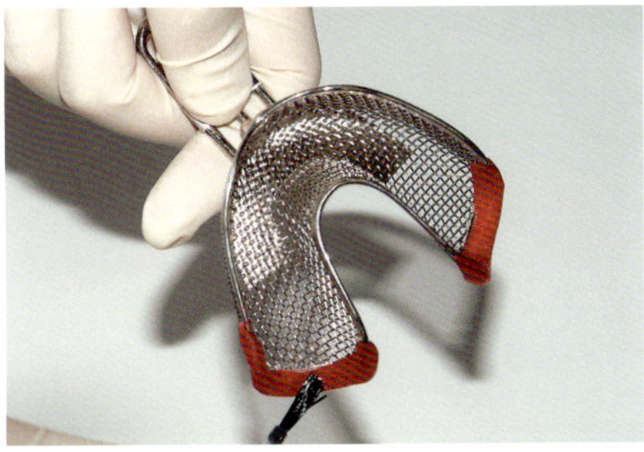

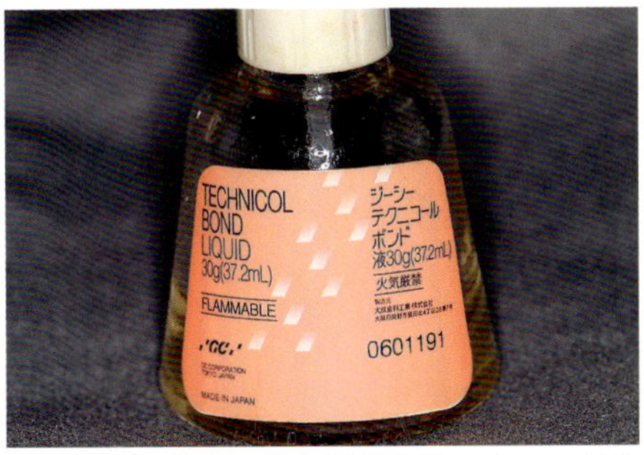

図7a, b　術者・患者ともに一定の動きが確認できた後に，実際の印象採得操作に入る．印象材の剥離による精度低下を予防するために，コンパウンドやワックス部分にアルジネート印象材専用接着剤(テクニコールボンド，ジーシー)を塗布する．

8) 印象材の練和

回転練和器を活用し，脱泡は確実に行う

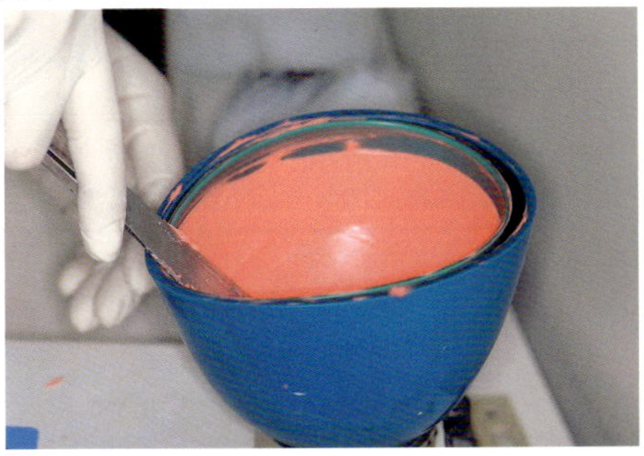

図8　印象材の練和時はメーカー指定の混水比を守り，素早くかつ脱泡を確実に行う．また，季節や室温に合わせて混水比や水温を多少調整することも有効である．なお，**表1**で述べたとおり，実際には硬めに練和したほうが操作性・印象精度の向上が得られる．

9) 印象採得

実際のステップ(➡は手指・トレーの動き，➡は印象材の流れ，➡は頬や口唇の動き．図10も参照)

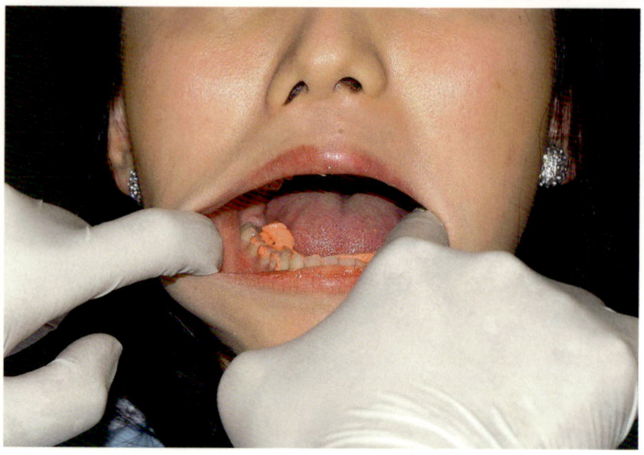

図９a　まず唾液を取り除き，咬合面，頬・舌側，最後臼歯遠心部等の気泡が入りやすい部位に印象材をなすりつける．

【POINT】印象材を事前になすりつける部位

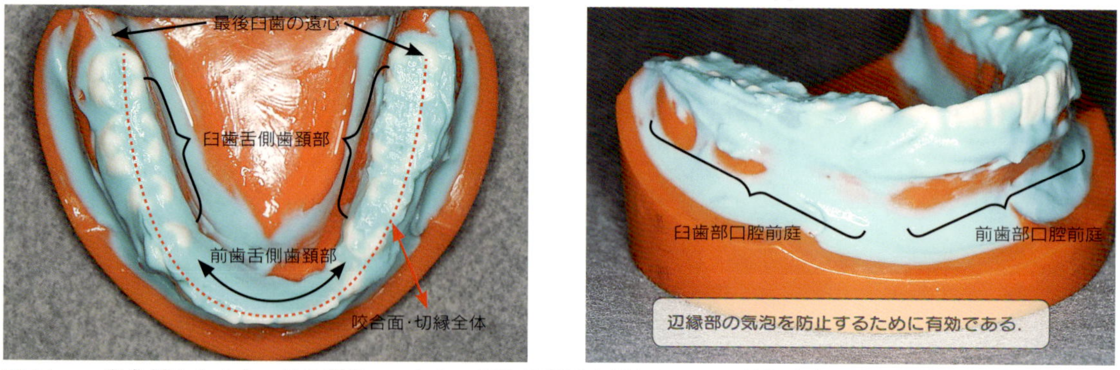

図９b, c　印象材をなすりつける部位．これらの操作は素早く行わないと，硬化速度の差や唾液によりトレーの印象材と段差やギャップができるので注意を要する．

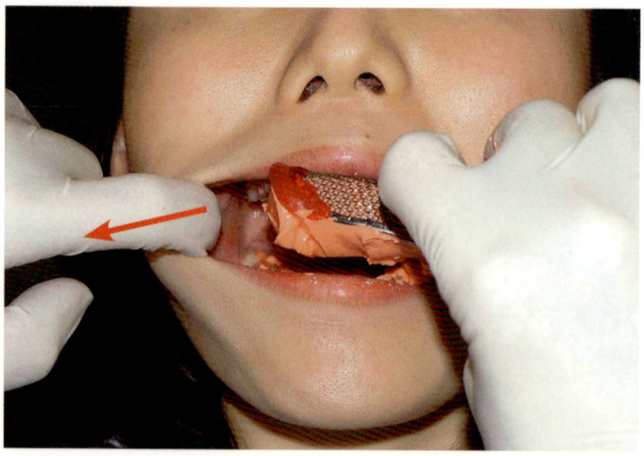

図９d　左人差し指で口角を側方に伸展させ，素早くトレーを回転させながら口腔内に挿入する．

図 9 e　臼歯部から印象材が前方に流れるように配慮しつつ，素早くトレーを歯列全体に覆いかぶせる．この際，下口唇を十分伸展させてスペースを確保する(図10参照)．

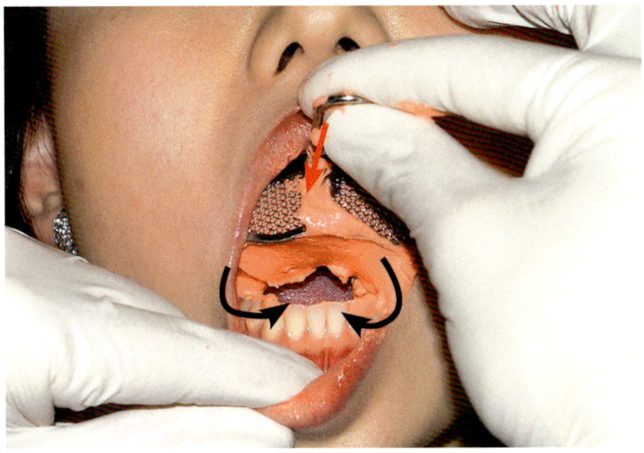

図 9 f　前歯部口腔前庭に余剰な印象材を送り込む(①)．口唇を横にずらして，臼歯部頬側にも過不足なく印象材が行きわたっていることを確認する(②)．口唇を軽くつまみ，下口唇を大きく翻転させつつ覆いかぶせる(③)．

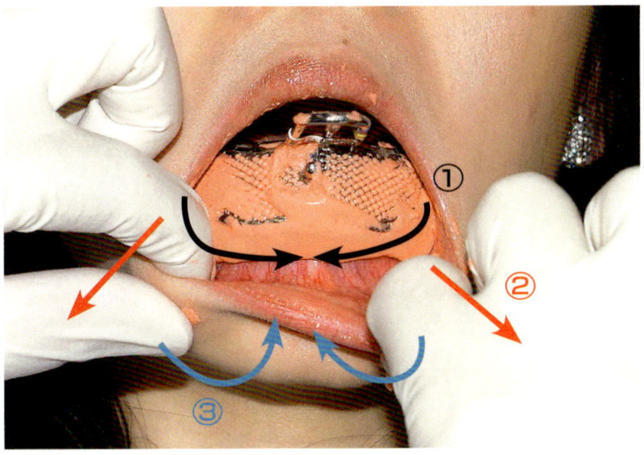

図 9 g　口腔内を覗き込みながらトレーの位置を観察し，少し「グズらせる」ようにしながら圧接する．

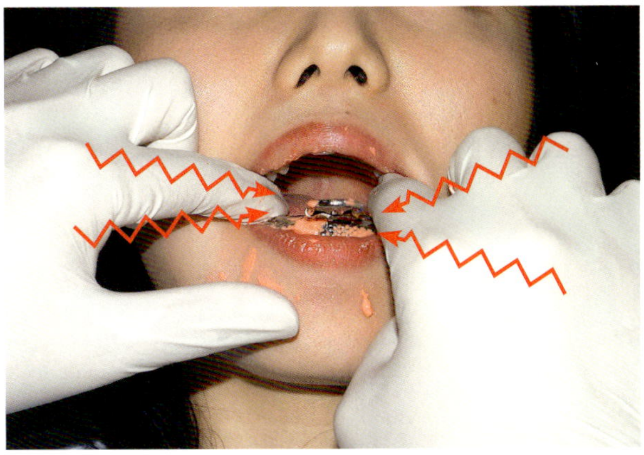

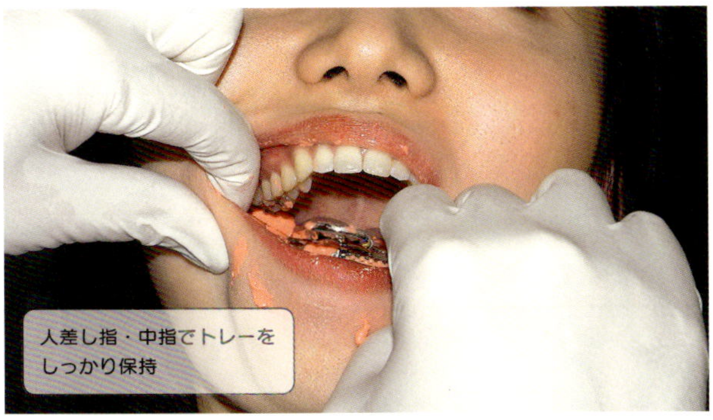

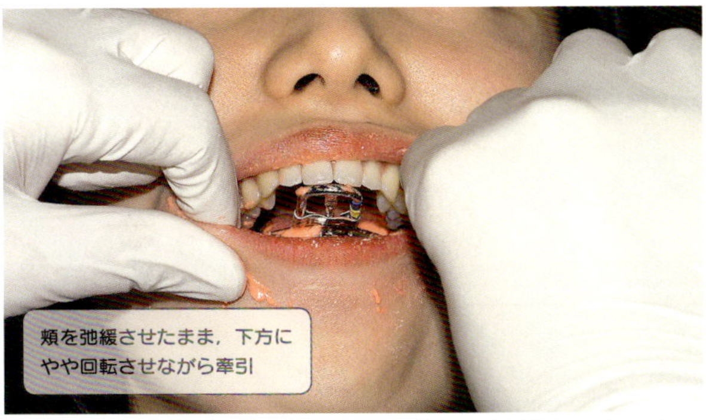

頬を弛緩させたまま，下方に
やや回転させながら牽引

図 9 h, i　辺縁形成を行う．辺縁形成を行う反対側の手でトレーを保持しつつ，形成側の親指と人差し指で頬粘膜をつまみ少しひねりながら上後方に運動させる．頬粘膜が弛緩していないと運動量が不十分になり，必要な小帯などが印記されない．

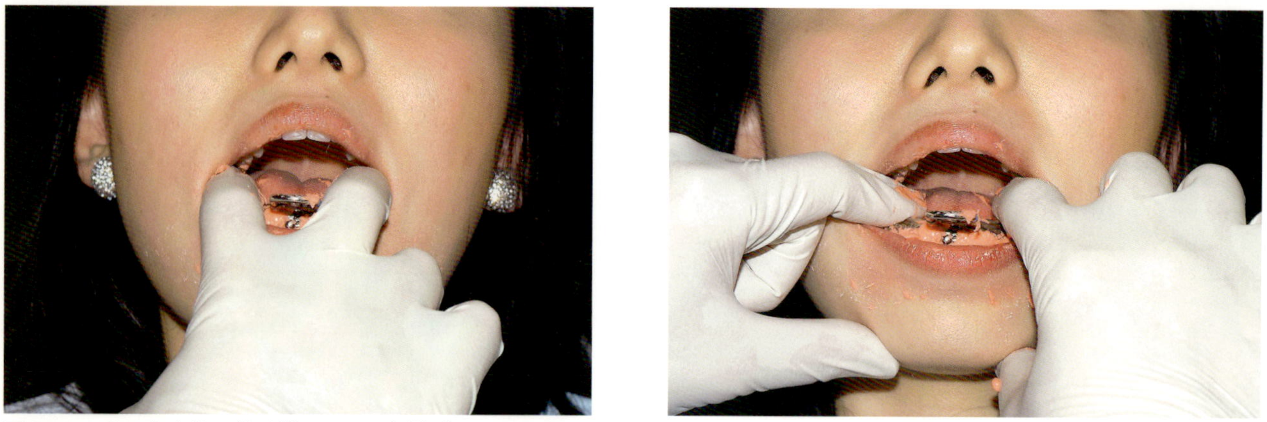

図９j, k　舌の突出後に若干閉口させて頬粘膜・口唇の緊張を緩和させる．印象材が完全に硬化するまで術者が保持を行う．下顎における保持は片手法（人差し指・中指）と両手法（両手人差し指）があるが，どちらも親指はオトガイ部をしっかりと把持する．

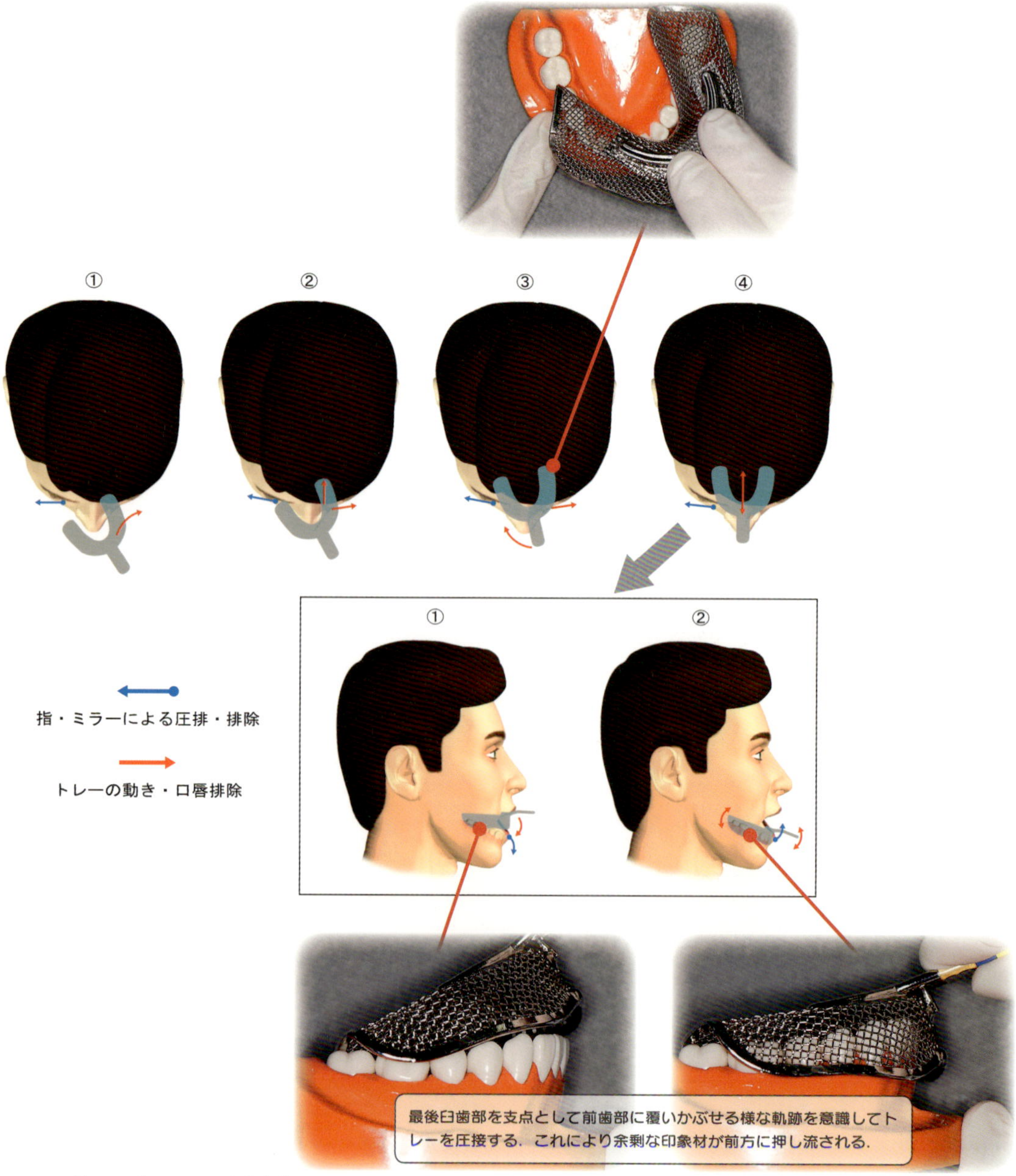
①
②
③
④
指・ミラーによる圧排・排除
トレーの動き・口唇排除
①
②
最後臼歯部を支点として前歯部に覆いかぶせる様な軌跡を意識してトレーを圧接する．これにより余剰な印象材が前方に押し流される．

図10　口腔内でのトレーの動かし方，および垂直的なトレーの圧着法を示す．トレーの後縁部を最初に決定し，その後斜め前方に圧接して余剰印象材を前方に押し流す．

10) トレーの撤去

印象材辺縁部のシールを解除する

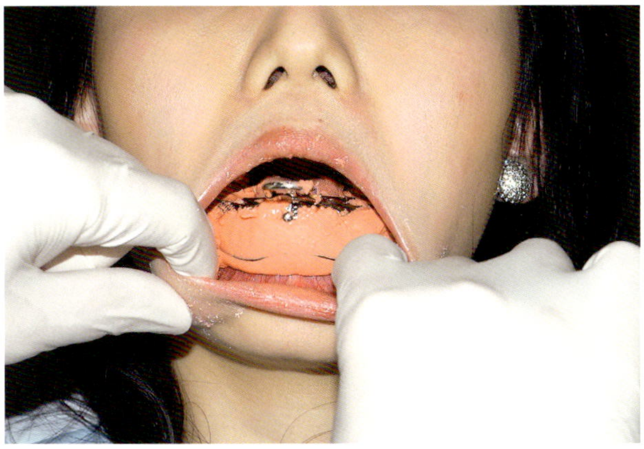

図11a　印象材の硬化後に頬粘膜から口唇にかけて軽く伸展させ，印象材辺縁部のシールを解除する（空気を入れて撤去を容易にする）．

歯冠方向を考慮して一気に撤去する

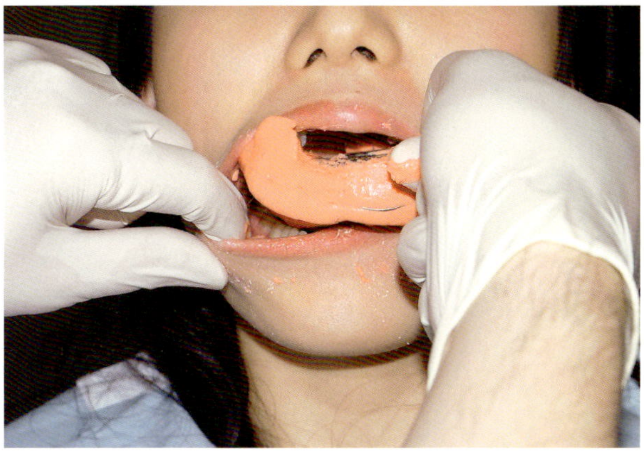

図11b　メーカー指示の硬化時間を守り，さらに一息おいてから歯冠方向を考慮して一気にトレーを撤去する．

11) アルジネート印象材による概形印象の完成

正しく採得された印象面から観察できるポイント

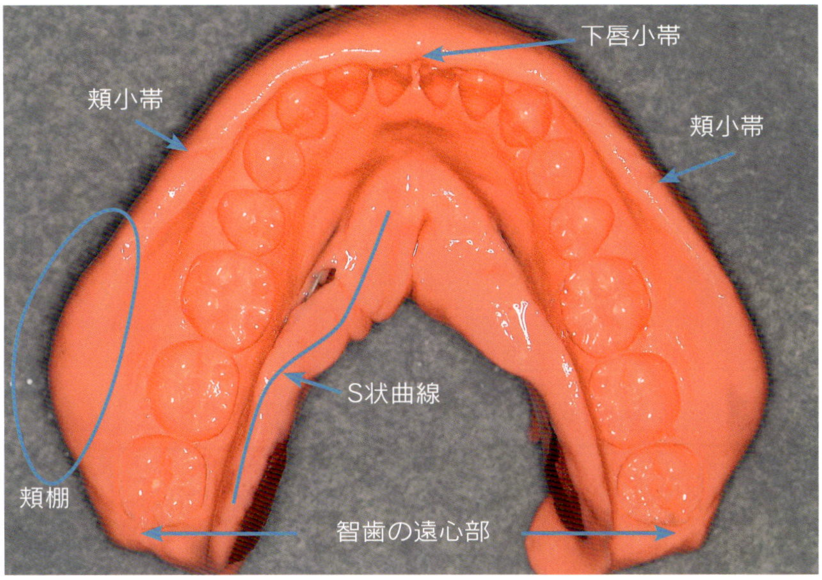

図12　印象面で観察すべきポイントを図中に示す．

12) 印象の確認およびトリミング，外形線描記

トリミングは良く切れるナイフで行う

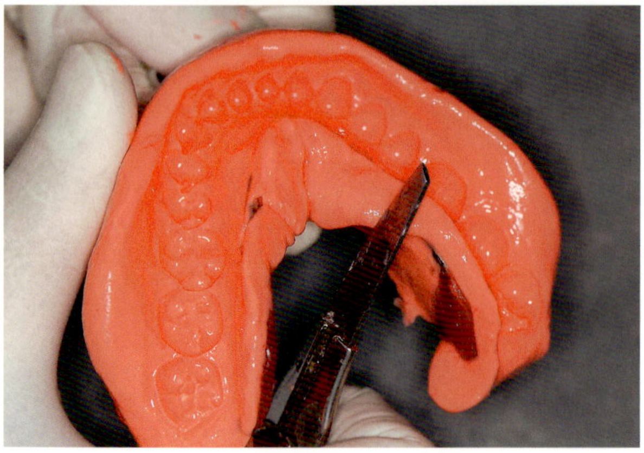

図13a　トリミング部位は作業模型の使用目的により異なる．一般的にはトレーの支持がなく容易に変形する余剰部分をカットする．この作業を怠る人が大多数だが，精度の高い模型製作には不可欠であり，補綴の基本中の基本である！！

外形線を描記する

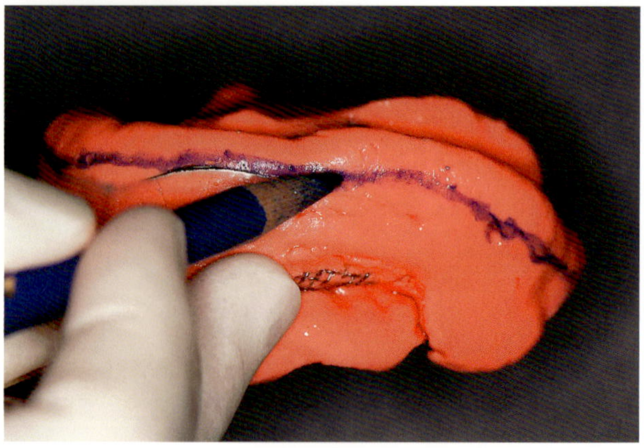

図13b　外形線(コピー鉛筆を使用)は石膏注入時の指標となる．特に辺縁部形態に関して，自分に必要な情報を模型上で再現するためには有効である．また，すぐに石膏注入ができない場合は必ず湿箱に保存する．水中浸漬保存は絶対に避ける．

Summary

本章のまとめ

概形印象採得やスタディモデルの製作は補綴治療における基本である．にもかかわらず，これらのステップを軽視する傾向が見受けられることは非常に残念である．しかし，補綴治療の入り口である概形印象採得の上手い・下手，不快感の度合いは患者に敏感に伝わってしまう．患者が抱くこの最初のイメージは，今後の治療の進展や信頼度にも影響を少なからず与えることを念頭に置くべきである．

日常臨床は多忙なものであるが，その現場で満足のいく印象採得を行うか否かが，実際の所要時間に与える影響はほとんどない．むしろ問題なのは，正しい概形印象の技術を伝承しうる指導者の不足，印象の良否を見極める目を養う機会の減少，ならびに基礎力・基本技術力の軽視であろう．古来より，概形印象やスタディモデルをみれば歯科医師の技量が推察できるといわれてきた．「まさに『概形印象』恐るべし」である．

CHAPTER 2

上顎概形(外形)印象

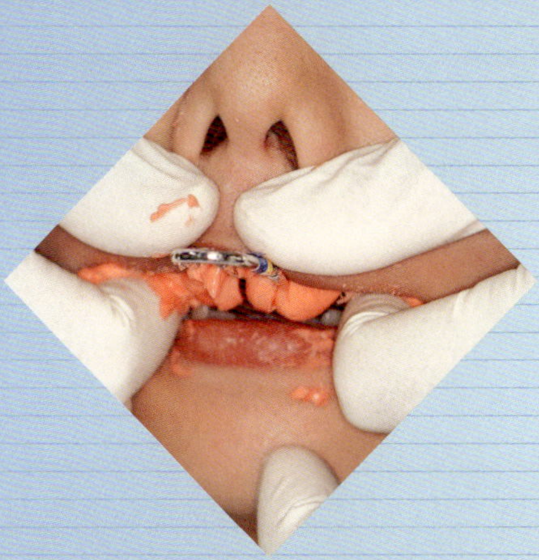

1 下顎よりもスキルが求められる上顎概形印象採得

2 上顎概形印象採得の実際

本章で学べるポイント

上顎概形印象に関する……

①患者との位置関係(適切な立ち位置)
②口腔周囲筋のリラックス方法
③トレーの形態修正と試適時のコツ
④印象採得の実際(トレーの位置づけ・圧接・辺縁形成)
⑤理想的な印象イメージ
⑥嘔吐反射への対応

1 下顎よりもスキルが求められる上顎概形印象採得

前章では下顎概形印象採得について述べたが，本章ではひきつづき上顎概形印象採得について解説する．

下顎とは異なり，上顎印象ではトレーの圧接状態を直視によって確認できない．したがって，トレーの試適および印象材を盛ってからの口腔内への挿入・位置付けがもっとも重要なポイントとなり，この時点で成否が50%決まるといっても過言ではない．また，印象材がトレー辺縁に十分に回らないために，大臼歯および前歯部において十分に辺縁形態を印象採得できていないことが多い．

とくに初心者ではこの傾向が強いが，これは，①トレーの前後的位置関係の設定がうまくいっていないこと，②トレー圧接の方向およびタイミングと頬・上唇の伸展・運動が不足し，かつ連動していないこと，が原因である．これらの基本動作は下顎においても同様であるが，上顎では直視下での作業が困難なことに加え，嘔吐反射を招きやすい点も問題となる．さらに，気道閉塞による息苦しさも加わるため不快症状が多い．そこで，これらを最小限に抑えつつ正確な印象採得を行うためには**表1**に示すように多くの事項と十分な熟練が必要となる．

前章でも述べたが，患者の視点からは概形印象の習熟度が歯科医師に対する技術的評価を左右しかねず，失敗による再印象などはもってのほかである．

上顎の概形印象においてとくに注意を要するポイント

	要点	アドバイス
術者の位置・患者の姿勢 (図1)	1．印象材が喉に流れるのを防止するために立位(患者座位)が望ましい 2．術者は10～11時の位置に立ち，患者の背もたれは若干倒しぎみ(上顎を覗き込める位置)にする 3．嘔吐反射による患者の不意な動きに対応可能な位置・姿勢をとる 4．モデリングコンパウンドやユーティリティーワックスには維持形態が付与できないため，専用接着剤で印象材の剥離を防止する	**下顎の概形印象と比較して，術者の立ち位置が重要となる！**
トレー選択・試適 (図2～4)	1．トレーサイズ選択の原則は基本的に下顎と同じである 2．最後臼歯を十分に被覆できる大きさを選択する 3．ユーティリティーワックスなどによる形態修正を行う 4．前歯部と最後臼歯周辺の口腔前庭の印象に対応できる形態を選択する 5．口蓋隆起に注意する	**①トレーの試適を通して，患者の嘔吐反射を観察する！ ②硬口蓋部のストッパーを付与する！**
印象操作 (図5～9)	1．トレーの適合性・位置づけは最も重要なポイントである 2．トレーの挿入～圧接までの一連の動作はスムーズにかつ素早く 3．トレーの後縁部をまず決定し，次いで正中とトレーの向きを確認する 4．大きな開口状態のままではトレーの位置決め，圧接はできない 5．印象後縁より斜め前方に圧接して，余剰印象材を前方に押し流す 6．トレーや余剰印象材が辺縁部に十分回っていることを確認し，不足の場合にはトレーを左右前後に細かく動かして(グズらせて)調整する 7．前方に移動した余剰印象材を利用して辺縁や小帯形態を再現させる 8．患者の口唇・頬を弛緩させて，トレーを固定しつつ反対の指で頬を後上方に牽引して小帯を印記する 9．上唇小帯は口唇をかぶせるように牽引することで印記できる	**開口により筋突起が下降するため，臼歯部歯肉頬移行部に水平的なスペースが不足し，印象材が流れない．これらを防止するためには印象を圧接すると同時に患者にゆっくりと閉口を指示する！**

	要点	アドバイス
嘔吐反射の防止 (図10)	1．嘔吐反射の激しい患者には表面麻酔(スプレー)を使用する 2．トレーの後縁にポストダムを設定する 3．唾液の流出を無理に我慢させない 4．印象材を硬めに練和して硬化時間を短縮させる 5．トレー圧接までの操作時間を短縮する 6．硬化終了まで必ず術者がトレーを保持し，その場から離れない	①トレー圧接後にチェアをアップライトに戻す！　②患者に顎を引かせて鼻呼吸を容易にさせる！　③腹筋に力を入れさせることで口呼吸を抑制する！
印象材の練和・フロー (下顎と同様)	1．基本的に各メーカー指示の混水比を守る 2．水温は20℃にする 3．季節(夏・冬)や室温により混水比や水温を多少調整する 4．十分に脱泡する	実際には若干硬めに練和することで，操作性が向上して辺縁形態や小帯の再現性も向上する！
正確な印象 (下顎と同様)	1．印象前に口腔内を清掃し，食物残渣や歯垢を除去する 2．印象直前には可及的に唾液を排除する(ただし，乾燥しすぎると印象材が歯に付着するので注意する) 3．咬合面裂溝や歯間部に指で印象材をなすりつけておく 4．可及的にすばやくトレーを挿入する 5．印象材の硬化中は必ず術者が軽く保持する 6．メーカー指示の硬化時間を遵守する(少し長めに保持) 7．硬化後には歯冠方向を考慮しつつ，一気にはずす 8．余剰な印象材はよく切れるナイフでトリミングする	グローブを装着した手指は軽く水で濡らしておくと操作性がよい．また，印象材の硬化中はつねにトレーを保持する！
模型製作の下準備 (下顎と同様)	1．余剰な印象材はよく切れるナイフでトリミングする 2．唾液や血液を十分に流水で流し，表面のぬめりを取る 3．必要とする模型辺縁部をコピー鉛筆で印記する 4．可及的に時間をおかずに石膏を注入する(不可能な場合には必ず湿箱に保管する．水中浸漬は避ける)	これらをチェアサイドであらかじめ行うことで，歯科技工士の能率と模型の精度が向上する！　とくに印象辺縁のトリミングは石膏の節約のみならず①石膏注入時の辺縁部成形が容易になる，②模型の厚みを確認しやすくなる，③石膏硬化後の撤去が容易になる，④印記線が辺縁部トリミングの目安になる，というメリットをもつ！

表１　上顎の概形印象においてとくに注意を要するポイントを示す．

2 上顎概形印象採得の実際

上顎の印象採得を確実に行うためには，術者の立ち位置(アプローチの方向)と患者の姿勢が重要である．また，臼歯相当部は直視が困難なために，下顎にも増して口腔内の十分な観察とトレー選択，ならびにトレー辺縁の形態修正が不可欠である．また，トレー選択が適切であっても，手指による上唇・頬粘膜の動かし方とトレーの挿入・位置・圧接のタイミングが同調しなければ満足のいく印象採得はできない．以下に，一般的な上顎概形印象採得の術式と注意点をステップごとに解説していく(図1～9)．

1) 患者へのアプローチ

10～12時の立ち位置からアプローチする

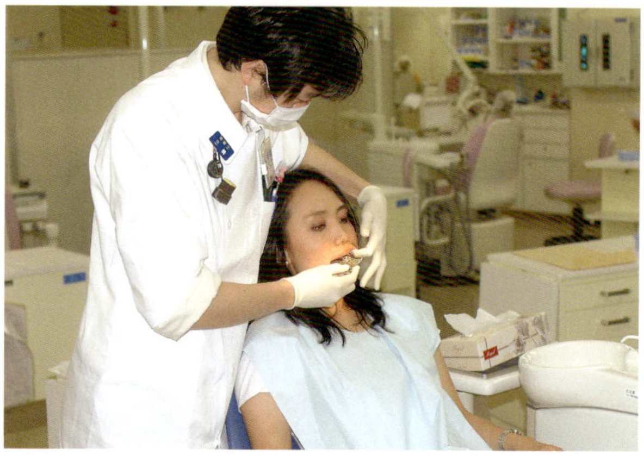

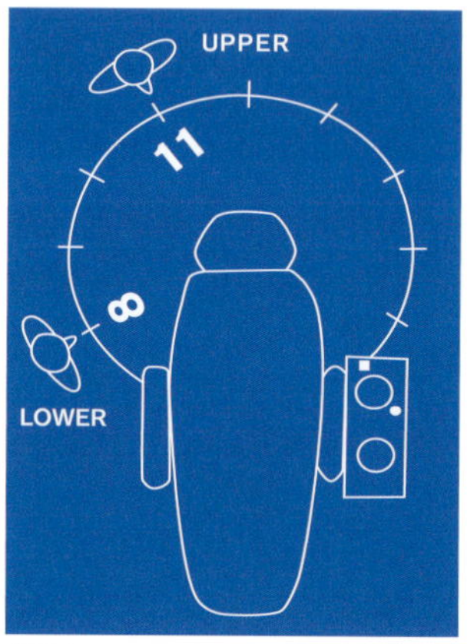

図1a, b　患者に対して10～12時の立ち位置からアプローチを開始する．上顎では下顎と異なり，多少なりとも体をひねって上顎を覗き込むような動作が求められる．このアプローチ方向は，概形印象のみならず上顎義歯の筋形成，咬合採得などでも用いられる．　a|b

【POINT】上顎と下顎では，患者に対してアプローチする方向(立ち位置)が異なることを体に覚えこませよう！

2) トレー試適の前準備

口腔周囲筋のリラックスを図る(➡は手指とそれにより誘導される頬や口唇等の動き・運動)

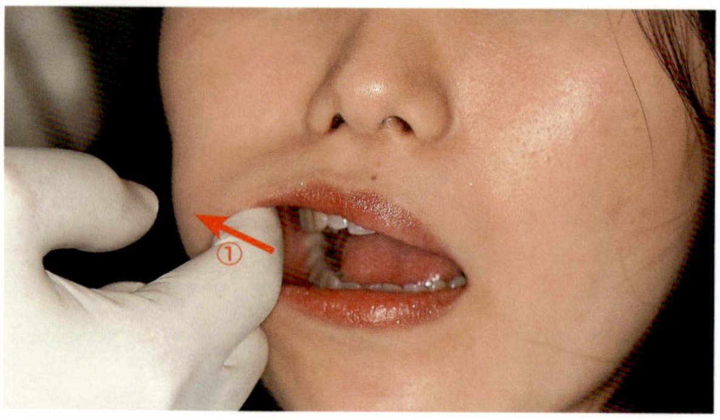

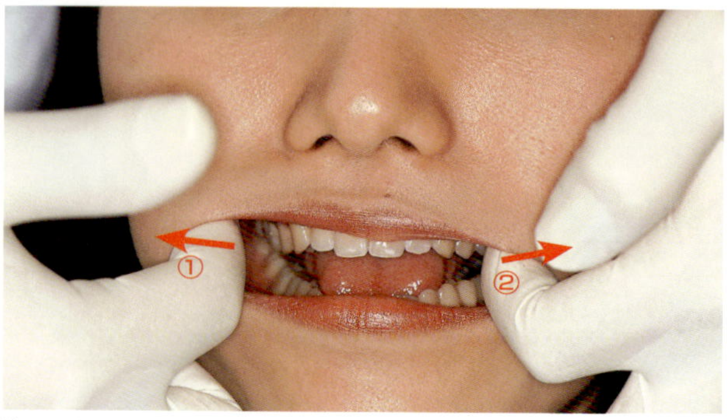

図2a, b　まず，人差し指で口角を軽く伸展させて上口唇ならびに頬部の緊張を解く(①, ②)．　a|b

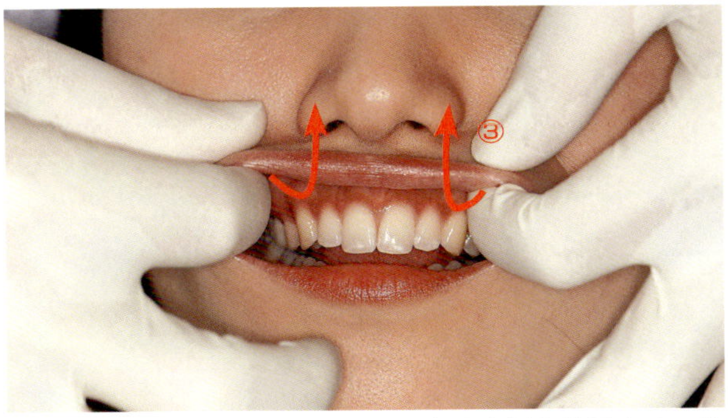

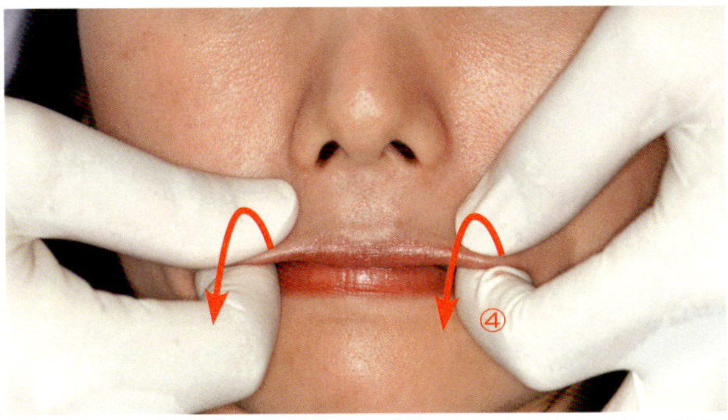

図2c, d　その後，緊張させることなく上唇を伸展させ，その後上方へ覆いかぶせるように牽引する(③, ④)．以上の操作を数回繰り返し，一連の動きが緊張なく行えるように練習させる．
c|d

【POINT】上顎の印象において患者の緊張が強い場合，下顎に比較してとくに口唇の動きが悪くなり，口腔前庭の印象がうまくいかない！

3) トレー試適の実際

試適時における頬・唇とトレーの動かし方
(➡は手指とそれにより誘導される頬や口唇等の動き・運動，➡はトレーの動き．図6も参照)

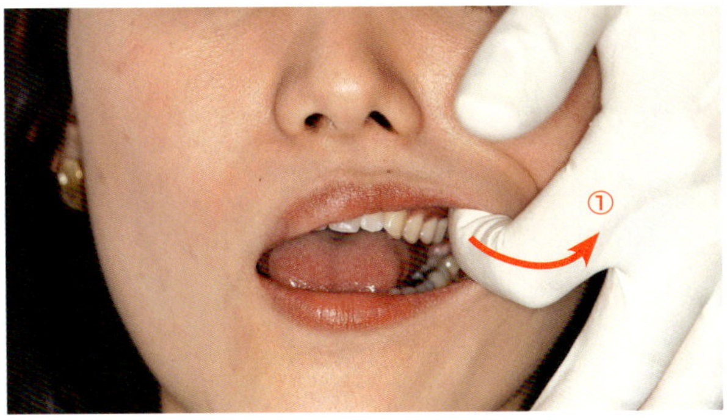

図3a　まず，口腔周囲筋の緊張を解く(口角と上口唇)．肩の力を抜かせ，十分にリラックスさせる(①)．

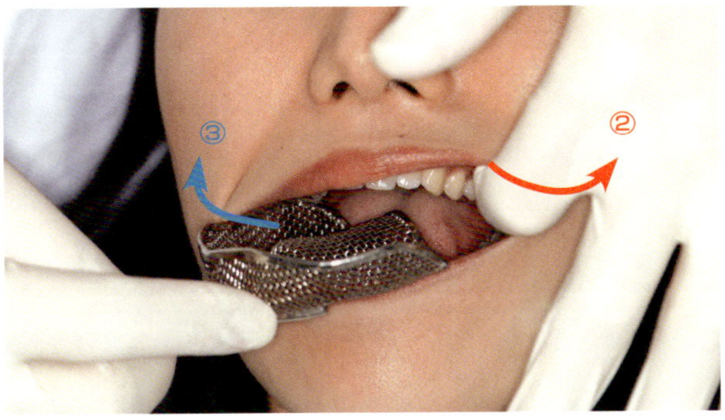

図3b　右人差し指(ミラー)で口角を側方に伸展させる(②)．反対側口角はトレーの外面で伸展させながら，トレーの挿入態勢に入る(③)．

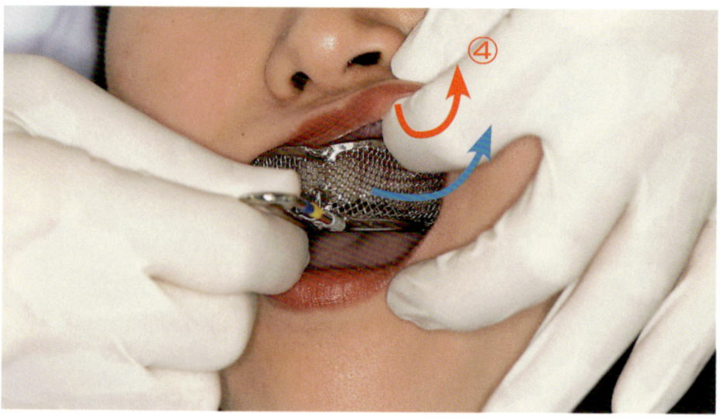

図 3 c　右人差し指をずらし，トレーを回転させながら口腔内に挿入する(④).

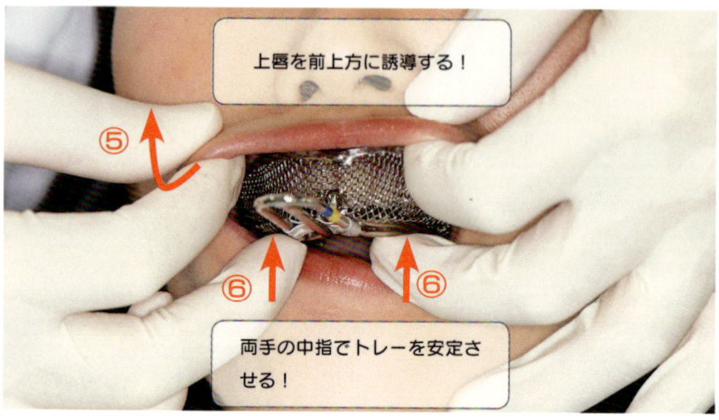

図 3 d　上口唇を，左右の人差し指と親指でつまむようにして伸展させる．前歯部の歯肉頬移行部を直視下におく(⑤).同時に左右の中指をバランスよく使いながら，トレーの遠心部を歯列に押し付けるようにしてトレーの安定化を図る(⑥).

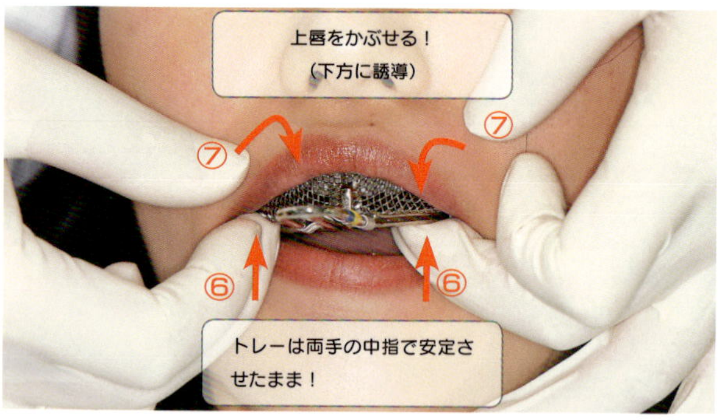

図 3 e　図 3 d にひきつづき，左右の中指でトレーを保持しながら(⑥)，上口唇を大きく翻転させつつ覆いかぶせる(⑦).

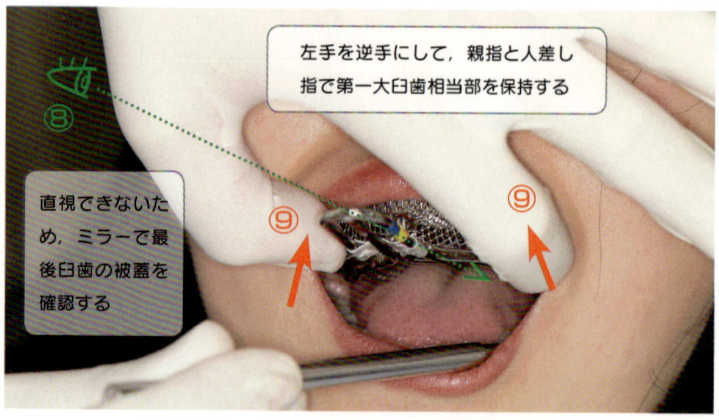

図 3 f　上顎臼歯部は直視しにくいため，ミラーを用いて左右・上下さまざまな角度・位置からトレー辺縁と臼歯部の被覆状態を確認する(⑧).トレーの保持は左手を逆手にして，親指・人差し指で第一大臼歯相当部を保持する(⑨).

【POINT】上顎トレー安定化のための手と指の使い方を習得しよう．とくに図 3 f の逆手での保持方法は上顎義歯の咬合採得(顎位の誘導)や試適などに応用可能である.

4) トレー形態の修正

トレー後縁部にポストダムを設定する

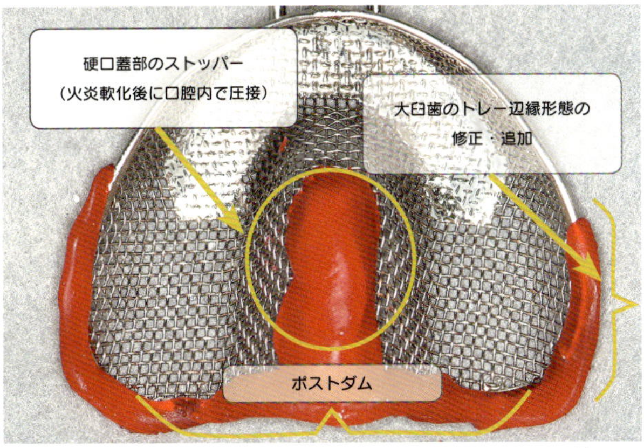

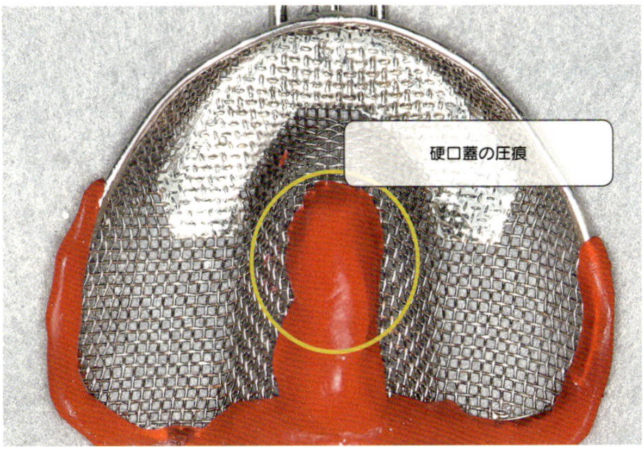

図 4 a, b　トレーの形態を，最後臼歯（智歯）を完全に被覆できるように修正する．必要に応じてユーティリティーワックスやトレーコンパウンドで調整する（a）．また，その後ユーティリティーワックスを硬口蓋部に適量添加し，軽い火炎軟化後に口腔内に試適・圧接することで硬口蓋の圧痕が印記されてストッパーとなる（b）．　a｜b

【POINT】トレー後縁部にポストダムを設定し，硬口蓋部にストッパーを設けることで印象材が喉に流れるのを防止できる．

5) 印象採得

実際のステップ（➡は手指・トレーの動き，➡は印象材の流れ．図 6 も参照）

図 5 a　患者に対して10時から11時の位置に立ち，左手人差し指（ミラー）で口角を側方に伸展する（①）．

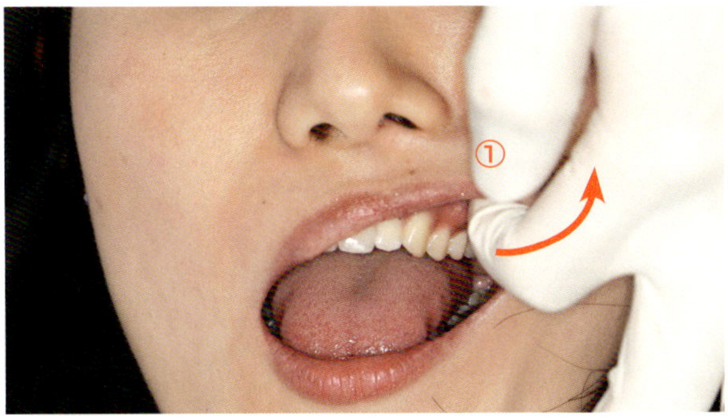

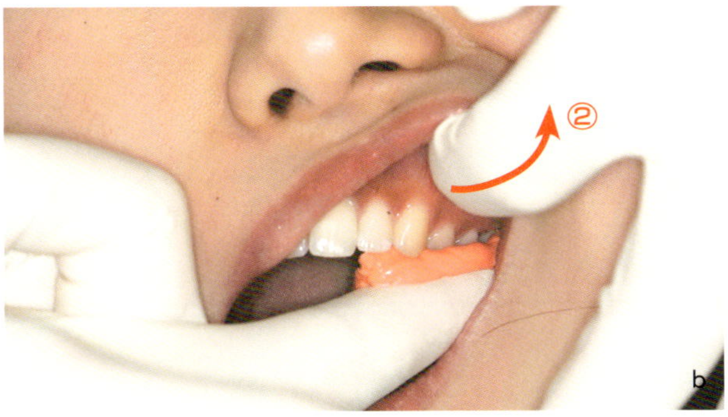

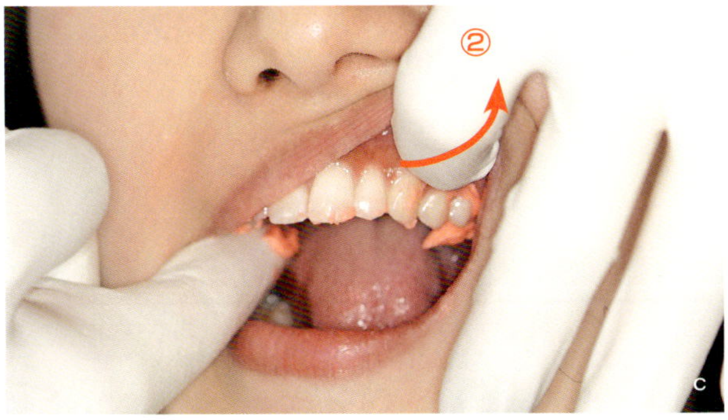

図 5 b, c　唾液を取り除いた後に，咬合面，頬・舌側，最後臼歯遠心部などの気泡が入りやすい部位に印象材をなすりつける（②，図 5 e, f も参照）．

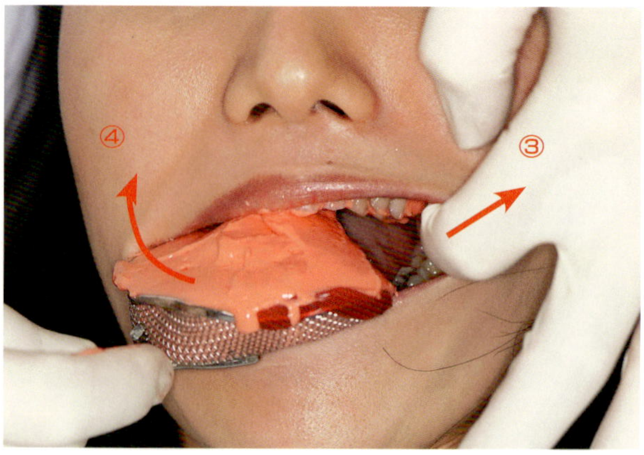

図5d　右手人差し指で口角を側方に伸展させ(③)，トレーを素早く回転させながら口腔内に挿入する(④).

【POINT】印象材を事前になすりつける部位

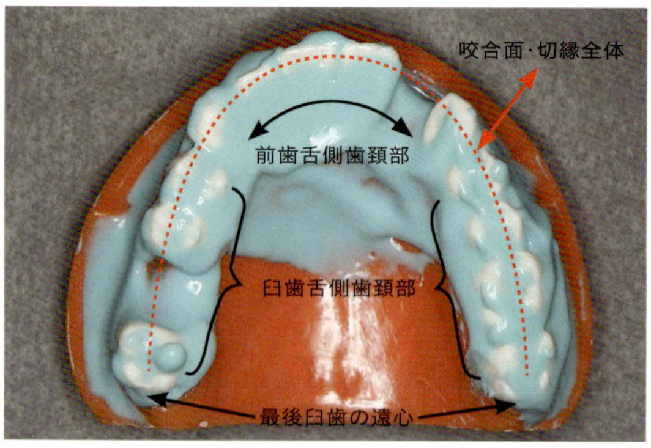
咬合面·切縁全体
前歯舌側歯頸部
臼歯舌側歯頸部
最後臼歯の遠心

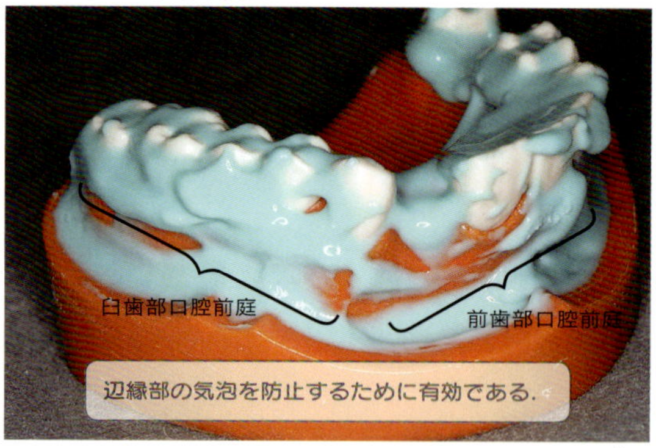
臼歯部口腔前庭
前歯部口腔前庭
辺縁部の気泡を防止するために有効である.

図5e, f　図5b, cにおいて印象材をなすりつける部位を示す.　e|f

【POINT】印象材のシリンジによる注入

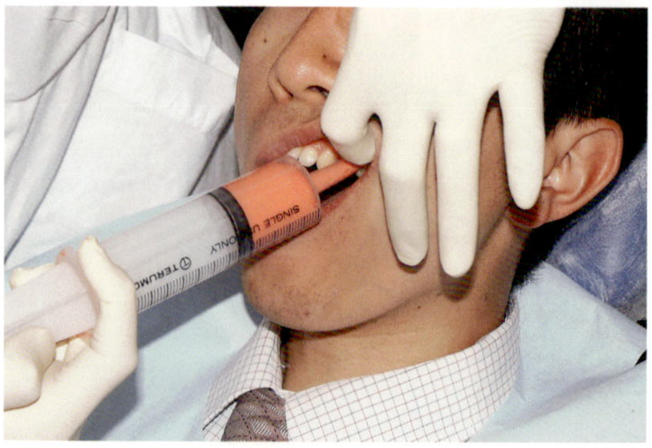

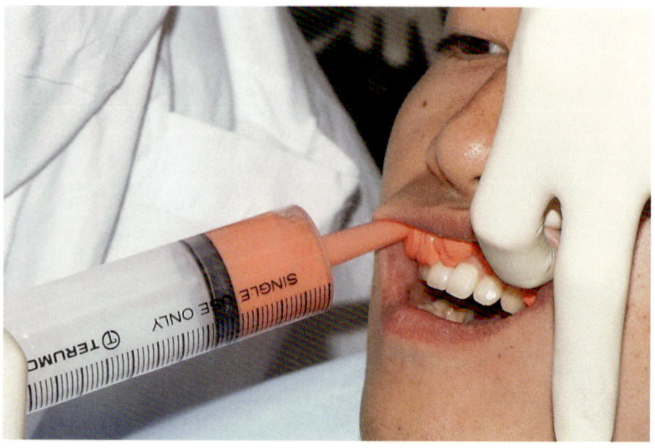

図5g, h　上顎の口腔前庭部は，下顎に比較して印象材の不足や大きな気泡の混入が生じやすい．それらを防止して必要十分な辺縁形態の印象を採得するためには，大きめのディスポーザブルシリンジを利用するとよい.　g|h

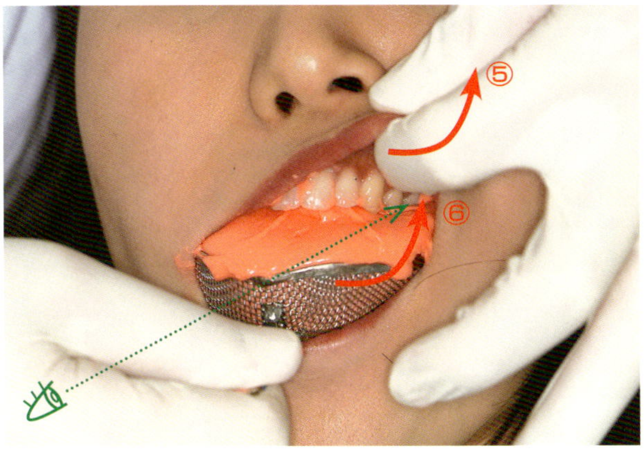

図5i　上唇を十分前方に牽引し(⑤)，トレーの挿入位置と方向を確認しつつ圧接を開始する(⑥).

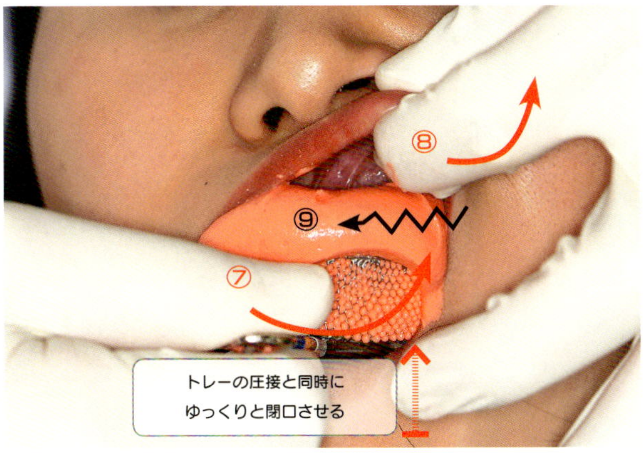

図5j　臼歯部から印象材が前方に流れるように配慮しつつ，トレーを素早く歯列全体に覆いかぶせる(⑦)．この際，まず右側の上口唇を十分伸展させてスペースを確保する(⑧)．また，前歯部口腔前庭から余剰な印象材を流し出す(⑨).

【POINT】最後臼歯相当部の印象を確実に採得するためには閉口が重要

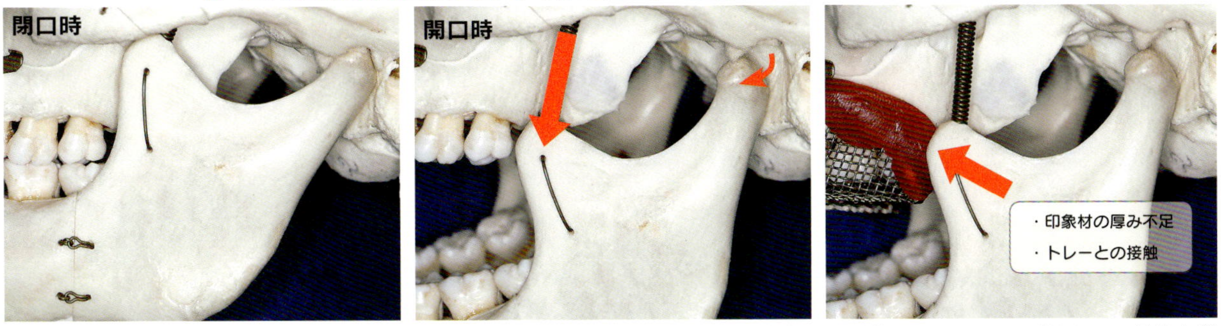

図5k〜m　大きく開口したままだと筋突起が降下しており，臼歯部歯肉頬移行部に水平的なスペースが不足する．最後臼歯相当部の口腔前庭の印象がうまくいかないのは，印象材が十分に流れる空隙が確保されないためである．また，場合によってはトレー辺縁と筋突起が接触することもある．これらを防止するためには印象を圧接すると同時に患者にゆっくりと閉口を指示することである．
k | l | m

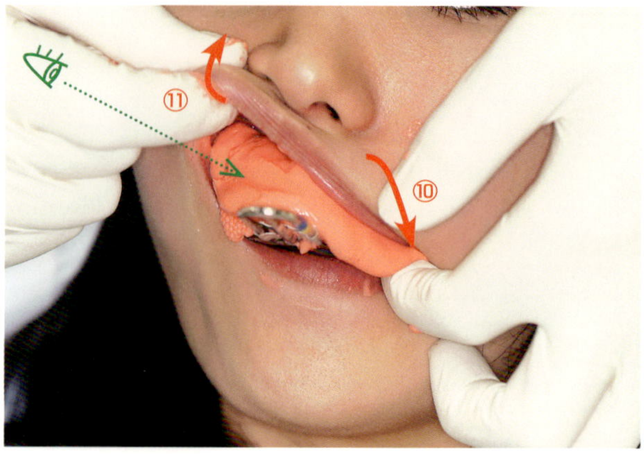

図5n　左手の人差し指・中指をうまく利用してトレーを圧接・保持しつつ(⑩)，右手で右側の口唇を十分伸展させてスペースを確保する(⑪，図5i参照)．

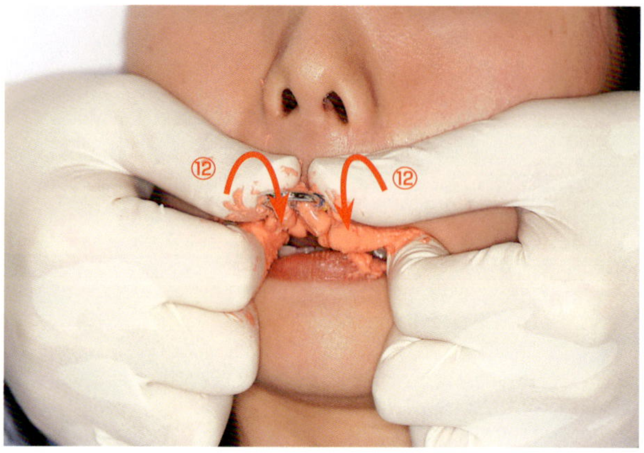

図5o　再度両手の親指と人差し指で口唇をつまみ，上口唇を大きく翻転させつつ覆いかぶせる．この際，余剰な印象材を両親指で搾り出すようにする(⑫)．図5h～図5oの操作を一連の流れとして行うことで前歯部の口腔前庭に印象材を十分に流れ込ませることが可能となる．

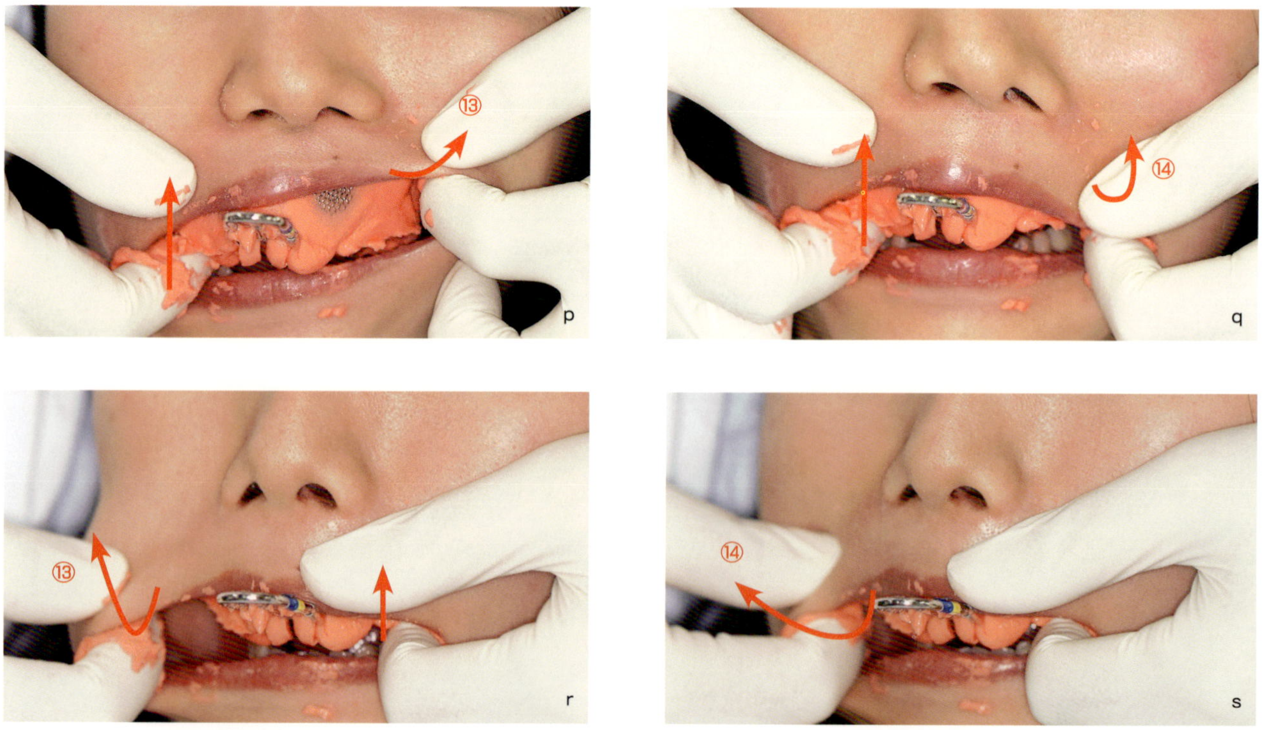

図5p～s　ここで，辺縁形成を行う．反対側の人差し指と中指でトレーを保持しつつ，形成側の親指と人差し指で頬粘膜をつまんで少しひねりながら(⑬)，下後方にかけて運動させる(ひねりと回転を加えるような動きで数回繰り返す)(⑭)．患者の緊張を取り除き，頬粘膜が弛緩していないと運動量が不十分になり，必要な小帯などが印象面に印記されない．この際の術者の立ち位置は11時で，患者の斜め後方からアプローチする．pとqが左側の辺縁形成，rとsが右側の辺縁形成である．

図５t　辺縁形成終了後に再度両手の親指と人差し指で口唇をつまみ，上口唇を大きく翻転させつつ覆いかぶせる(⑮)．両手の人差し指でトレーを保持・固定し，閉口状態で完全に硬化を待つ．

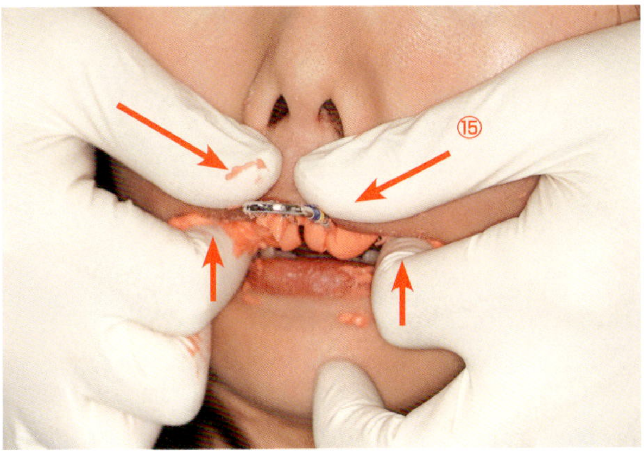

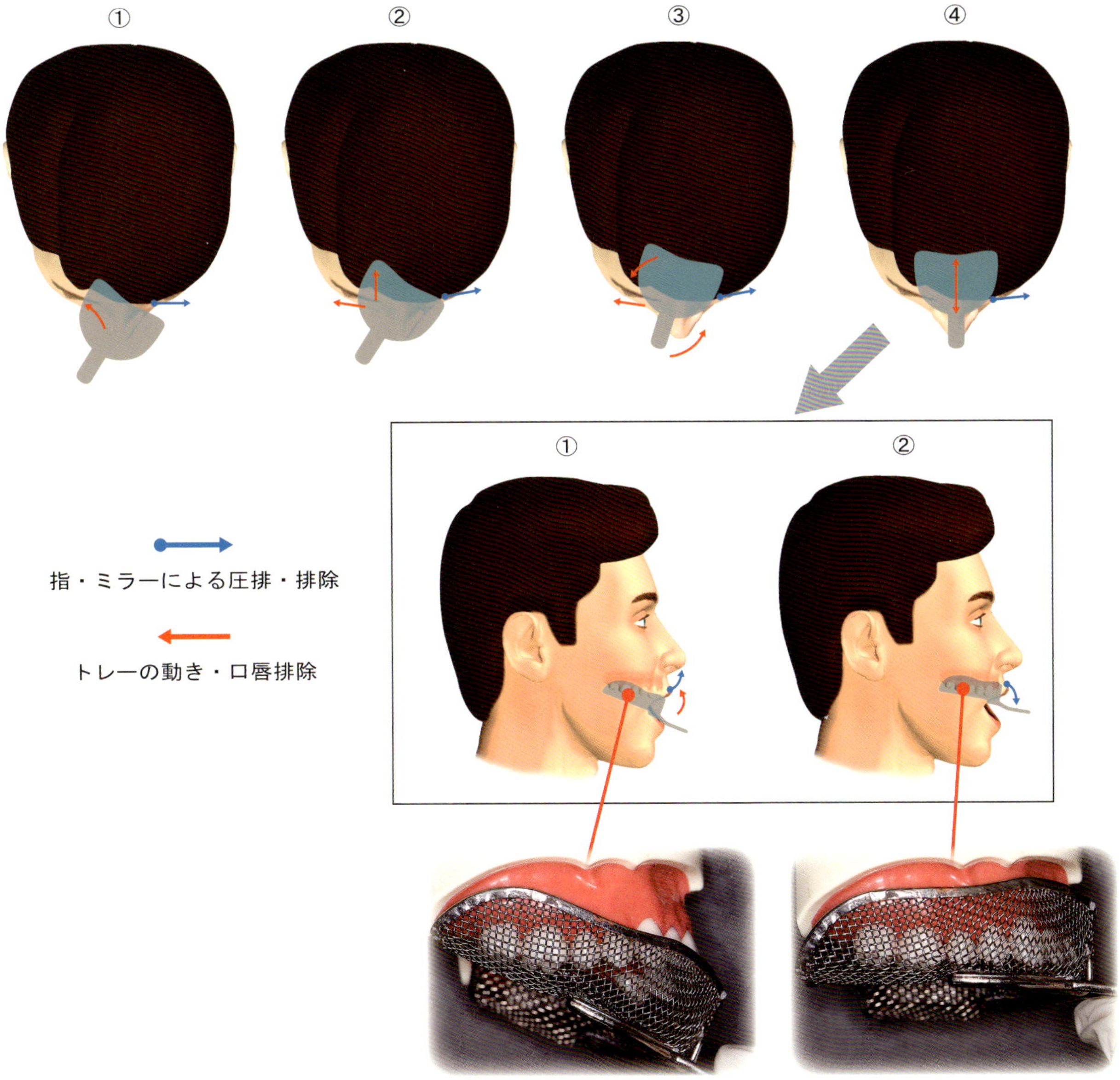

図６　下顎と異なり，上顎の印象採得におけるトレーの挿入は患者の右口角部を支点としての回転運動となることに注意する．図５k～mでも記載したように，大きく開口したままではトレーの挿入・圧接が不完全になる．最後臼歯部を支点として前歯部に覆いかぶせるような軌跡を意識してトレーを圧接することで余剰な印象材が前方に押し流される．

6) トレーの撤去

印象材辺縁部に空気を入れ，シールを解除する

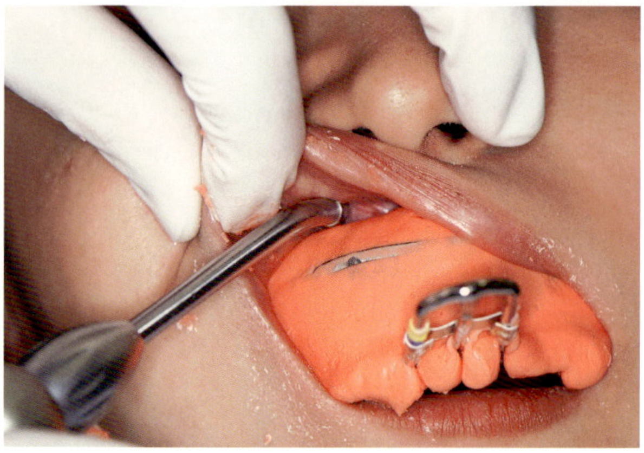

図7 印象材の硬化後に頬粘膜から口唇にかけて軽く伸展させ，印象材辺縁部のシールを解除する（空気を入れて撤去を容易にする）．封鎖が緊密な場合には気銃を利用する．メーカー指示の硬化時間を守り，さらに一息おいてから歯冠方向を考慮して一気にトレーを撤去する．

7) アルジネート印象材による上顎概形印象の完成

正しく採得された印象面から観察できるポイント

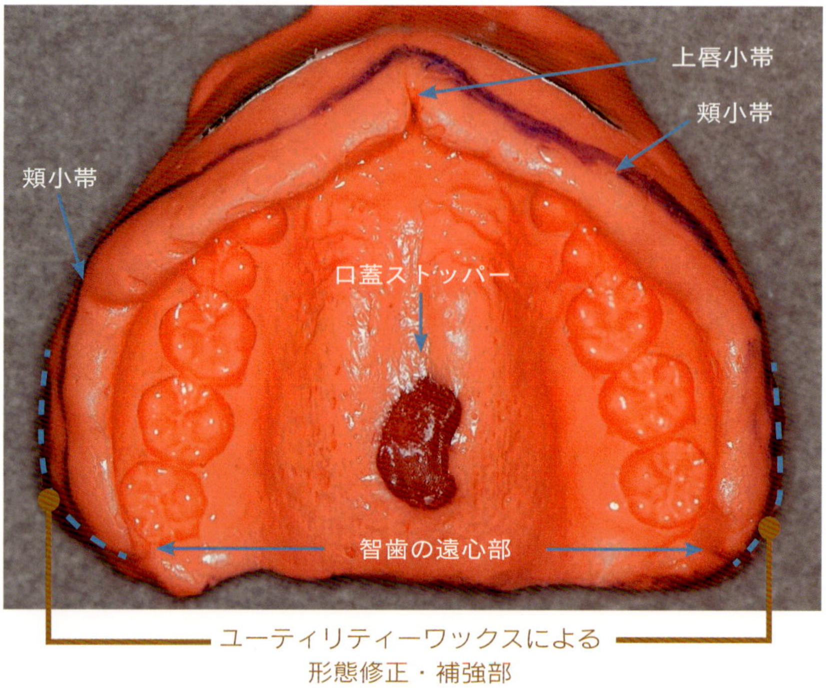

図8 完成したアルジネート印象材による概形印象．観察すべきポイントを図中に示す．

8) 印象の確認およびトリミング，外形線描記

咽頭部に流出した余剰印象材のトリミング

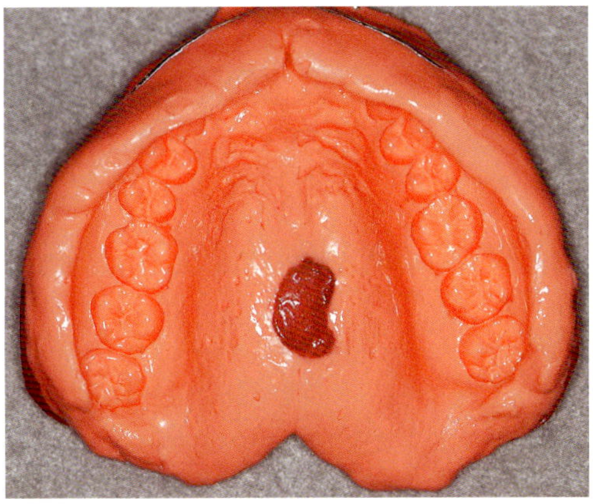
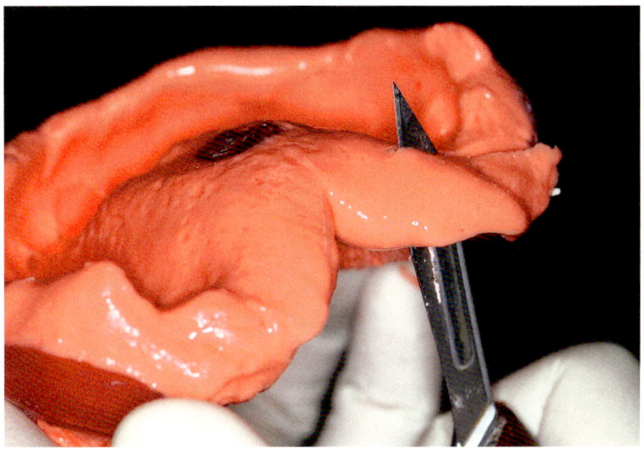

図9a, b　上顎の概形印象においてはトレー後縁部から咽頭部に流出した余剰印象材を必ずトリミングする．この操作は石膏注入後の成型を容易とするばかりでなく，石膏の節約，模型精度の向上に不可欠である．　a|b

外形線の描記

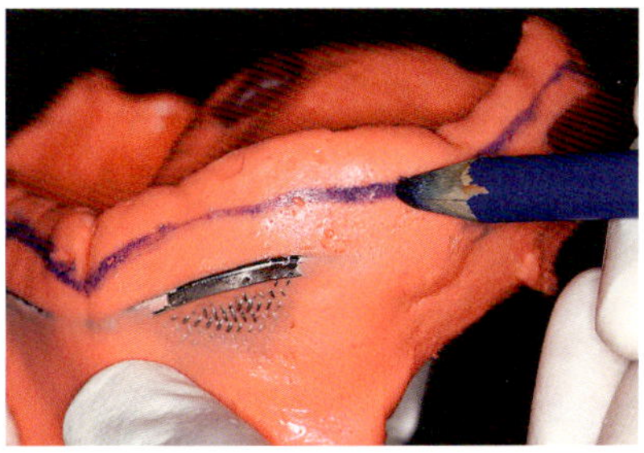

図9c　石膏注入に備えて，コピー鉛筆で外形線を描記する．

9) 嘔吐反射への対応

嘔吐反射に対しては姿勢と腹筋，唾液のコントロールがポイント

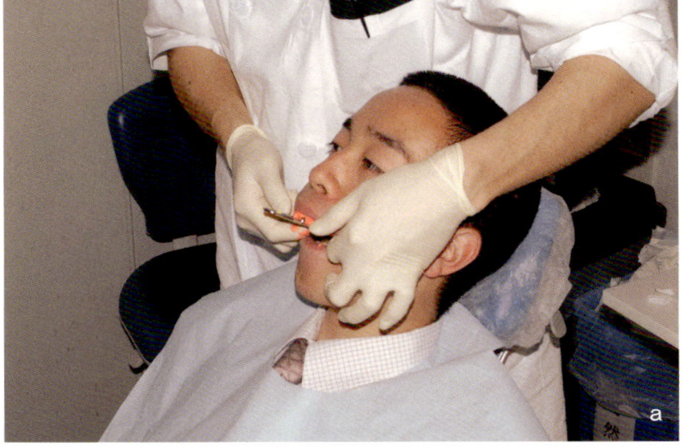

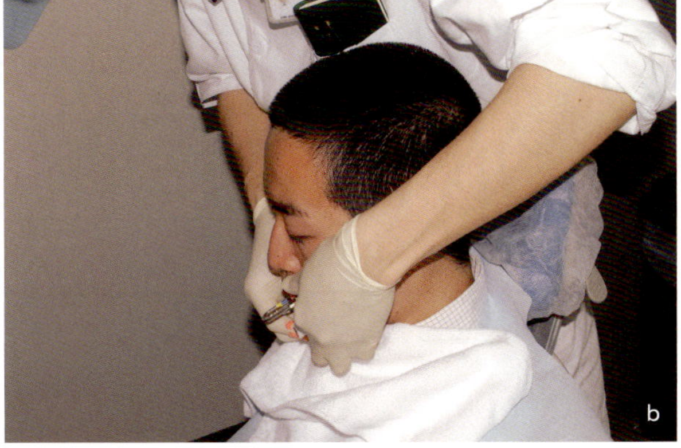

図10a, b　嘔吐反射が起きた場合，患者の姿勢をアップライトに戻す．ついで，顔を下に向けて気道を確保する（図10cの①）．

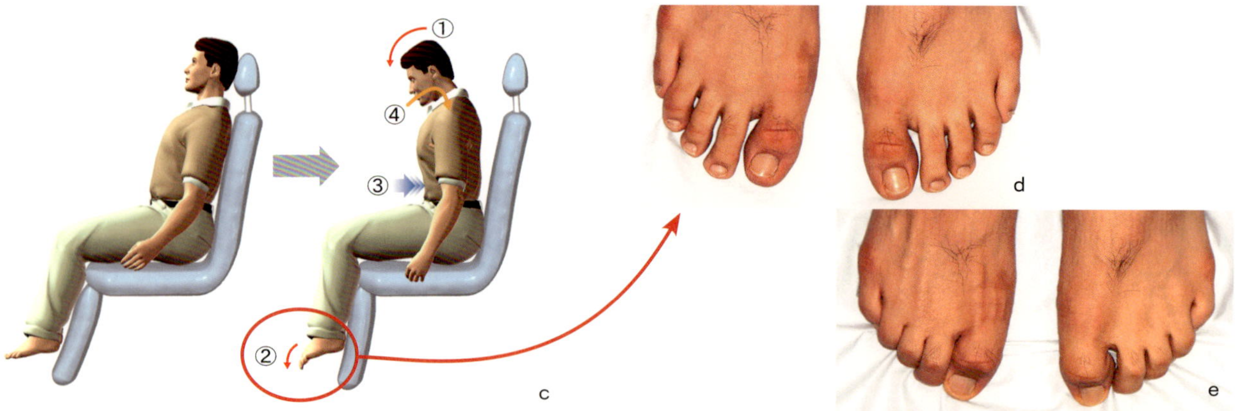

図10c〜e　アップライトポジションにした後に，腹筋に力を入れるように指示をする(③)．この際，両足親指で床を強くつかむように力を入れさせる(靴の中でよい)と腹筋に力が入りやすい(②)．そのうえで，口での呼吸をさせずに，ゆっくり鼻で呼吸をするようにさせる(④)．最初に①〜③の動作をさせることで鼻呼吸が容易になり，患者の不快感が減少する．

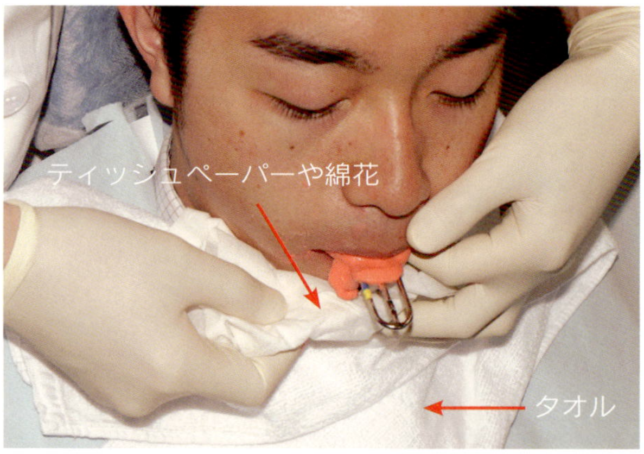

図10f　嘔吐反射が起きると唾液の分泌が多くなるが，唾液の流出を意図的に我慢させると嘔吐感が強まるためティッシュペーパーや綿花を下唇に当てて唾液を口腔外に流出・吸収させる．その際，タオルなどを「前掛け・よだれ掛け」のようにして，患者の衣服が汚れないような配慮が必要である．

Summary

本章のまとめ

一連の上顎概形印象採得のステップには，上顎全部床義歯の辺縁形成や下顎位誘導(咬合採得)など，補綴学的に重要な手技の基礎が含まれている．概形印象自体は研究用模型を製作するための手段にすぎないが，合目的な治療行為の第一歩として捉えることで，それに引き続く補綴治療の価値が決定される．すなわち，単なる習慣や保険点数のためだけに概形印象採得を行っていては，真剣に補綴治療に取り組んでいるかどうかが疑われる．すべての歯科臨床の入り口である概形印象は，実は奥の深いものであることを肝に銘じていただきたい．

CHAPTER 3

スタディモデルの製作

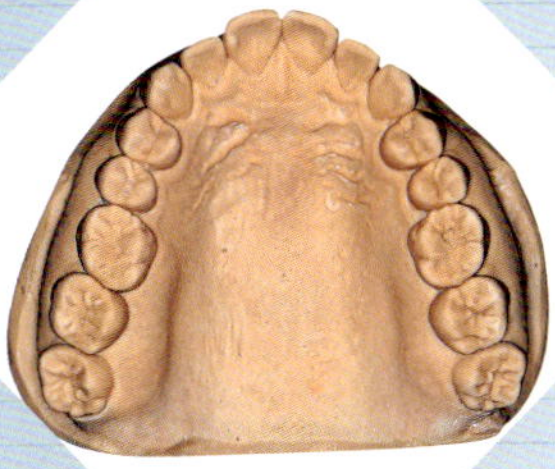

本章で学べるポイント

スタディモデルに関する……
①製作方法
②トリミング
③チェックポイント

1 歯冠修復治療における模型検査（診査）の位置付け

模型検査（診査）は補綴学的な診査・診断の基本であり，エックス線写真とともに現在の口腔内の状態を一元化してとらえることを目的としている．具体的には，

①個々の歯の状態（形態，位置，咬耗・摩耗）
②歯列（歯列弓の状態，スピーの湾曲，ディスクレパンシー）
③咬合状態（咬合接触，咬合様式，被蓋関係）
④欠損状態（欠損歯数，部位，間隙，対合歯の挺出）

の4点を客観的に評価するものである．

ここにおいて，スタディモデル※は必ずフェイスボウ・トランスファーにより調節性咬合器に付着された状態で行うべきである（フェイスボウ・トランスファーおよび下顎模型を付着する際の顎位については次章以降で解説する）．歯冠修復治療においては，さまざまな基本的な検査・診断に先立ち，患者の主訴や希望を中心として問題点を抽出しておくことが重要であるが，最初に模型と全顎的なエックス線写真とを照らし合わせながら，抽出した問題事項を反映させた補綴的・包括的な解決方法を模索していく．そして難症例においては現症に付随する処置の必要性の有無を検討し，第一次治療計画を立案する．その際，口腔環境の大きな再構築項目（たとえば全顎歯列矯正や顎矯正など）からリストアップを図り，この時点である程度包括的な治療計画を立案しておく．

なお，「咬合分析」という用語があるが，これは咬合により引き起こされる顎口腔系の機能異常の有無やその程度，咬合状態や機能的状況を咬合器に正しく付着した模型を用いて検査することであり，単に咬合器に上下模型を付着することが咬合分析なのではない（補綴学的模型検査と咬合分析を混同しないように注意したい）．

2 スタディモデル製作の実際

本書の第1章，第2章で述べた方法で採得した印象体をもとに，確実な模型検査の前提となるスタディモデル製作のステップを解説する（図1～15）．印象が確実に採得されていることはもちろんであるが，ここでも印象採得と同様に材料のていねいな取り扱いが重要となる．石膏の混水比や脱泡，印象体への注入の仕方など，当然とも思えるステップを確実に行うことが成功への近道である．

※歯科補綴学専門用語集[1]によると，研究用模型とは「顎口腔系の診査，診断，治療方針の決定の資料として，あるいは治療記録として準備される上下顎石膏模型」という定義であり，スタディモデルは類義語とされている．どちらの用語を用いても学術および教育的に間違いではないが，正式には研究用模型が望ましい．しかし，本書では比較的なじみの深いスタディモデルという用語を用いた．

1）必要な部位が正しく印象採得されているか確認する

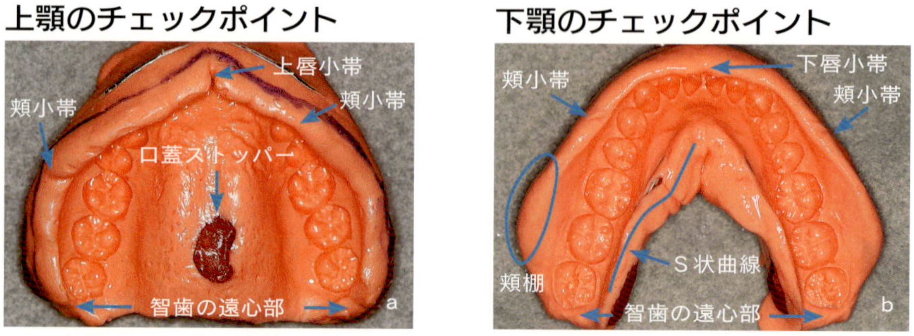

図1a, b　本書の1，2章で採得した上顎および下顎の印象体を示す．スタディモデルの製作にあたってはまず理想的な外形印象を採得し，余剰印象材はトリミングしてから技工室へ！

不適切な印象体の例

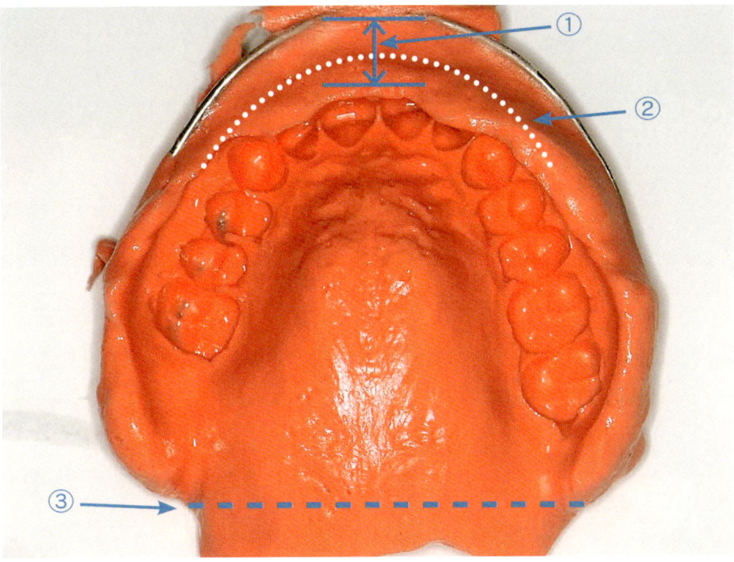

図2　不適切な印象体の例を示す．この印象体には①トレーの前後的位置関係が不適切，②前歯部の口腔前庭に印象材が回っていない，③咽頭部に回りこんだ余剰印象材をトリミングしていない，という3点の問題がある．

2) 下顎印象体舌房部の封鎖

a
b | c

図3a～c　下顎印象体舌房部の封鎖を行う．bは濡れたティッシュペーパーを使用した例であり，コストは低く抑えられるが石膏注入時の作業安定性は低い．また，cはアルジネート印象材を使用した例であるが，こちらのほうが石膏注入作業は容易であり，硬化後の石膏面への紙の付着もない．ただし，コストはティッシュペーパーと比較して高くなる．

舌房部封鎖前の下顎印象体

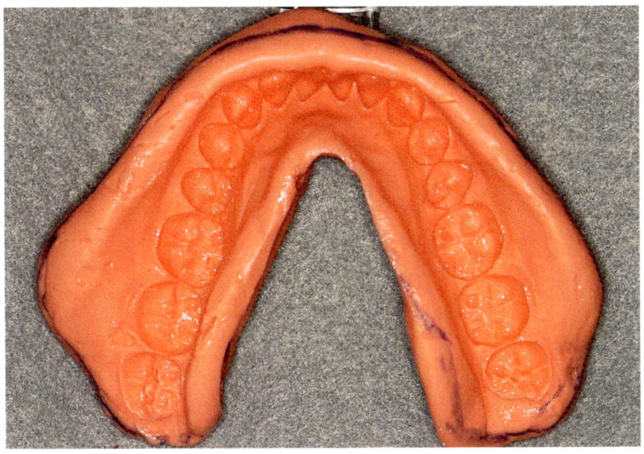

濡れたティッシュペーパーは低コスト

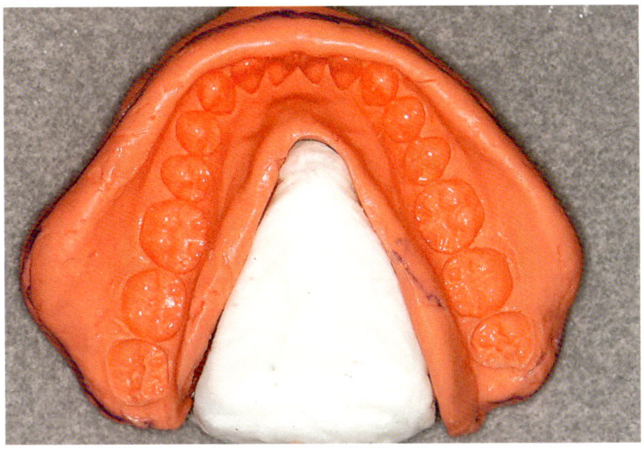

アルジネート印象材のほうが作業は容易

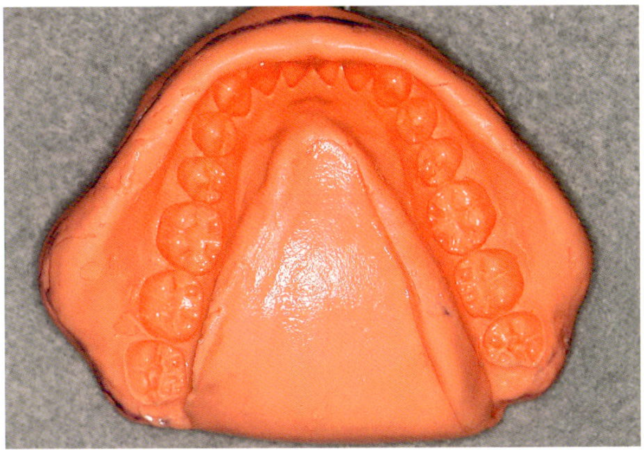

3) 石膏注入の前準備

小さな気泡などはワックスで修復する

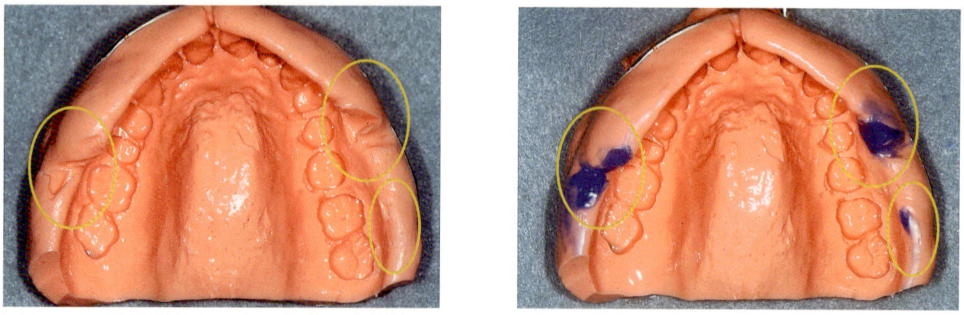

図4a, b　辺縁部などに生じた小さな気泡(a)などは，あらかじめワックスを用いて修復しておく(b).

a | b

ごく少量の石膏を印象面に塗布する

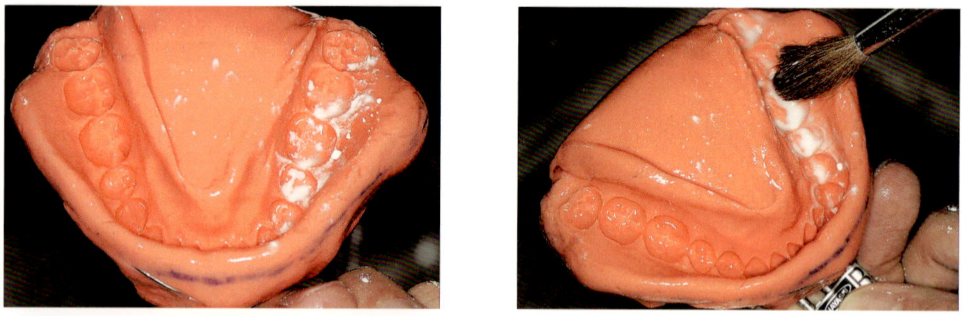

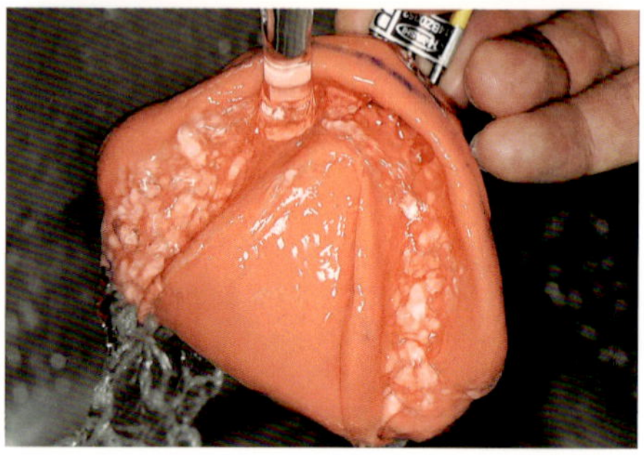

a | b
c

図5a〜c　石膏練和直前にごく少量の石膏を印象面に塗布し(a)，筆で表面の遊離アルギン酸を中和させて(b)から水洗する(c)．最近の印象材は物性が向上しておりこの作業の必要性は低くなっているが，印象材と石膏の相性，表面の「ぬめり」除去，「ぬれ性」の向上，汚れの除去，などでは有利に働く．

【POINT】石膏は正しく計量し，混水比を遵守する

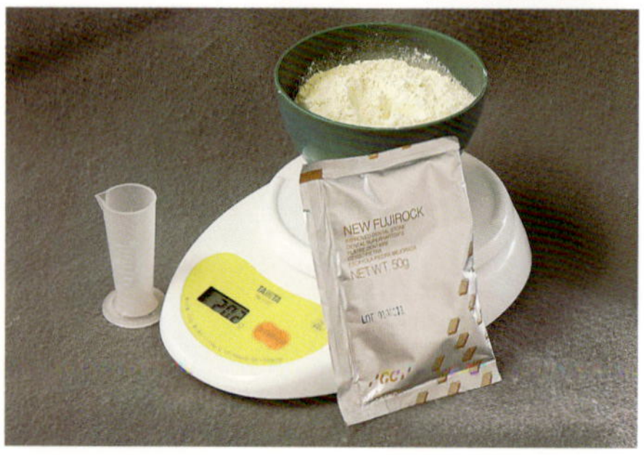

図6　スタディモデルの模型材には硬質石膏か超硬石膏を使用し，メーカー指定の混水比を厳守する(家庭用のはかりを利用するとよい)．また，保存時の湿度管理も重要である(50g単位で梱包されている石膏は割高であるが，管理状態はベスト)．なお，スタディモデルにおける石膏の使用量は200gが目安である．

4) 石膏注入

脱泡は十分に行う

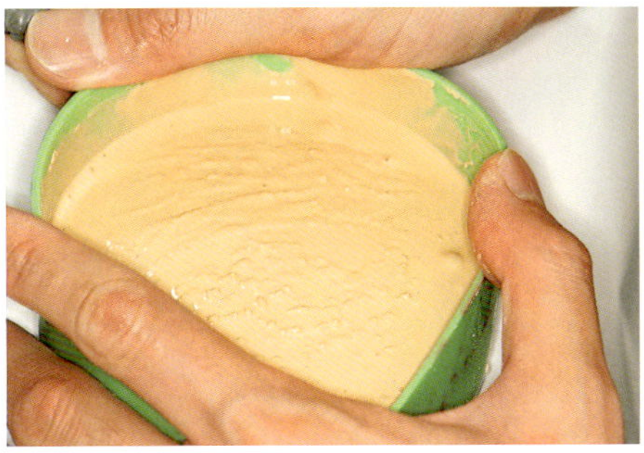

図７　脱泡は十分に行う．真空練和器の使用は有効である．

片側の最後臼歯部から前歯部にまで石膏を行き渡らせる（→は石膏の流れ）

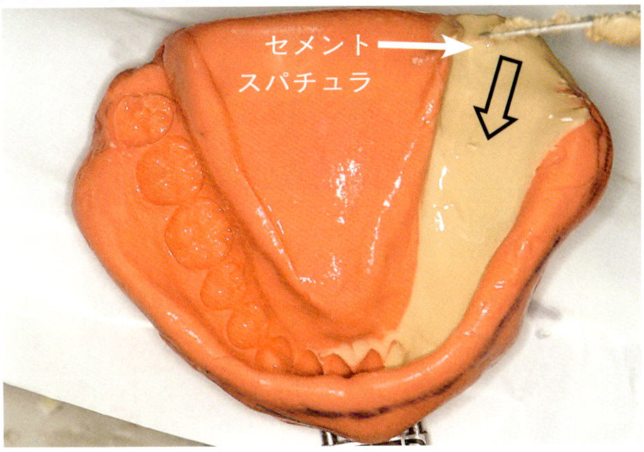

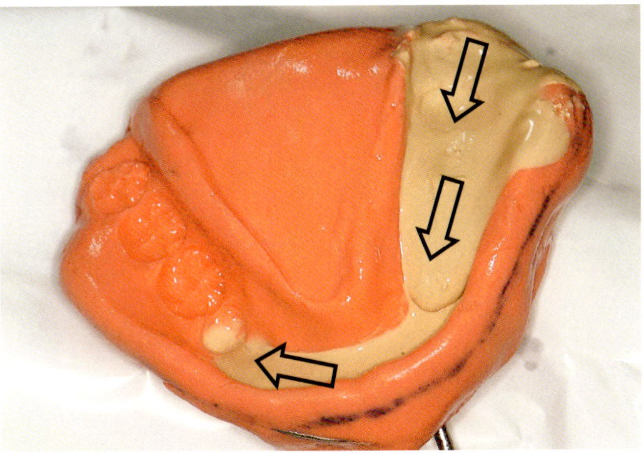

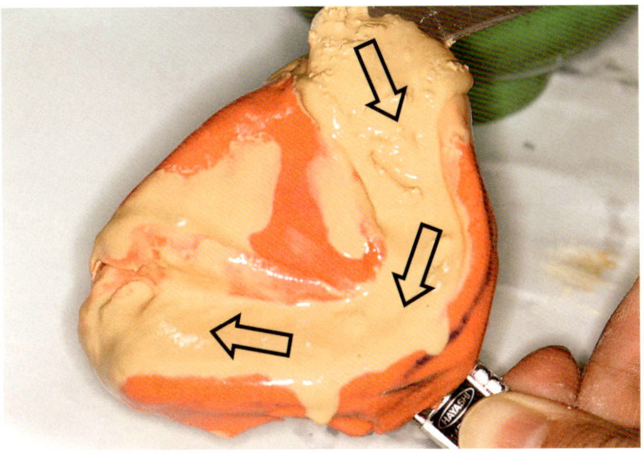

a | b
c

図８ａ　片側の最後臼歯部からセメントスパチュラやエバンス刀などを利用して，少量ずつていねいに流していく．
図８ｂ　前歯部はとくに気泡が入りやすいので十分注意する．石膏注入は一方通行が原則である．
図８ｃ　歯冠部が完全に石膏で隠れるまではていねいに注入する．

5) 成型

成型の良し悪しはスパチュラの扱い方で決まる

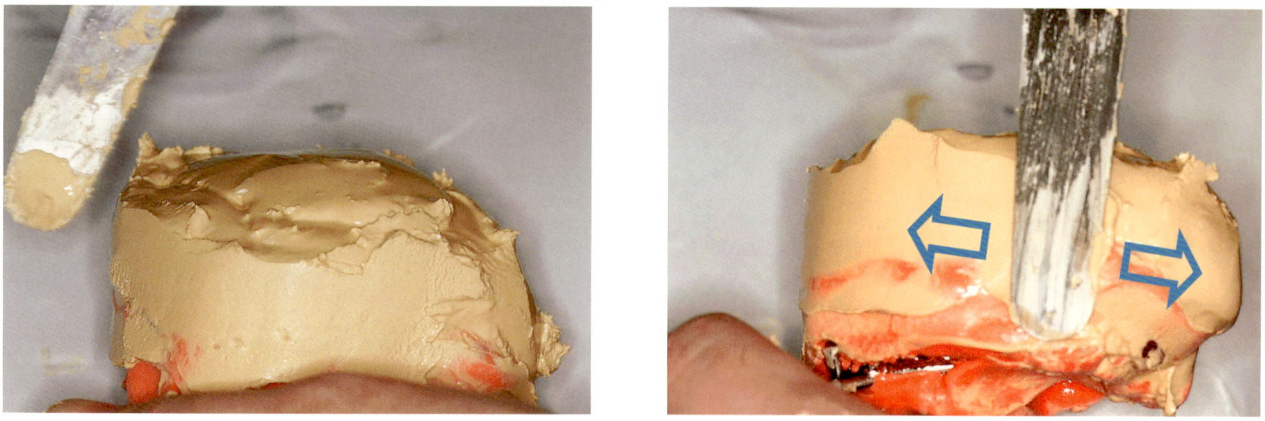

図 9 a, b　石膏の成型は石膏スパチュラの使い方がすべてである．側面と底面を交互にバランスよく平らに成型し，石膏の「ダレ」を防止する．

a｜b

スパチュラに付着した石膏はこまめに拭き取る

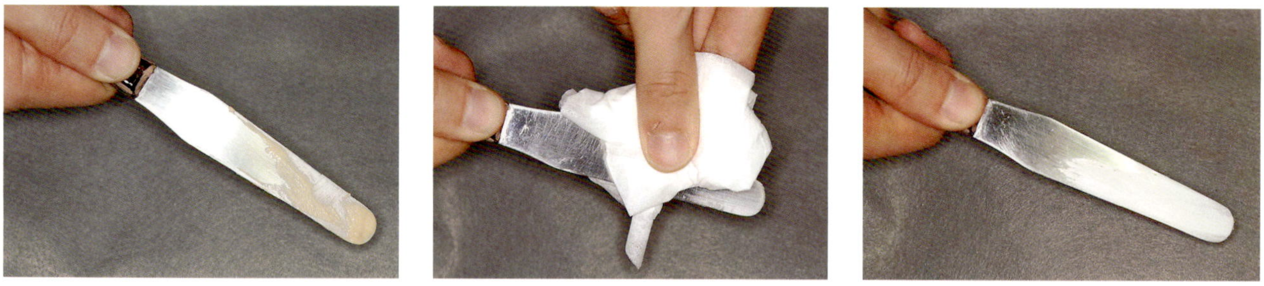

図10a〜c　スパチュラに付着した石膏は，濡れタオルやティッシュペーパーでふき取る．スパチュラ表面を綺麗にふき取らないと石膏離れが悪く，美しい成型ができない．

a｜b｜c

6) 石膏硬化中の注意

石膏の硬化中も湿箱を使用する

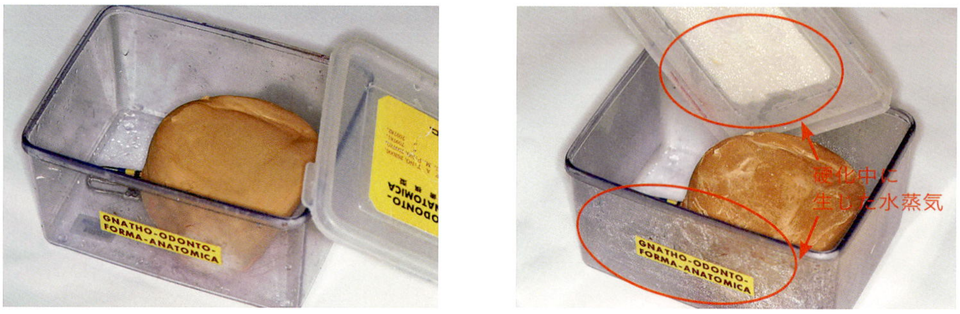

図11a, b　湿箱中での石膏硬化前(a)と硬化後(b)．石膏は硬化時に発熱し，水分が蒸発する．そのため，アルジネート印象材の乾燥を予防する意味からも湿箱保管が望ましい．これにより，硬化後の印象材撤去も容易になる．

a｜b

石膏の硬化中はかならずトレーを下にする

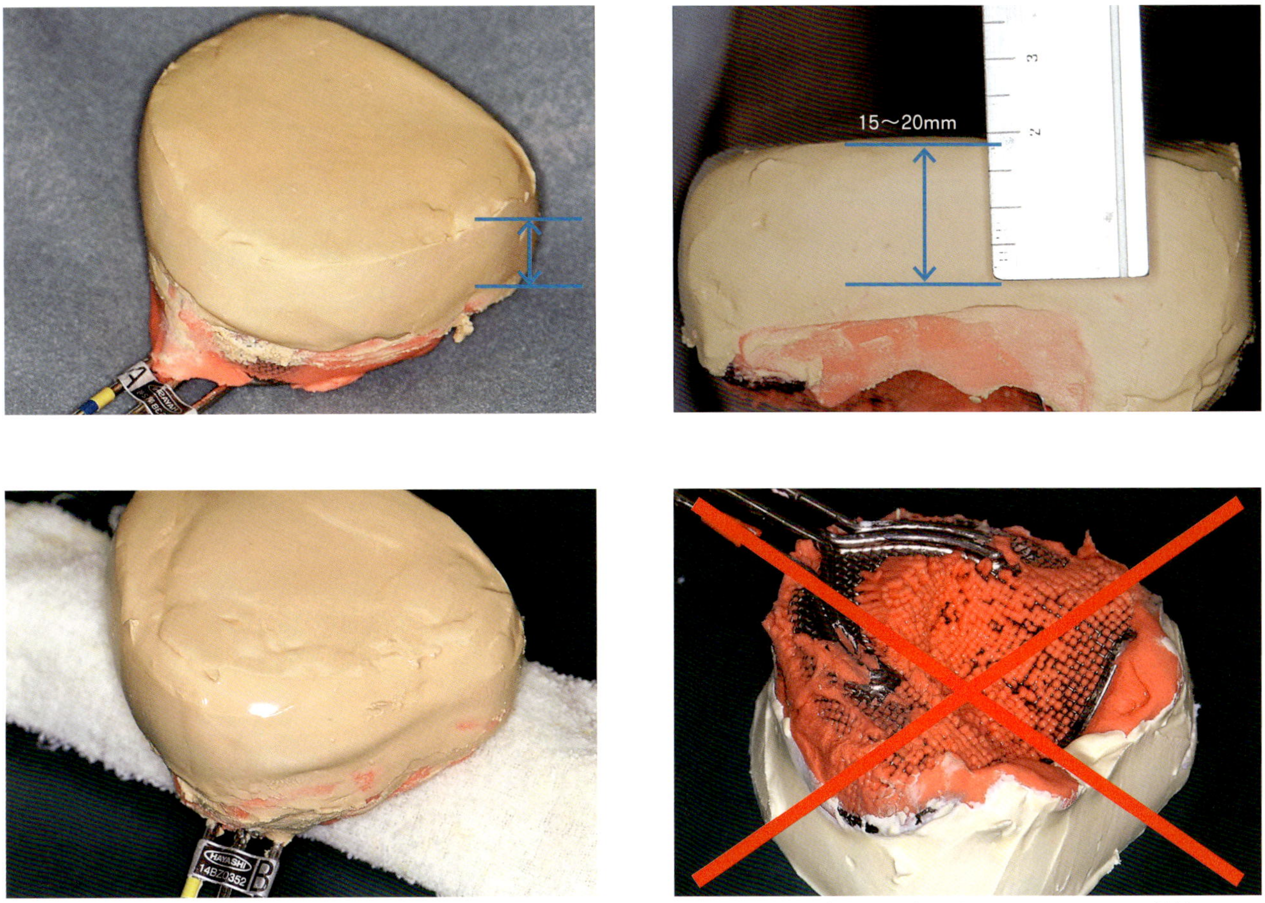

図12a〜d　石膏の厚みが15〜20mm となるように成型した後(a, b)，トレーを上に向けて石膏が上になるようにして保管する．必要に応じ，濡れタオルなどを利用して安定化を図る(c)．この際，基底面が床と平行になるようにする．トレーを下に向けて保管することは絶対に避ける(d).

【POINT】石膏注入した印象体はトレーを下にして静かに保管して石膏を硬化させる．石膏注入後間もない印象体の上下を逆にすると，石膏粒子が粗くなり模型表面が荒れる[2]．

7) スタディモデルの完成

印象体から取り外した直後のスタディモデル

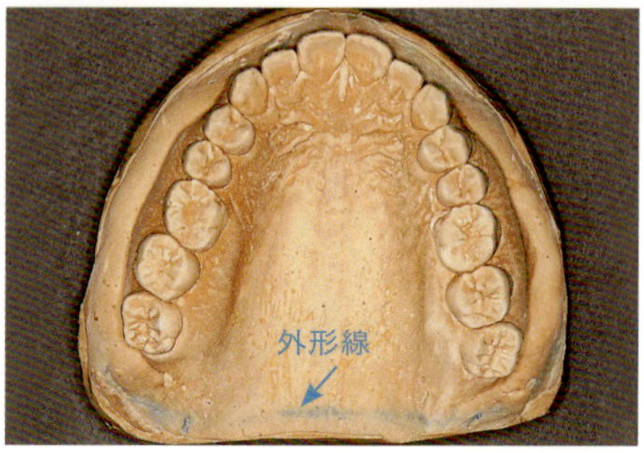

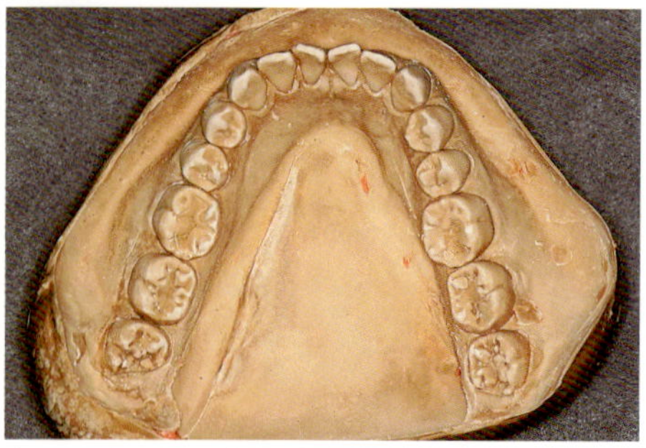

図13a, b　印象体から取り外した直後の上下顎スタディモデル．石膏の成型を正しく行ったことで，余剰な石膏部分が最小限に抑えられている．これは同時に，模型の仕上げが容易になることを意味している．さらには，余剰石膏の重量による印象材辺縁部の変形も防止できる．また，事前に印象体に印記した外形線も写し取られていることがわかる(a)．　a|b

気泡は良く切れるナイフで除去する

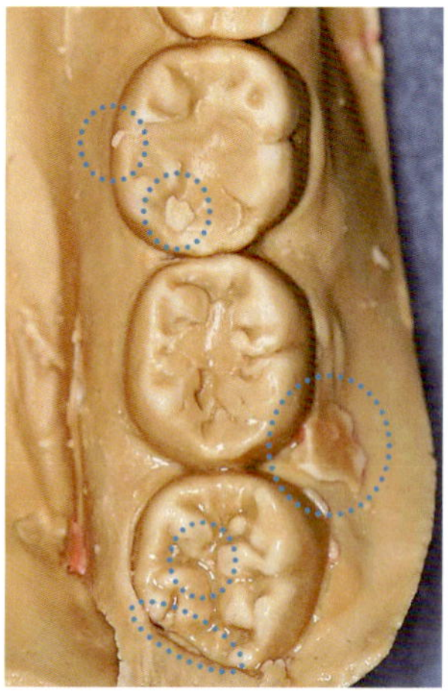

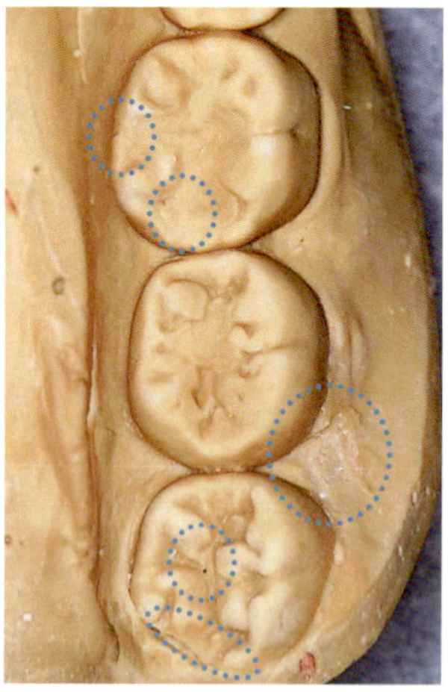

図14a, b　咬合面や歯頚部に生じた気泡は，よく切れるナイフで除去する．　a|b

トリミングが完了したスタディモデル

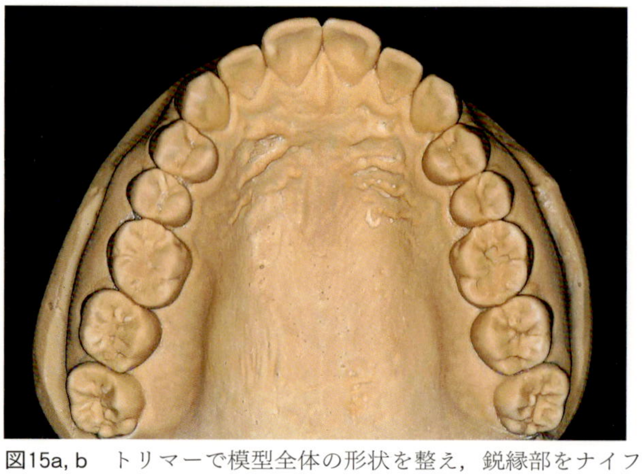

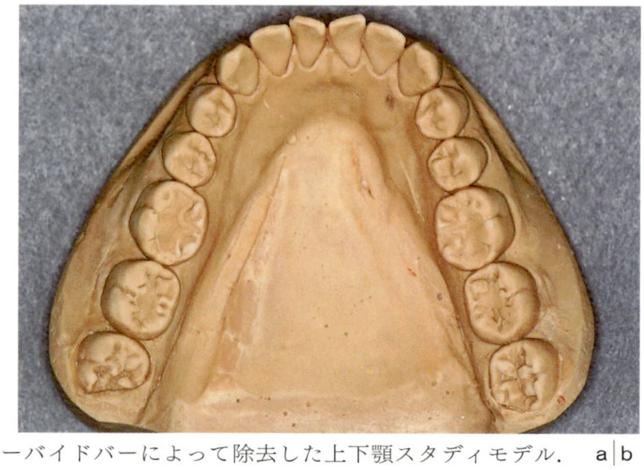

図15a, b　トリマーで模型全体の形状を整え，鋭縁部をナイフ・カーバイドバーによって除去した上下顎スタディモデル．　a|b

Summary

本章のまとめ

日常臨床において比較的安易に用いられているスタディモデルであるが，その真の重要性を認識している人は少ない．本章から第9章を通して，模型から何を読み取るのか，なぜ模型の精度にこだわるのか，咬合器付着が必要な理由など，模型診査の重要性をご理解いただきたい．

第2章までに正確な概形印象を採得する方法を学んだ．しかし，印象採得はあくまで模型製作の基本ステップであり，それ自体が目的ではない．精度の高い模型を製作するためには，①印象精度，②石膏の保管状態，③混水比，④石膏注入・成型，⑤硬化および保管の状態など，さまざまな因子が関与する．補綴治療の基本中の基本である模型製作においてさえ，正しく製作するために遵守すべき項目が多いことにお気づきだと思う．これらができずして，高い精度が求められる包括的治療(インプラント，オーラルリハビリテーション)，審美治療を行うのは不可能である．ここで言う「精度」とは，単に補綴装置の適合性(マージンの適合など)を指すのではない．治療の顎位，咬合様式，咬合接触，軟組織との調和および審美性など，理想的な歯冠補綴に不可欠な「生体との調和」を意味する．

CHAPTER 4

咬合器の選択

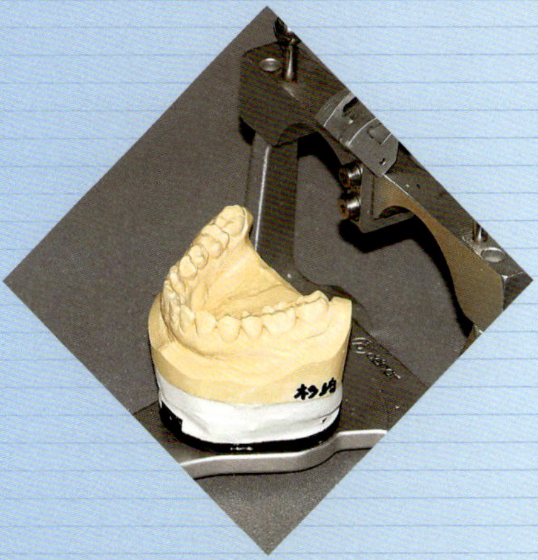

1 咬合器とはいったい何か？　その種類と選択

本章で学べるポイント

咬合器に関する……
①咬合器の定義
②種類と選択法

1 咬合器とはいったい何か？ その種類と選択

本章では，模型検査(診査)に不可欠な咬合器の原理と種類，そしてフェイスボウの装着法を示す(図1〜10)．咬合器に付着せずとも，スタディモデルを観察することで歯および歯列の形態的な情報を得ることはできる．しかし，上下顎の機能的関係(運動)に関する分析は咬合器を用いなければ不可能である．咬合器にはさまざまな種類があるが，下顎の限界運動を生体に近似させ，正確に再現できるかどうかによって区分されている(表1，2)．

調節性咬合器は診断および治療(補綴装置製作)器具としての二面性をもち，補綴治療には不可欠である．とくに半調節性咬合器の概念や，その使用法は一見難しそうで敬遠されがちであるが，一度理解してしまえば意外と簡単であり，異なった種類の咬合器への応用も可能である．調節性咬合器を正しく使用することは，補綴治療の質を向上させ咬合への理解も深めるばかりでなく，補綴装置装着時の調整などに要するチェアタイムの短縮にも有効である．

咬合器の定義・目的，そして種類・役割

定義	・ヒトの下顎部の機能を機械的に再現するよう製作された機器 ・上下歯列模型を生体と同じ位置関係に固定し，下顎運動(限界運動)を再現させせることができる
使用目的	・解剖学的ランドマークを正確に咬合器上にトランスファーすることで，上下顎(歯)の形態・排列・咬合状態等の診査・診断が可能 ・患者の咬合状態を診断し，下顎運動に調和した補綴物を製作できる

表1　咬合器の定義と目的．

解剖学的咬合器の種類	特徴 / 使用目的	調節機構・可変機構・運動再現：顆頭間距離	矢状・側方顆路角	作業側の運動再現	種類
平均値咬合器	特徴：・顆路角をはじめ下顎運動に関するすべての要素を解剖学的な平均値に設定したもの ・咬合器と患者固有の蝶番閉口路の相違⇒修復物の早期接触の可能性 ・生体の側方運動経路に対応できない 使用目的：・インレーや単冠程度の小型修復物	×	×	×	・Handy ・Dental Hobby
半調節性咬合器	特徴：・矢状顆路角と平衡側の側方顆路角の調節 ・直線的であるが矢状・側方運動経路を再現⇒修復物の咬合面形態への影響	アルコン型 ○／×	○	×	・Whip Mix(図3) ・Denar Mark II(図5) ・SAM ・Panadent
	使用目的：・咬合分析・診断 ・すべての修復装置に対応可能	コンダイラー型 ×	○	×	・Hanau(図7) ・Dentatus ARL(図9)
全調節性咬合器	特徴：・矢状顆路角と平衡側の側方顆路角＋作業側の運動再現(顆路は生体に類似して曲線的に再現) ・作業側下顎頭の小さな運動経路を再現 使用目的：・咬合分析・診断 ・すべての修復装置に対応可能	○	○	○	・Stuart ・Denar D5A ・TMJ ・Panadent

表2　補綴治療に用いる解剖学的咬合器の種類と役割．

1) 咬合器の基本原理を知る

下顎三角の再現が咬合器の基本原理のひとつ

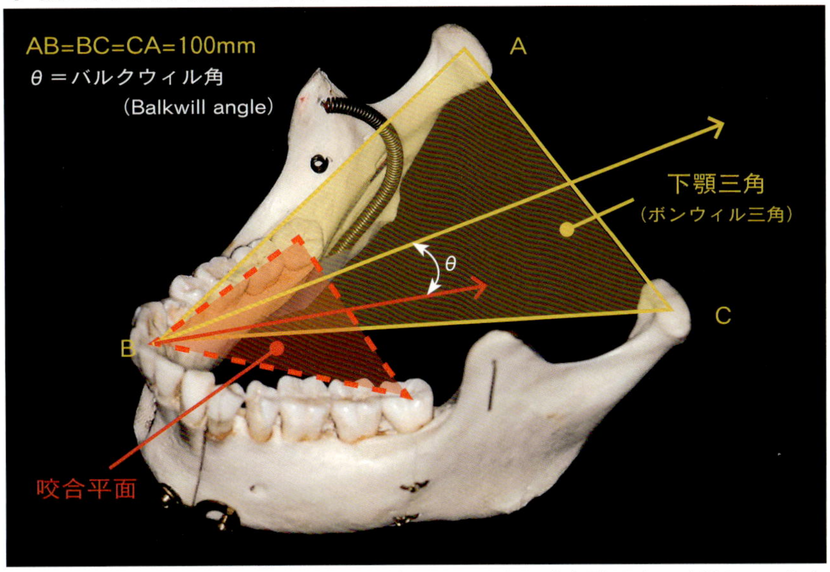

図1　すべての解剖学的咬合器は，生体の下顎三角を咬合器下弓に再現することを基本原理のひとつとしている．下顎三角(ボンウィル三角)とは両側の下顎頭中央と切歯点を結んだ線で構成される三角形であり，Bonwill によって1辺約10cm の正三角形となることが提唱された[3]．また，下顎三角と咬合平面とのなす角度をバルクウィル角と呼び，約26°である[3]．

咬合器上で再現された下顎三角

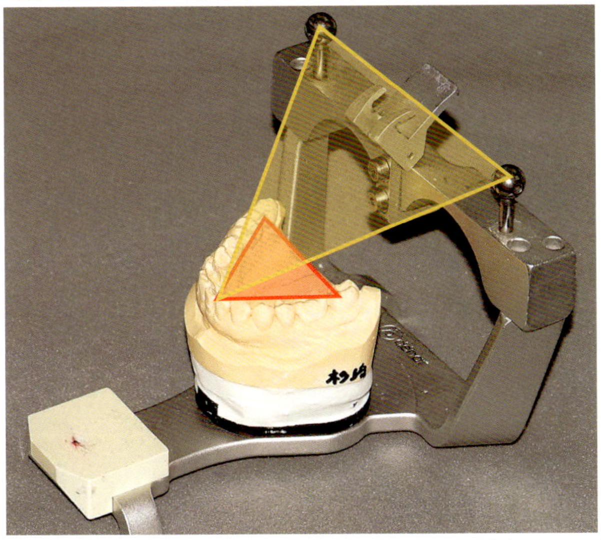

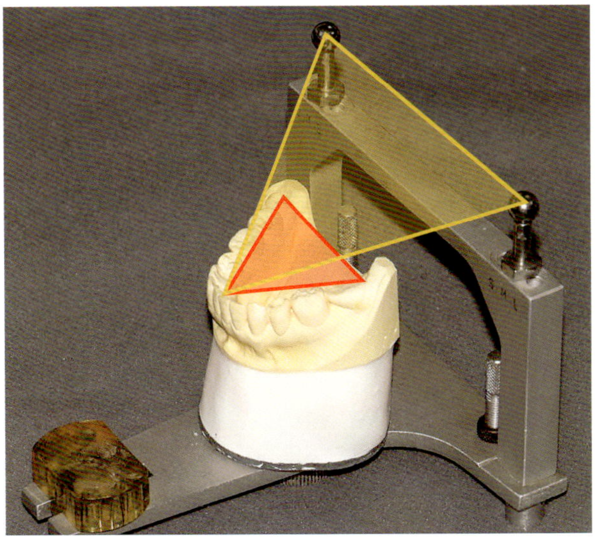

図2 a, b　Denar Mark II 咬合器(a)と Whip-Mix 咬合器(b)に付着した下顎模型を例に，咬合器上での下顎三角(ボンウィル三角)と咬合平面を示す．Denar Mark II 咬合器の顆頭間距離は110mm である一方，Whip-Mix 咬合器には顆頭間距離の可変機構がある(S=96mm，M=110mm，L=124mm)．おおくの解剖学的咬合器に用いられる顆頭間距離は105～120mm である．　a|b

2) 代表的な半調節性咬合器の種類とフェイスボウの装着法を知る

※フェイスボウの詳細については第5章で解説

Whip-Mix 8500 咬合器とフェイスボウ

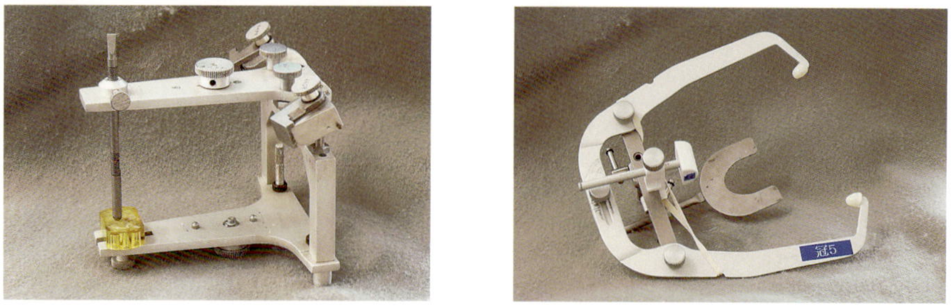

図3a, b　Whip-Mix 8500 咬合器(a)とクイックマウントフェイスボウ(b)一式(Whip Mix，東京歯科産業)． a|b

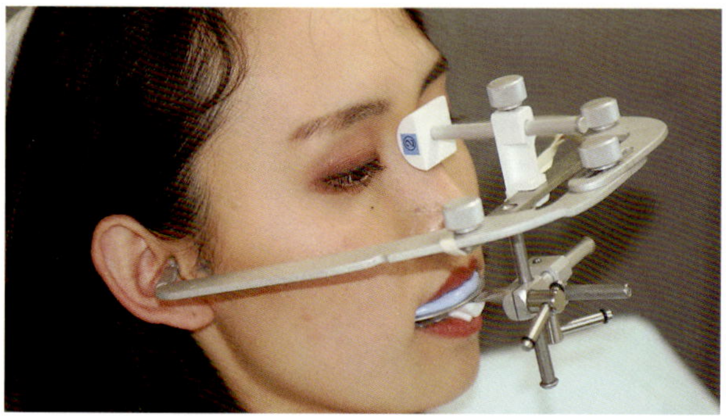

図4　クイックマウントフェイスボウを患者に装着した状態．本フェイスボウ，および以下に紹介するDenar Mark II，Hanau H2-Oで使用するフェイスボウはいずれも「イヤーボウ(＝シンプルボウ)」に属し，外耳孔から顆頭点までの解剖学的な平均距離をもとに後方基準点を決定する．

なお，本フェイスボウの前方基準点の設定にあたっては，ノーズピースを鼻根部に圧接することでフランクフルト平面が再現される．

Denar Mark II 咬合器とフェイスボウ

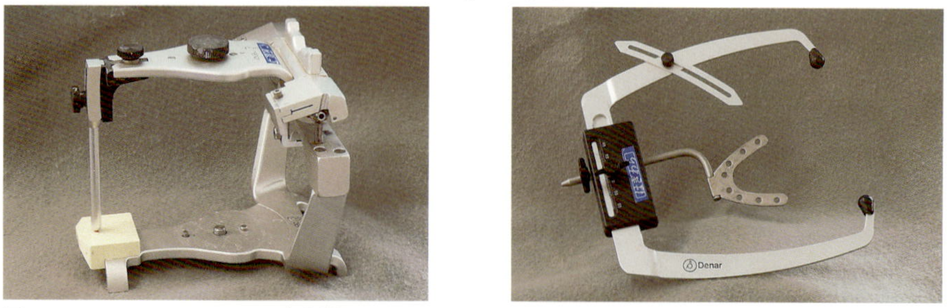

図5a, b　Denar Mark II 咬合器(a)とスライドマチックフェイスボウ(b)一式(Water Pik，ヨシダ)． a|b

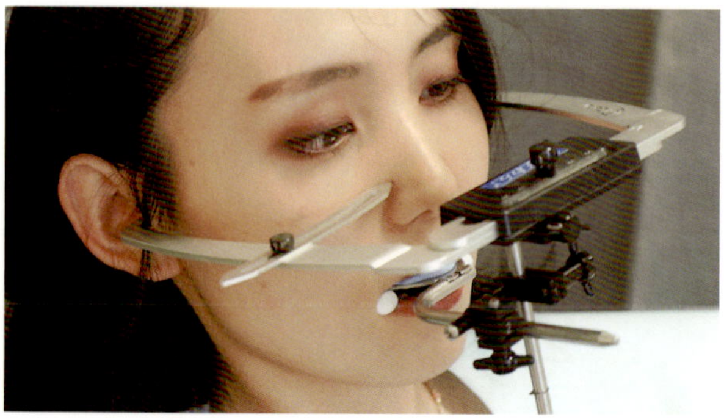

図6　スライドマチックフェイスボウを患者に装着した状態．前方基準点は右側切歯上方43mm点(フランクフルト平面よりやや下方の，Denar独自の基準平面)である．

Hanau H2-O 咬合器とフェイスボウ

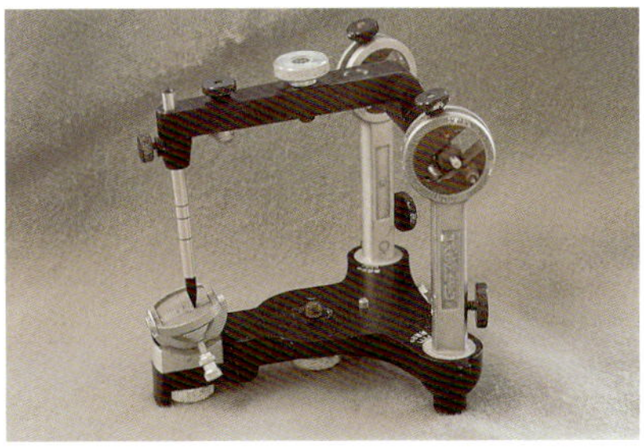

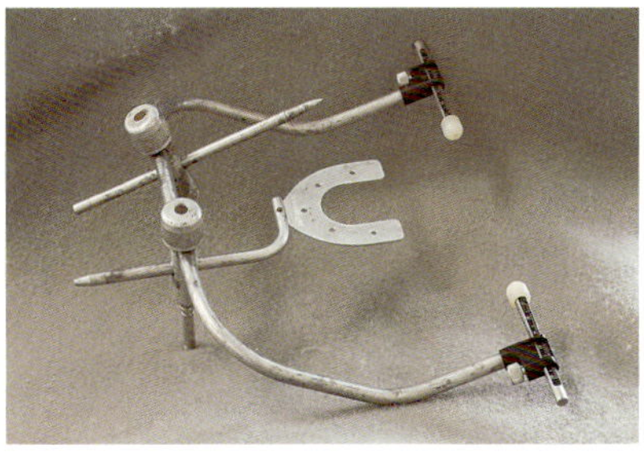

図7a, b　Hanau H2-O 咬合器(a)と Hanau 153-16フェイスボウ(b)一式(Water Pik, モリタ).
a|b

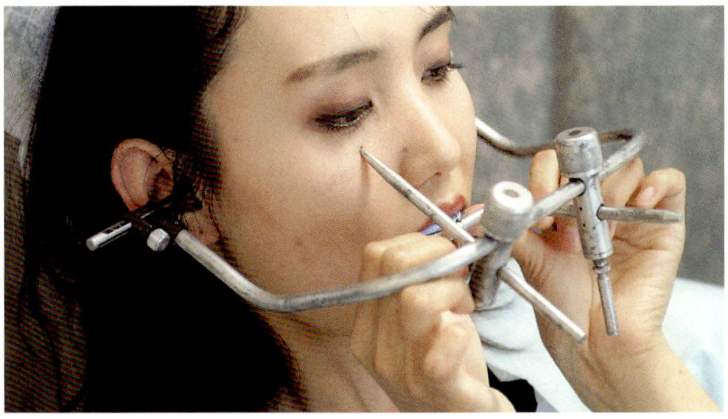

図8　Hanau 153-16フェイスボウを患者に装着した状態. 前方基準点は右側眼窩点(フランクフルト平面)である.

Dentatus ARL 咬合器とフェイスボウ

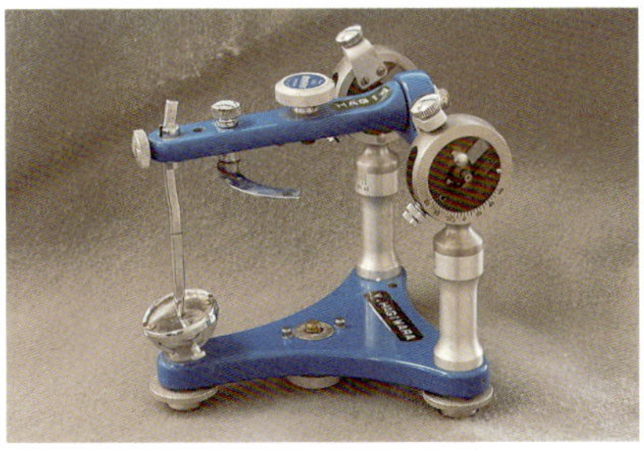

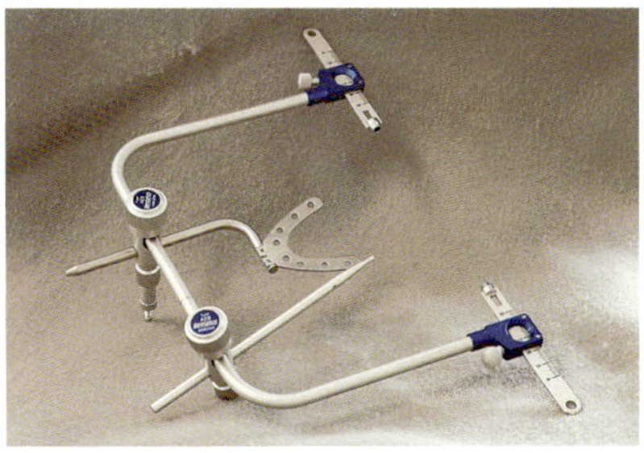

図9a, b　Dentatus ARL 咬合器(a)と AEB フェイスボウ(b)一式(Dentatus, 東京歯科産業).
a|b

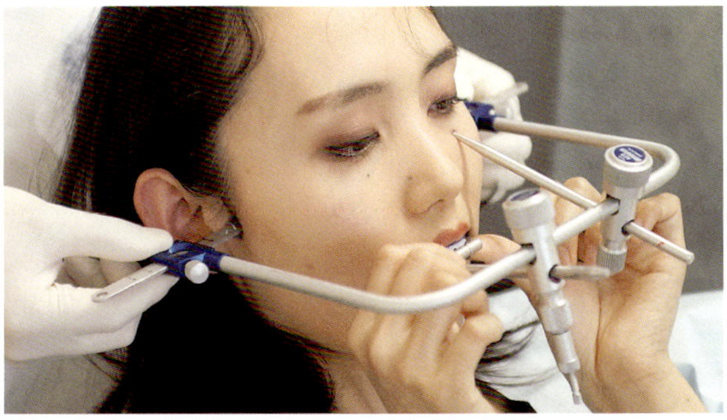

図10　AEB フェイスボウを患者に装着した状態. 後方基準点は任意顆頭点(皮膚面上に描記)であり, 前方基準点は右側眼窩点(フランクフルト平面)である. なお, Dentatus ARL にはイヤーボウタイプのフェイスボウもある.

Summary

本章のまとめ

補綴学の歴史を紐解くと，咬合学分野の発展とともに咬合器は進歩を遂げてきた．しかし残念ながら，昨今では調節性咬合器の重要性・有用性に対する意識が低下している．これはすなわち，日常臨床における「咬合離れ」を意味している．筆者は日常臨床において，従来のクラウン・ブリッジによるオーラルリハビリテーション，インプラントによる咬合再構成治療などを通じ，「咬合」の重要性を再認識させられている．若手臨床医が憧れる審美治療，インプラント治療などの予知性を左右する大きな要因は「咬合」である．症例の難易度を問わず，調節性咬合器はすべての補綴治療に関する補綴検査，治療計画の立案，診断用ワックスアップ，プロビジョナルレストレーションおよび最終補綴装置製作に不可欠な治療機器である．

正確に製作した上下顎スタディモデルを生体と同じ状況（位置関係）で咬合器に付着して，それらから最大限の情報を読み取る．これこそが，質の高い歯冠補綴治療の第一歩だと信じている．

CHAPTER 5

フェイスボウ・トランスファー

1 フェイスボウ・トランスファーの定義

2 フェイスボウ・トランスファーの実際

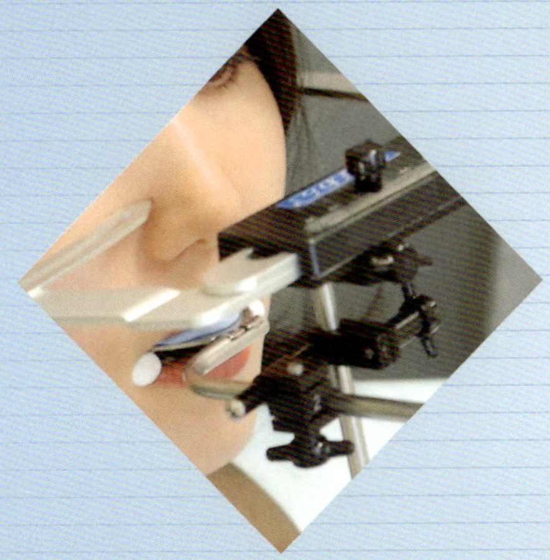

本章で学べるポイント

フェイスボウ・トランスファーに関する……
①定義・目的・種類
②前方基準点・後方基準点・基準平面
③フェイスボウ・トランスファーの実践

1 フェイスボウ・トランスファーの定義

フェイスボウ・トランスファーに関しては，学生時代に歯科補綴学の講義において学習しているはずである（表1）．使用する咬合器によってフェイスボウの種類，基準平面は異なる（表2，図1～5）が，半調節性咬合器およびフェイスボウに用いられる基準平面は大多数がフランクフルト平面である．一般的に後方基準点は任意顆頭点を用いるが，設定位置は咬合器により若干異なることは意外と知られていない（図5b）．最近では外耳道（耳の穴）を利用するシンプルボウ（イヤーボウ）が大多数を占めており，その再現性も高くなっているが，実際の臨床において十分に活用されているかといえば答えは否である．その理由として，①フェイスボウ・トランスファーの臨床的意義・重要性が理解されていない，②歯科技工所との連携，技工料金との兼ね合い，③操作に不慣れで時間がかかる，などが考えられる．

多くの若手歯科医師が憧れるインプラント治療やフルマウスリハビリテーションなどでは，補綴装置の精度はもとより生体（顎関節や咬合）との調和が何よりも要求される．その第一歩として，生体に近似した条件で模型を咬合器に付着するために，フェイスボウ・トランスファーをぜひマスターして十分に活用していただきたい．

フェイスボウ・トランスファーの定義・目的・種類

定義・目的	**・上顎歯列模型を咬合器上に生体（口腔内）と同じ位置関係をもって装着する（図1）** **・顎関節（脳頭蓋底）に対する上顎の位置関係を記録し，同じ位置関係で咬合器に上顎模型を付着する**
使用目的	**1・シンプルボウ（イヤーボウ）：一般的に半調節性咬合器に使用** **後方基準点⇨任意顆頭点（図2）** **2・ヒンジボウ：精度が高く，主に半・全調節性咬合器に使用** **後方基準点⇨ヒンジポイント（蝶番軸）（図3）**

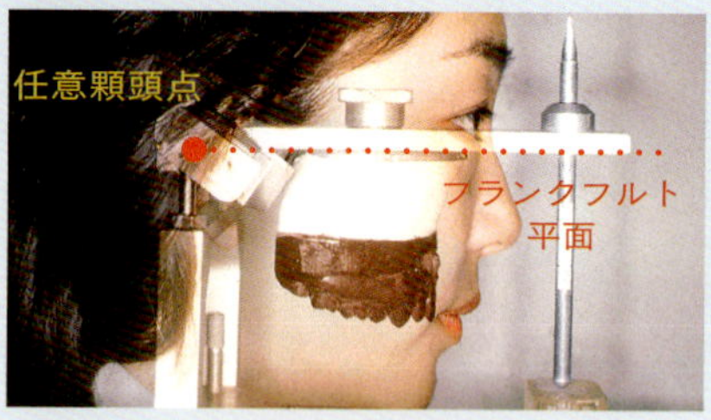

図1　生体のフランクフルト平面（基準平面）と咬合器上弓を一致させることで，上顎模型を生体の上顎（歯列）と同じ位置関係で咬合器に再現する．

表1　フェイスボウ・トランスファーの定義・目的・種類．

シンプルボウの装着イメージ

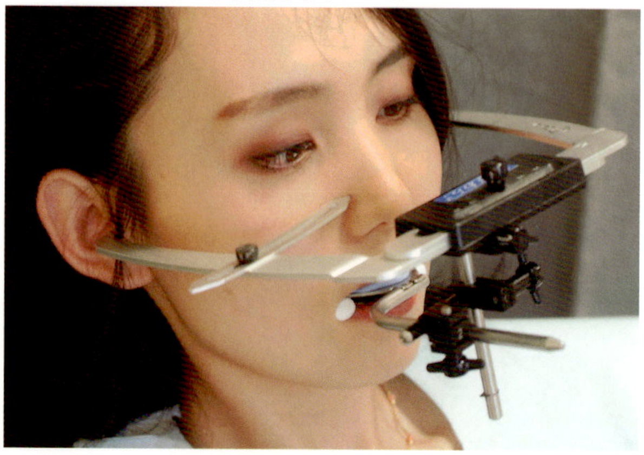

図2　シンプルボウを患者に装着した状態．

ヒンジボウの装着イメージ

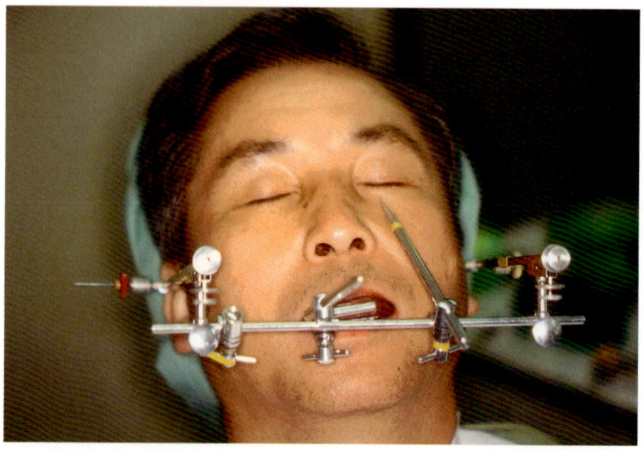

図3　ヒンジボウを患者に装着した状態．後方基準点は皮膚上に再現されたヒンジポイント（蝶番軸＝下顎頭の回転中心）を用い，前方基準点は眼窩点（Denar 咬合器では切歯上方43mm点）を用いる．

フェイスボウ・トランスファーに用いる基準点・基準平面

基準平面(線)	解剖学的基準点	臨床的な意義・解釈・特徴	臨床的な基準点
フランクフルト平面(眼耳平面)	・前方基準点⇒左右いずれかの眼窩点(眼窩下点，眼窩下縁) ・後方基準点⇒左右の外耳道上縁	・ほとんどの調節性咬合器の基準平面として利用される ・アップライトポジションにおいて床とほぼ平行であり，経年的に変化が少なく再現性(安定性)が高い．カンペル平面との角度差は約10～15°(平均11.3°) ・顔面形態の診査，診断に用いる	・前方基準点⇒左右いずれかの眼窩点(咬合器＝フェイスボウの種類によって左右が異なる) ・後方基準点⇒任意顆頭点＝便宜的に外耳孔を用いることが多い
フランクフルト平面とカンペル平面の中間		・Denar 咬合器のスライドマチックフェイスボウにのみ適応 ・Denar の基準平面ロケーターで前方基準点を設定 ・専用ジグのみで上顎の三次元的位置関係を簡便に再現⇒模型付着にフェイスボウは不要(専用ジグ)	・前方基準点⇒上顎右側切歯切縁43mm 上方 ・後方基準点⇒任意顆頭点＝便宜的に外耳孔を使用
カンペル平面(カンペル氏線・鼻聴導線)	・前方基準点⇒前鼻棘底先端部 ・後方基準点⇒左右の外耳道中央	・正常有歯顎者の咬合平面とほぼ平行であり，咬合床作製時の仮想平面として利用 ・調節性咬合器の基準平面としては使用しない	・前方基準点⇒鼻翼下縁 ・後方基準点⇒耳珠上縁(左右の場合はカンペル平面，片側の場合はカンペル氏線)

表2　フェイスボウ・トランスファーに用いる基準点・基準平面.

頭蓋標本にみる前方・後方基準点と基準平面

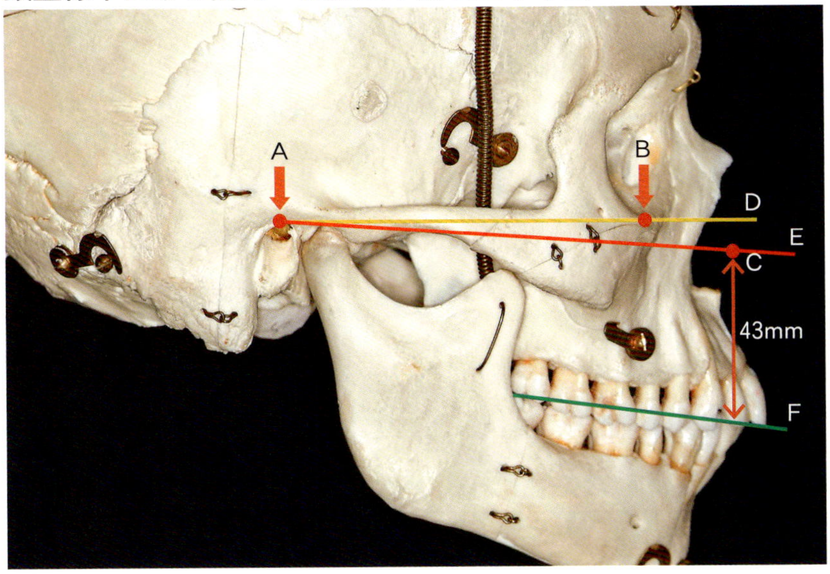

図4　解剖学(頭蓋骨)における前方・後方基準点と基準平面を示す．図中，A は外耳道上縁，B は眼窩(下)点，C は 切歯上方43mm 点，D はフランクフルト平面，E は Denar 咬合器で用いる仮想平面(特定の名称なし)，F は咬合平面.

臨床でみられる前方・後方基準点と基準平面

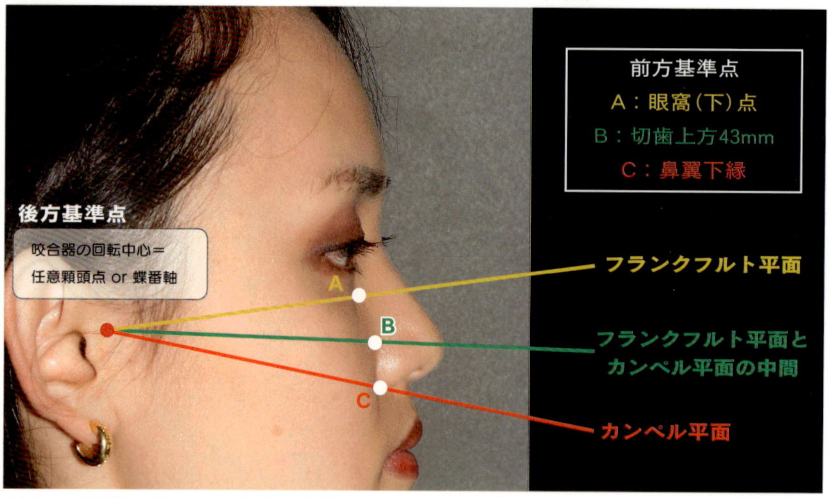

図５a　臨床で用いる皮膚上の基準点（平面）は，頭蓋骨上のそれとは多少の誤差が生じる．

任意（平均的）顆頭点の求め方

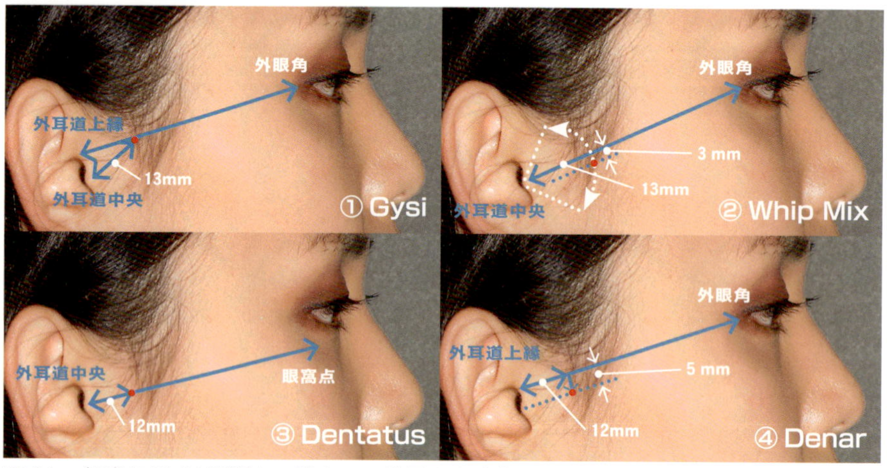

図５b　任意（平均的）顆頭点の設定は，使用する咬合器（フェイスボウ）により異なる．多くの咬合器は任意（平均的）顆頭点を外耳孔の前方12～13mm 前方に設定しているが，その上下的な位置は前後的基準線（図中に基準点を示す）による．一般的にはイヤーボウを用いることが多く，咬合器にフェイスボウを装着する際には外耳道と顆頭点の差を修正しなくてはならない．咬合器の開閉軸と左右の顆頭点を結んだ軸が一致することが基本的な概念である．それぞれの咬合器の関節部にはこれらの誤差を補正する機構が付与されており，上顎模型を付着する際に相殺されるように設計されている[4]．

【POINT】フェイスボウ・トランスファー（咬合器付着）に必要な，前方基準点・後方基準点・基準平面は咬合再構成に不可欠であることを理解しよう！

2　フェイスボウ・トランスファーの実際

どのタイプのフェイスボウを用いるにしても，基本的な作業ステップには大差がない．逆の見方をすれば，１種類のシステムをマスターすれば十分に応用が可能である．フェイスボウ・トランスファーの手順は，①基準点（線）の決定・描記，②バイトフォークの圧接，③フェイスボウの装着，の３ステップのみである．しかし，これらを確実にかつ素早く行うためにはトレーニングや慣れが必要である．

本章では，スライドマチックフェイスボウ（Water Pik，ヨシダ）を例に，一連の操作の解説を加える（図６～９）．

1) 基準点の設定・描記

前方基準点を確実に設定する

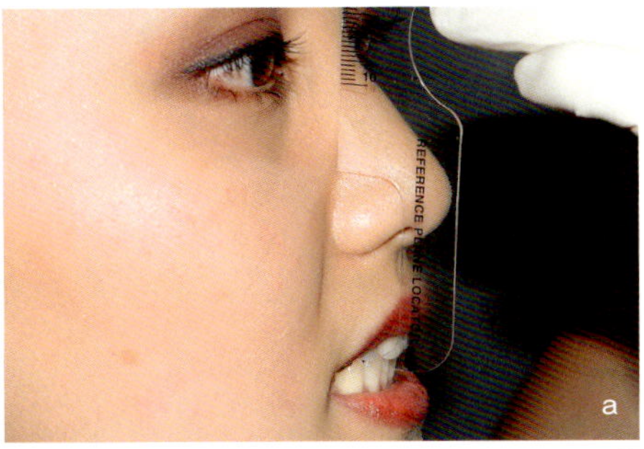

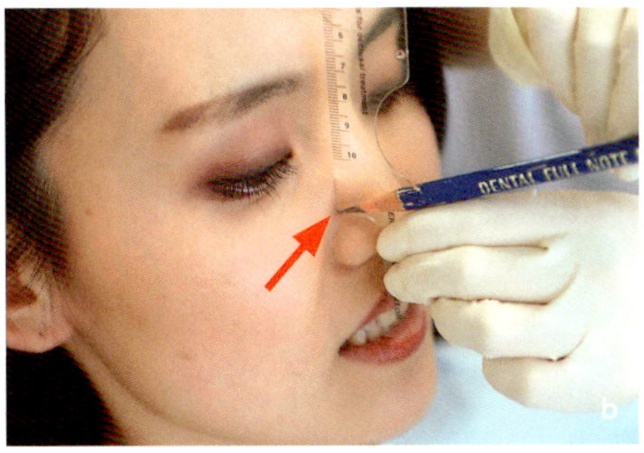

図6a, b　Denarの基準平面ロケーターで前方基準点を設定(上顎右側切歯切縁43mm上方)し，コピー鉛筆などで皮膚上に基準点を描記する．後方基準点としては任意顆頭点(便宜的に外耳孔)を使用する．

図6c　スライドマチックフェイスボウ以外を使用する場合で，フランクフルト平面を基準平面とする際には眼窩(下)点を描記する．

指で軽く目の下を押すと，皮膚の厚みを介在しても眼窩の辺縁部を触れることができる．眼窩(下)点は瞳孔直下で眼窩のエッジ相当部に標識する．

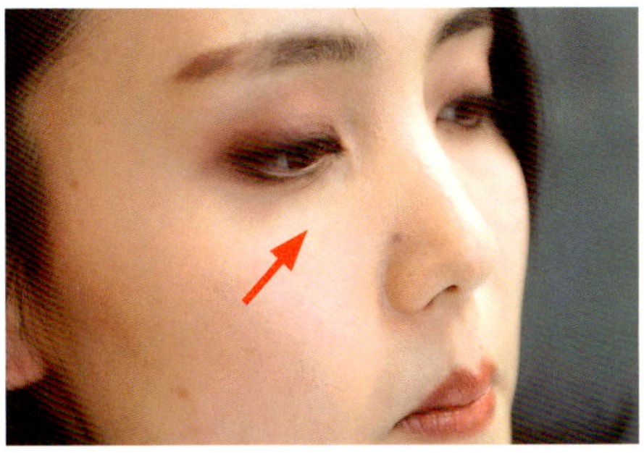

2) バイトフォークの準備

使用するフェイスボウに適合するバイトフォークを選択

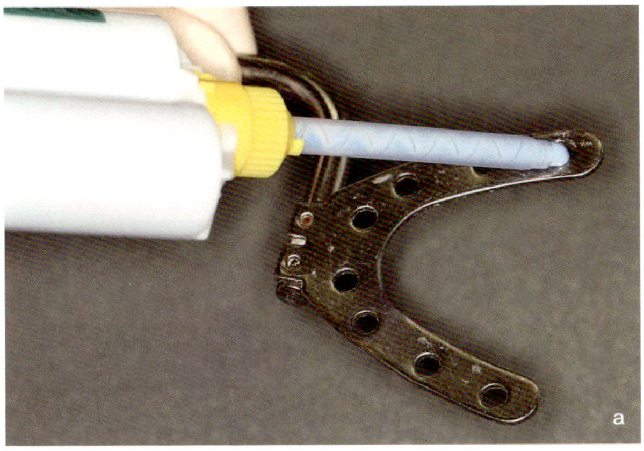

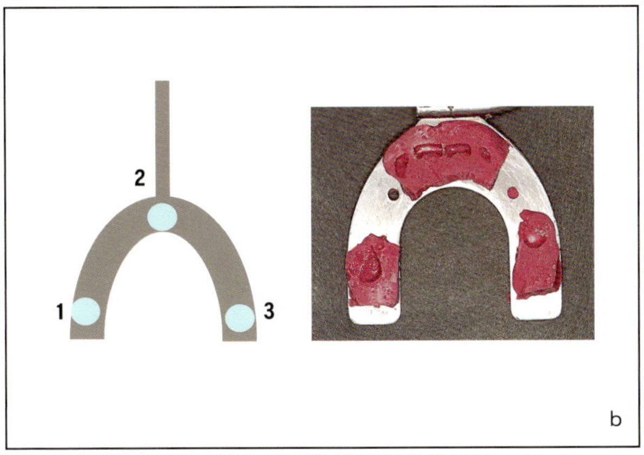

図7a, b　以前はコンパウンドやパラフィンワックスが用いられることが多かったが，最近では簡便性や感染予防の観点からシリコーンバイト材料の使用が増えている(a)．また，圧痕を印記する部位は最低でも3ヵ所は必要である(b，両側臼歯部，前歯の圧痕)．

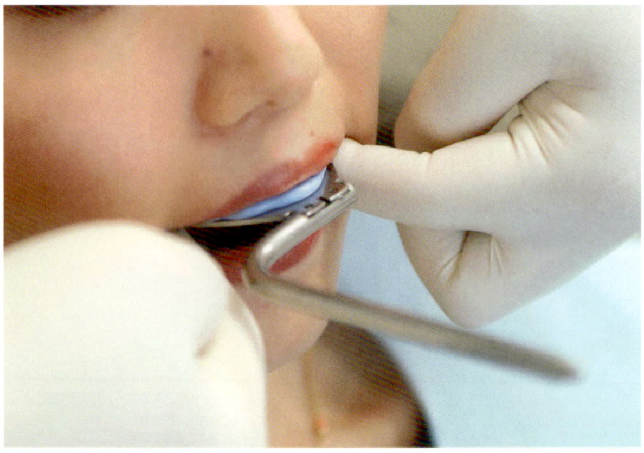

図7c　バイトフォーク上に咬合面の圧痕を残す.

バイト材料硬化後のトリミングは確実に行う

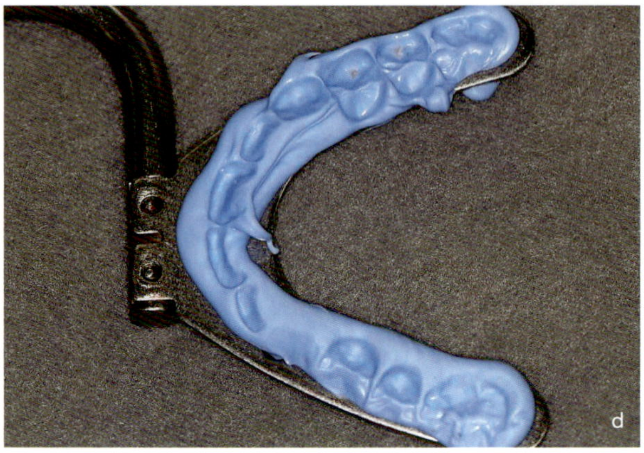

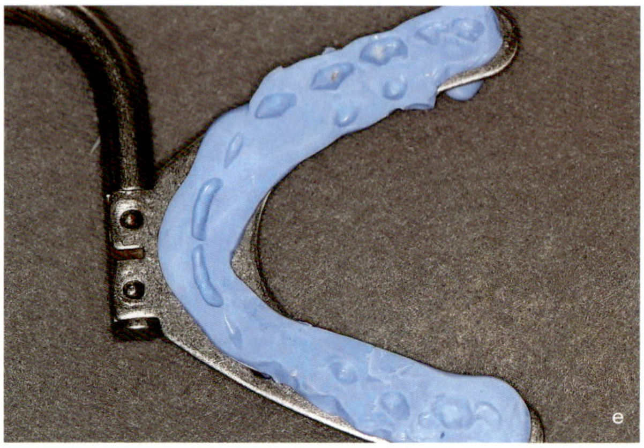

図7d, e　材料の硬化後(d)に余剰部分をトリミング(e)し，咬頭頂の圧痕のみを残す(上顎付着時の再現性向上，模型の変形や気泡による浮き上がりの確認に有効である).

【POINT】バイトフォークの準備

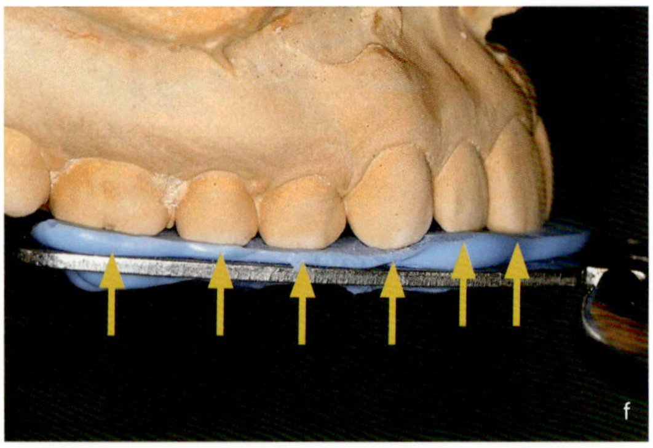

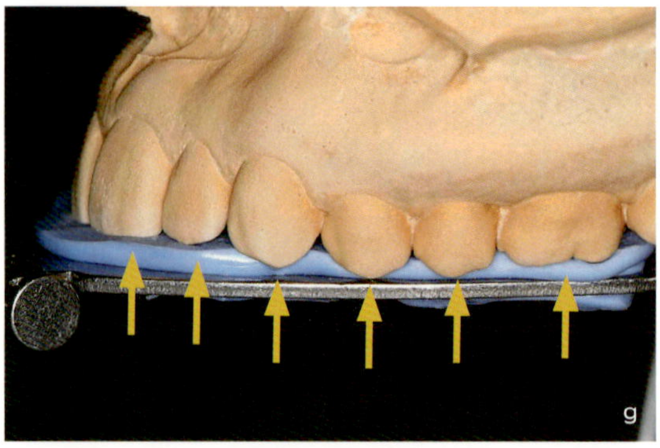

図7f, g　シリコーン製咬合採得材料は使用が簡便であるが，アンダーカットの処理を正しく行わないと不適合の原因となる．正しくトリミングを行い，圧痕のみを残したバイトフォークに模型を戻した状態を示す．確認すべきポイントは，全歯列が浮き上がることなく正確にバイトフォークに戻っていることを側方からチェックすることである．患者の歯列には正確に適合するのに，この時点で不適合が発生する場合には模型の変形を疑う．

3) バイトフォークの保持・安定化

バイトフォークは確実に保持する

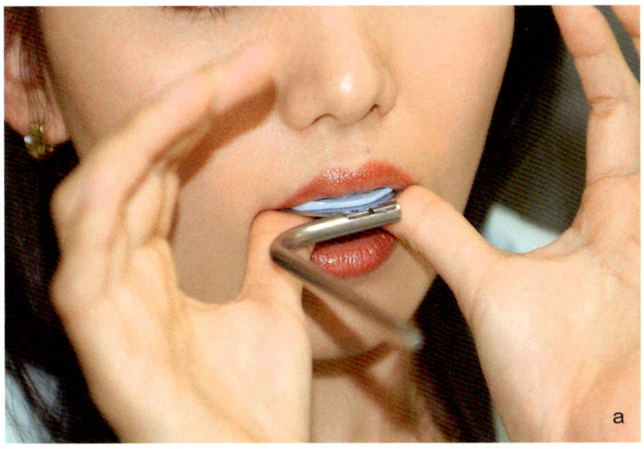

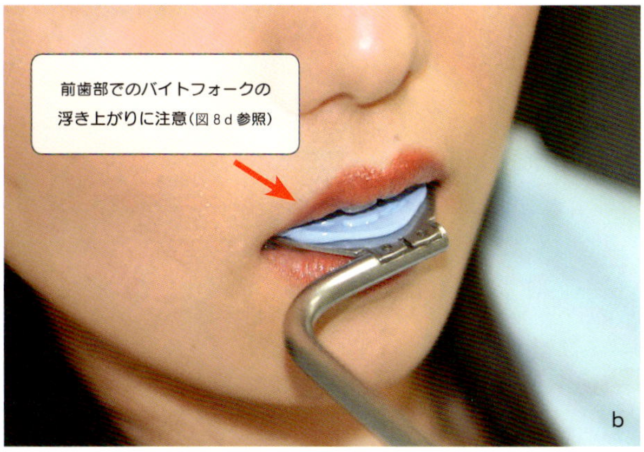
前歯部でのバイトフォークの
浮き上がりに注意(図8d参照)

図8a, b　フェイスボウを装着する前に，バイトフォーク上の圧痕が上顎歯列に対して正確に嵌合し，強固に保持されていることを確認する．バイトフォークの保持には①患者自身の指による保持，②咬合による保持，の2通りがある．

a：患者自身の指による保持の例．フェイスボウの装着を妨害しないように，両手の親指で臼歯部を圧接させてバイトフォークを保持する(上顎が無歯顎で，ろう堤を介してフェイスボウ・トランスファーを行う際にも有効)．

b：バイトフォークは平板状をしているため，閉口時にスピーの湾曲や咬合面の凹凸によっては下顎臼歯部が早期接触を起こして前歯部が浮き上がることがある(図8d参照)．その場合，下顎の適切な位置にロールワッテを介在させる(図8e, f)ことで，バイトフォークを上顎歯列に均等に押し付ける力を加えることができる．

バイトフォーク前歯部の浮き上がりとその対処法(➡は下顎の咬合力，➡はバイトフォークに加わる力の方向(ベクトル))

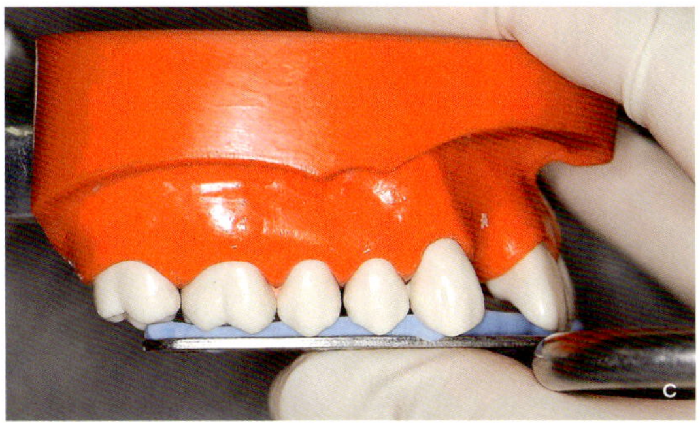

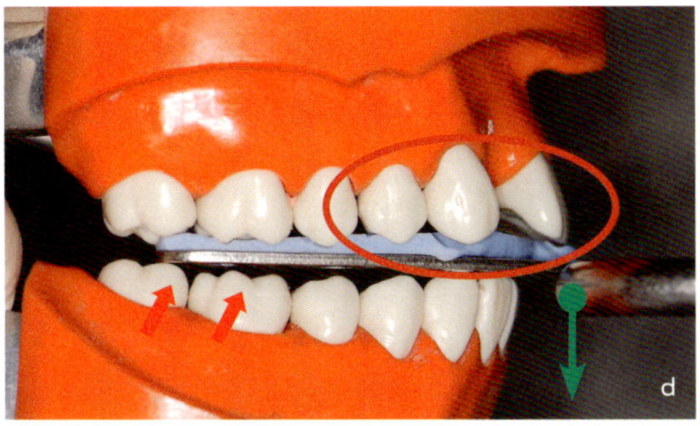

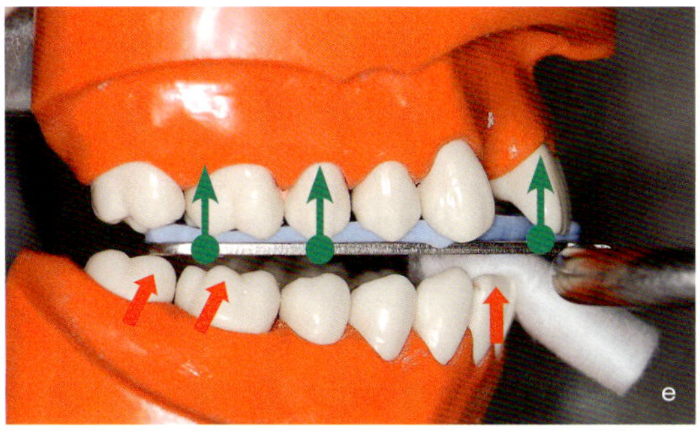

図8c〜e　下顎歯列の前後および左右の湾曲状態(スピーの湾曲や咬合面の凹凸)により，下顎臼歯がバイトフォーク裏面に接触する部位が異なる．バイトフォークは平坦なために大臼歯の接触により前歯部が浮き上がることが多い(d)．すべての咬合力がバイトフォークを上顎に圧接する方向に向くように，下顎の適切な位置にロールワッテを介在させるとバイトフォークを効率よく短時間で安定させることができる(e)．

ロールワッテを利用して前歯部の浮き上がりを防ぐ

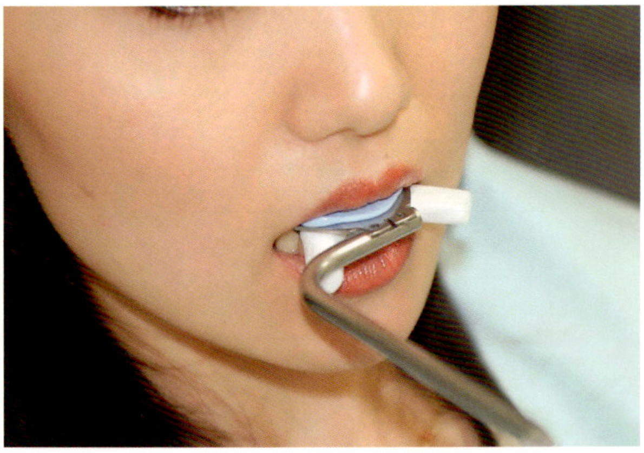

図 8 f　咬合力が均等にバイトフォークを上顎歯列全体に圧接する方向に働くように，ロールワッテなどを介在させて安定化を図る．

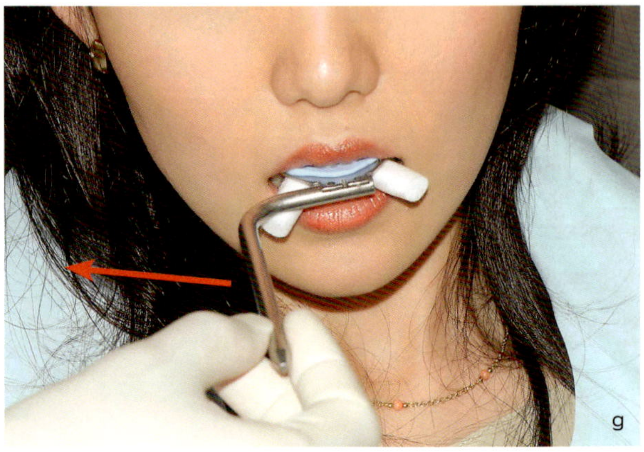

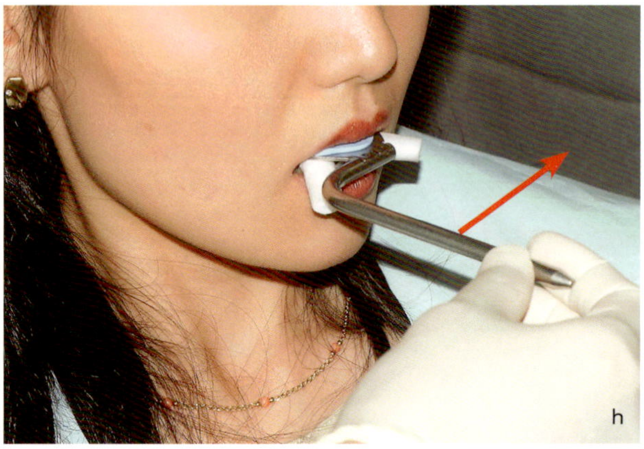

図 8 g, h　フェイスボウの装着から脱着までの間，バイトフォークは強固に保持されなくてはならない(バイトフォークの柄を持って左右に動かしても位置の狂いは生じない)．

4　フェイスボウの装着

フェイスボウ装着のステップ

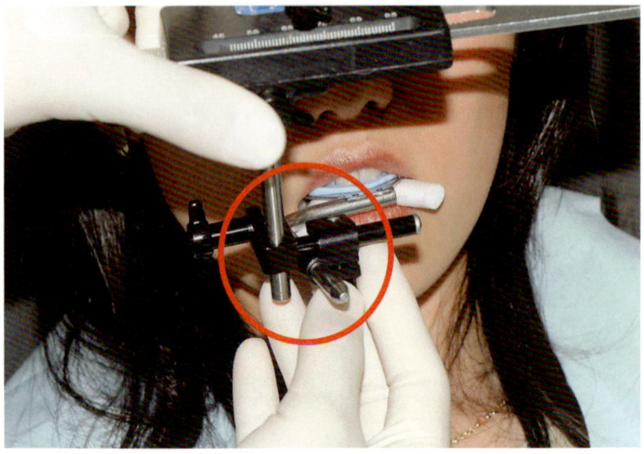

図 9 a　バイトフォークの柄を，フェイスボウに接続したユニバーサルジョイントに接続する．

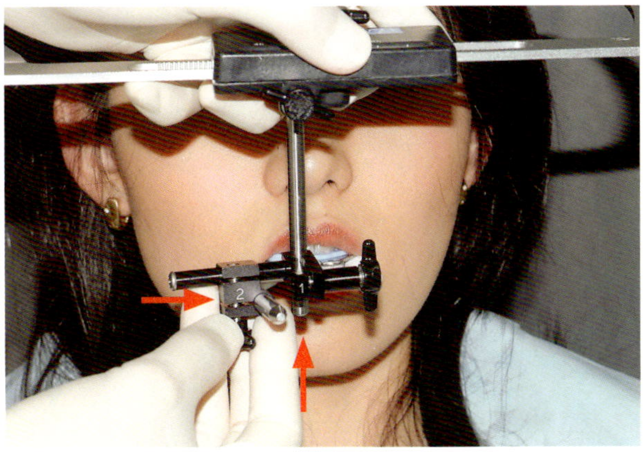

図9b　ユニバーサルジョイント(垂直および水平バー)をフリーにし，フェイスボウが上下・前後に自由に調整できることを確認する．

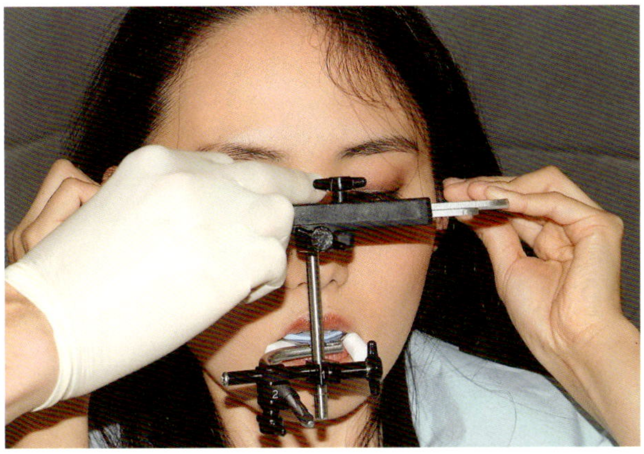

図9c　ここではじめてイヤーロッドを患者の外耳孔(耳の穴)に挿入させる．この際，確実に挿入されていることを術者・アシスタントが確認する(注：患者にはこの先，各ジョイントの締め付け時に大きな音がすること，耳の穴が引っ張られて少し痛いことを伝えておく)．

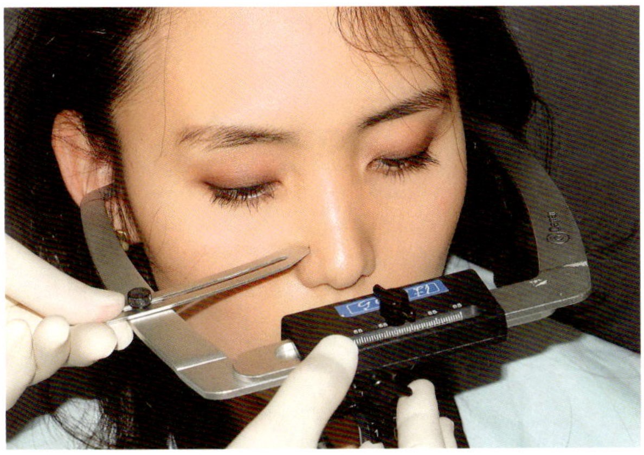

図9d　キャリパー(オルビタールポインター)を移動させて前方基準点と一致させる．

図9e, f　ユニバーサルジョイントの，2つの締め付けネジを締結する．この際，締め付け方向にトルク(図中赤矢印)がかかるとフェイスボウにねじれ力が伝達される．これを防止するために，左手で締め付け方向と反対の力(図中黄矢印)をかけてフェイスボウのねじれを防止することで，患者への不快感が減少する．

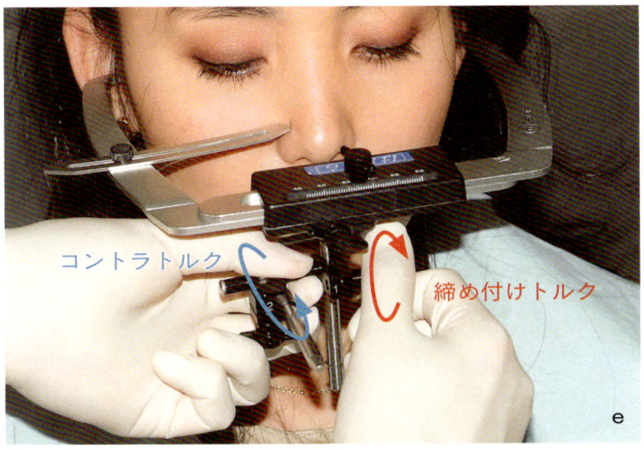

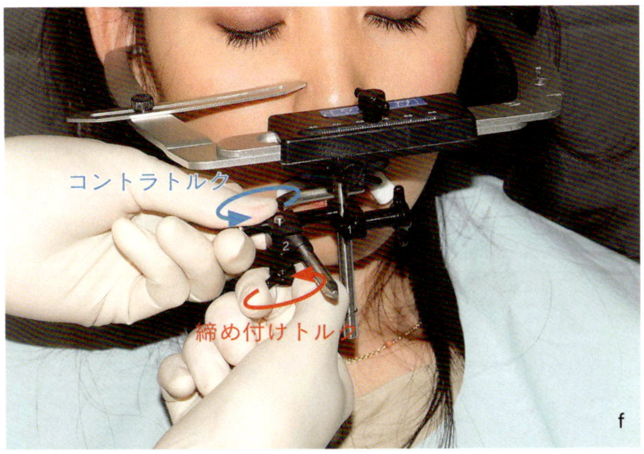

正しく装着されたフェイスボウ

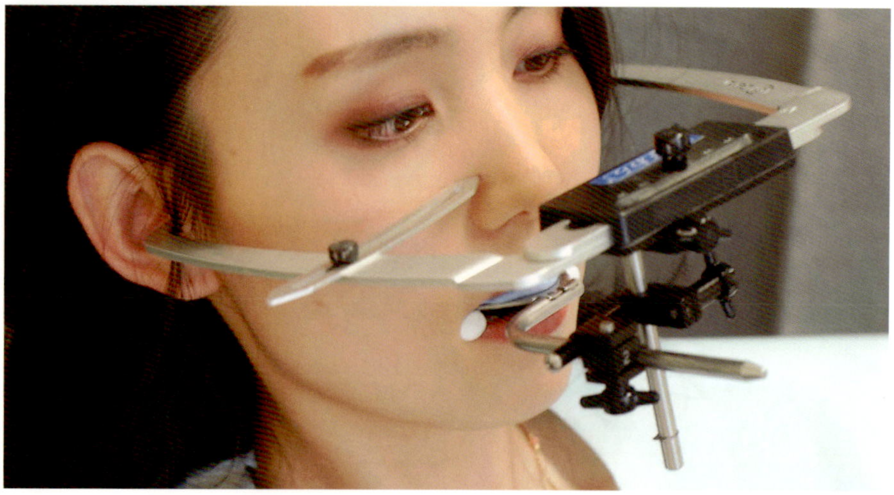

図9g　正しく装着されたDenarのスライドマチックフェイスボウ.

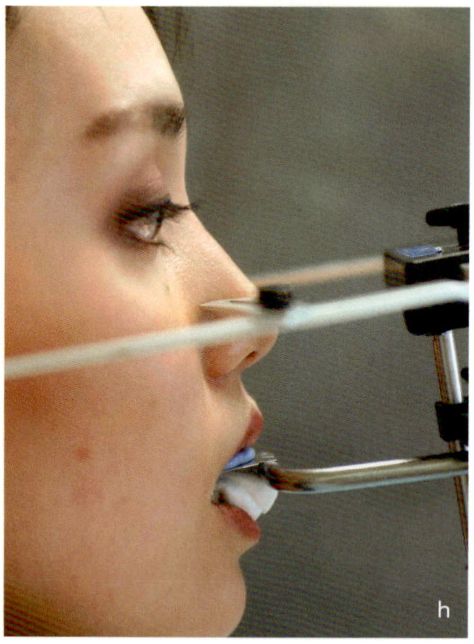

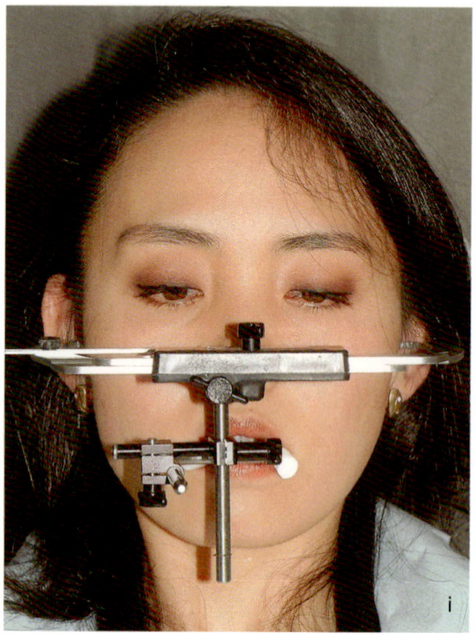

図9h, i　側方観(h)と正面観(i). 側方観からは，フェイスボウが「上顎右側切歯切縁上方43mm点」と任意顆頭点を結んだ線上(基準平面上)に正しく位置していることが確認できる. また，正面観からは両瞳孔線-フェイスボウ-ユニバーサルジョイント(水平バー)が平行をなし，顔面正中線と直交していることが確認できる.

Summary

本章のまとめ

第4章でも述べたように，調節性咬合器を正しく使用することが重要なのであり，フェイスボウ・トランスファー自体は目的ではない. この操作は，あくまでも生体に近似した条件で咬合器付着のための過程(1ステップ)にすぎないことを理解していただきたい.

正しい位置関係での模型付着は，チェックバイト(顆路角の調整)，補綴装置の咬合面形態，審美的な前歯部配列基準と舌面形態に影響を及ぼす. これらについては次章以降に解説を加える予定である.

いずれにせよ，忙しい日常臨床においてフェイスボウ・トランスファーは5分程度で終わらせなくてはならない. この操作の重要性を再認識して，一連の操作を確実に，かつ素早く行えるように練習あるのみ！

CHAPTER 6

フェイスボウ・トランスファーにもとづく上顎模型の咬合器付着

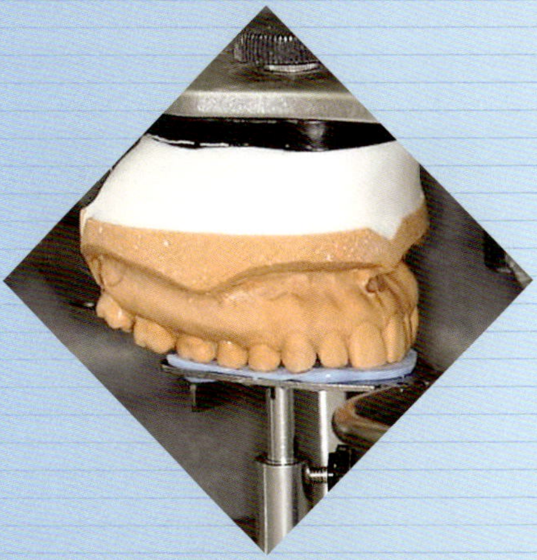

本章で学べるポイント

模型の咬合器付着に関する……

①フェイスボウを用いての上顎模型付着

②咬合器付着に関する用語

1　咬合器への模型付着とは？

われわれは補綴学的な模型検査(診査)や補綴装置の製作のために，日常的に上下顎の模型を咬合器に付着している．本章と第 7 章では，その当たり前の作業についてもう一度理論的にまとめなおしてみたい．第 5 章の「フェイスボウ・トランスファー」では，その目的が上顎歯列(顎堤)模型を咬合器上に生体と同じ位置関係に再現することであると学んだ．補綴学的には上顎歯列(顎堤)に対して，下顎の咬合位と運動経路を正確に再現することが重要である．すなわち，上下顎模型の咬合器付着とは，「患者の口腔内における下顎歯列が上顎歯列に対するものと同一の位置関係で，下顎模型を咬合器上の上顎歯列模型に対して正確に装着する」ことである．これにより，上下顎歯列の嵌合はもとより限界運動経路が咬合器上である程度生体に近似して再現される．

2　上顎模型付着の概要

フェイスボウを用いて上顎模型を咬合器に付着することの意義は第 5 章で解説した．使用する咬合器の種類によってフェイスボウ(バイトフォーク)の装着方法は異なるが(**図 1，2**)，基本的な概念(上顎歯列と解剖学的基準点の三次元的関係を咬合器上に再現すること)は変わらない．

なお，上顎模型を付着する際に，模型の重みでフェイスボウが「たわむ」ことがある．また，ネジの締めつけが甘いとバイトフォークが動いてしまい，せっかくのフェイスボウ・トランスファーが意味をなさないこともある(**図 3**)．

そこで用いられるのがキャストサポート(**図 4**)である．これは上顎模型を付着する際の補助器具として，多くの咬合器システムの純正部品として用意されている．任意顆頭点を応用している時点ですでに生体との誤差があるために，キャストサポートを使用する価値はないという考え方もある．しかし，万が一の事態に備え，安定性の高い上顎模型の付着を心がけることは，精度の高い仕事をしようという姿勢につながる．

3　下顎模型付着のための予備知識

下顎模型の付着で重要なことは，上顎歯列に対してどの下顎位を用いるかを最初に決定することである．上顎に対する下顎の空間な位置関係を顎間関係(Maxillomandibular relationship)といい，これを記録したものが顎間(関係)記録である．日常臨床でよく使われる「咬合採得」や「バイト」とは，この顎間(関係)記録を採得する作業を指す(本書では「顎間記録」を，日常的によく使用される「バイトレコード」と称する，**表 1**)．下顎模型付着と顎間(関係)記録については，第 7 章であらためて述べる．

4　上顎模型付着の実際

以下に，フェイスボウ・トランスファーにもとづく上顎模型付着の準備と注意点，そして実例を示す(**図 5〜7**)．

下顎模型の咬合器付着に関する用語

学術用語	用語の解説
顎間(関係)記録 Maxillomandibular relationship record	・上顎に対する下顎の空間な位置関係の記録 ・上下顎間の水平・垂直方向の全ての位置関係を含む⇒ ①下顎模型付着のための下顎位記録(咬合採得：Maxillomandibular registration，いわゆるバイト) ②咬合器の顆路調整角を得るために行う偏心位咬合の記録(いわゆるチェックバイト)
インターオクルーザルレコード Interocclusal record 類義語：バイトレコード	・上下顎歯列(顎堤)間の相互的位置関係の記録 ・顎間(関係)記録のうち，下顎模型付着のための下顎位記録を意味する

表 1　下顎模型の咬合器付着に関する用語[1]．

1) 代表的な半調節性咬合器におけるフェイスボウのセットアップを知る

各種半調節性咬合器とフェイスボウの組み合わせ

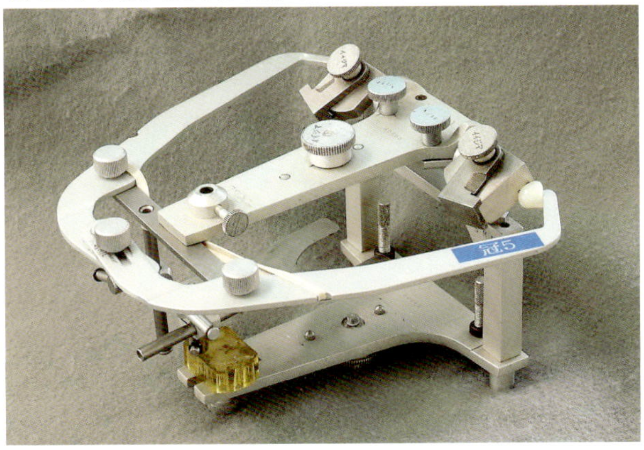

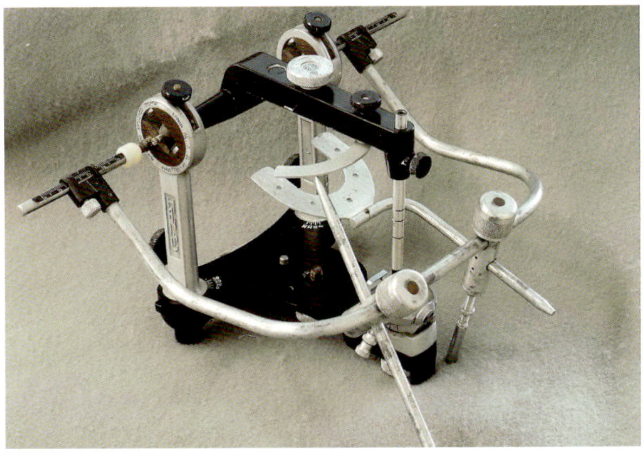

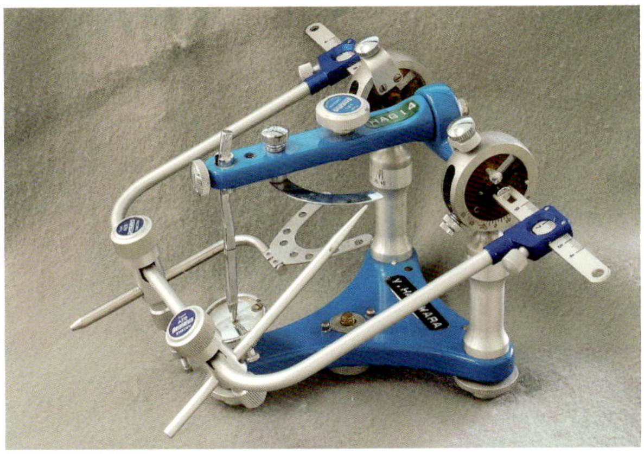

a | b
c

図1a〜c　各種半調節性咬合器にフェイスボウをセットアップした状態を示す．aはWhip-Mix 8500咬合器とクイックマウントフェイスボウ(Whip Mix，東京歯科産業)，bはHanau H2O咬合器と153-16フェイスボウ(Water Pik，モリタ)，cはDentatus ARL咬合器とAEBフェイスボウ(Dentatus，東京歯科産業)である．

上顎模型付着にフェイスボウ本体が不要なシステムも

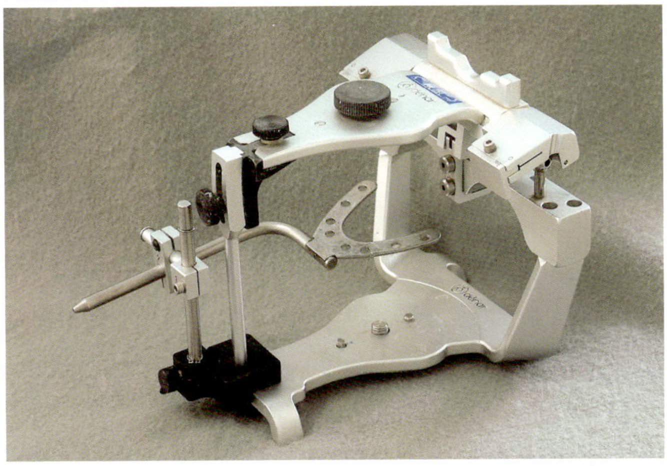

図2　Denarシステム(Water Pik，ヨシダ)では，上顎模型付着にフェイスボウ本体は必要ない．フェイスボウ・トランスファー後にバイトフォークとユニバーサルジョイントを一体化させたままフェイスボウから取り外し，切歯指導板相当部に専用ジグを取り付けて，バイトフォーク一式を固定することでDenar専用の基準平面を利用した上顎模型付着を行う．

2) バイトフォーク位置の変形に対する注意

模型の重みやネジ止め不良が変形を招く

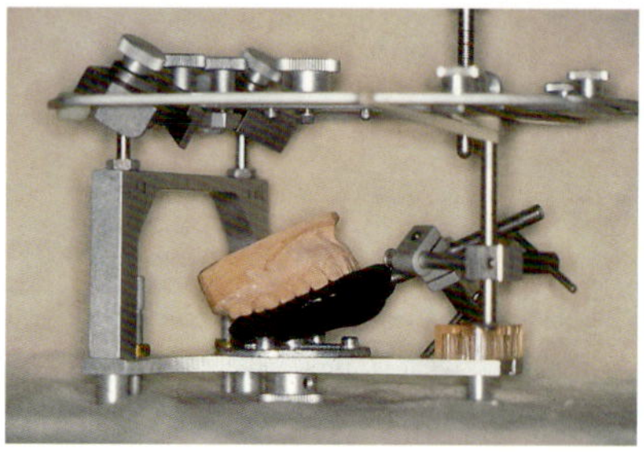

図3 フェイスボウ・トランスファーの際に，模型の重量による変形やネジ止め不良により，バイトフォークの位置が変形してしまうことがある.

キャストサポートの使用例

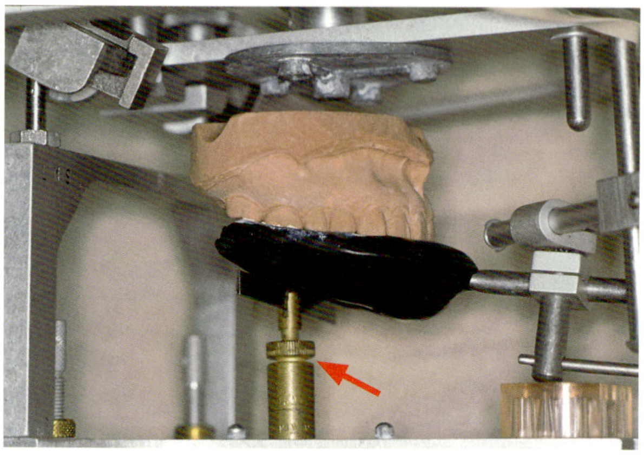

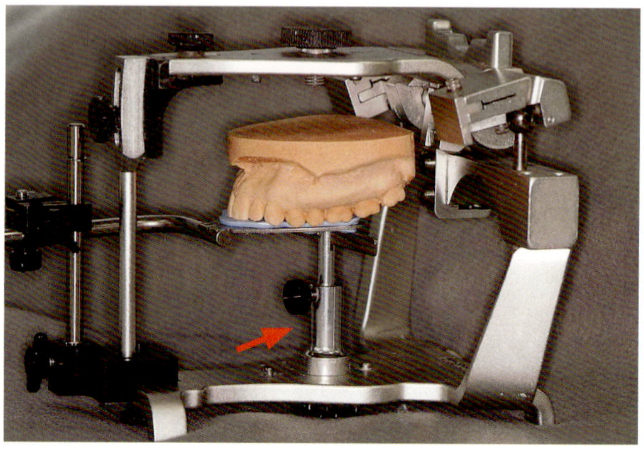

図4a, b 図3のような状態を防ぐためには，キャストサポートの使用が有効である(図中赤矢印部). すでに本文でも述べたが，これはバイトフォークの下面を支えることで模型の重みや石膏の膨張に耐えるための装置であり，おおくの咬合器システムの純正部品として用意されている. aはWhip-Mix咬合器用，bはDenar咬合器用. a|b

3) フェイスボウを用いた上顎模型付着の実例

一次石膏はスラリーウォーターで練和・使用する

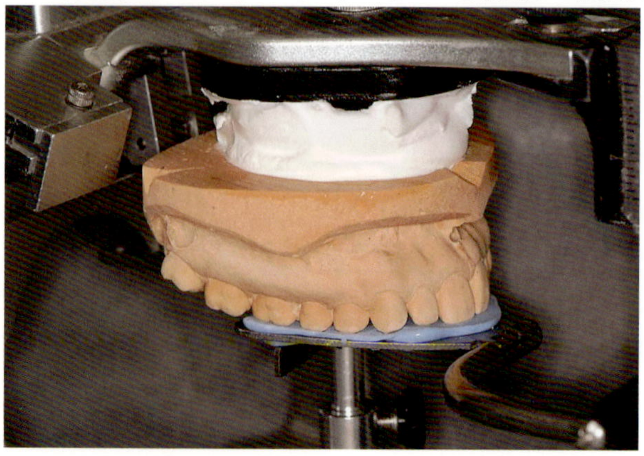

図5 Denar Mark II咬合器への上顎模型付着. 今回はまず，適量の普通石膏(付着用の低硬化膨張石膏を使用してもよい)をスラリーウォーターで練和して一次石膏として付着した.

二次石膏を使用し，表面を滑沢に仕上げる

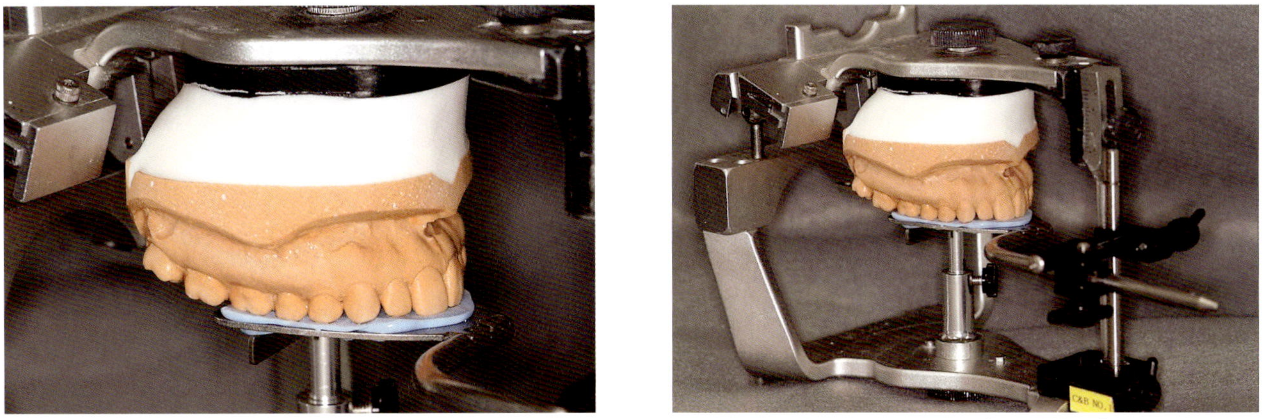

図6a, b　その後，一次石膏の硬化後に二次石膏として周囲の補強と成形を行い，表面を滑沢に仕上げる．付着石膏の滑沢(きれい)さは付着の精度には関係ないが，模型製作にはじまる一連の工程を美しく仕上げることは，ていねいで精度の高い技工操作につながる．　a|b

Denar のスライドマチックフェイスボウを他の咬合器に応用する

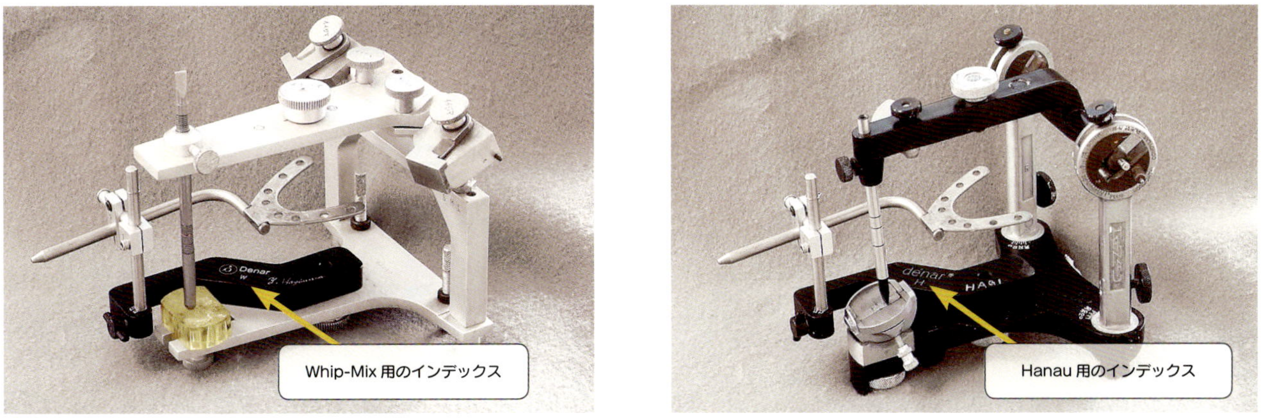

図7a, b　なお，Denar 以外の咬合器にスライドマチックフェイスボウを利用して上顎模型を付着するために，専用のインデックスが用意されている．Whip-Mix(a)，HANAU(b)，そして SAM 咬合器に対応可能である．　a|b

Summary

本章のまとめ

多くの若手歯科医師がすぐにでも従事したいインプラント治療や審美補綴．しかし，これらに必要な検査・診断のためには生体に近似した条件で咬合器に付着したスタディモデルが必須であること，そしてこれらを基にした診断用ワックスアップやプロビジョナルレストレーションの製作を経て，治療が展開していくことに異論を唱える者はいないと思われる．

それにもかかわらず，第1章から9章に至る補綴学的な検査・診断・治療計画の過程で必要な一連の基本的技工作業で，実際にフェイスボウ・トランスファーを経てスタディモデルの咬合器付着を行ったことのある歯科医師は必ずしも多くないと思われる(大学の補綴科などで専門トレーニングを受けた歯科医師を除けば)．日常臨床において，これらの操作は歯科技工士が行うことが多いが，模型の製作も含めたある程度の技工操作を熟知しておくことは重要なことである．とくに，治療計画を立案するために不可欠な診察は歯科医師自身が行わなくてはならない．そのためにも，自分自身で咬合器を適切な方法・手順によって使いこなす(時間的な制限も加味して)ことは重要である．

CHAPTER 7

咬頭嵌合位での咬合採得と下顎模型の咬合器付着

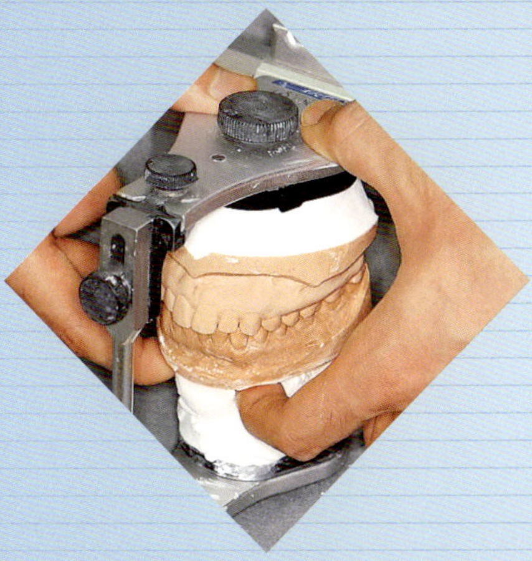

本章で学べるポイント

咬合採得に関する……
①臨床的に使用する一般的な顎位
②咬合採得の基本的事項

模型の咬合器付着に関する……
①咬頭嵌合位での下顎模型の付着

1 咬合採得の目的とは？

咬合採得(顎間[関係]記録，以下，咬合採得と称する)の目的とは，「患者の口腔内において下顎歯列(顎堤)が上顎歯列(顎堤)に対するのと同一位置関係で，下顎模型を咬合器上の上顎列模型に対して正確に付着するために用いる記録」である．

2 臨床的に使用する一般的な顎位

歯冠補綴・修復に用いる顎位は咬頭嵌合位が一般的であるが，咬合治療や広範囲のブリッジなど，多数歯にわたり咬頭嵌合を再現しなくてはならない場合には中心位を用いる(表1)．今回は下顎模型を咬頭嵌合位で付着するため，咬合採得をはじめ模型の取り扱いなどに関しても咬頭嵌合位を中心に解説する．

3 咬合採得材料について

咬合採得材料としてはかねてからパラフィンワックスなどが用いられてきたが，最近ではシリコーン製の咬合採得材料が利用されるケースも増加している．いずれを選択するにしても，咬合採得材料に求められる要件は以下のとおりである．

①咬合採得時には軟らかく流動性があり，咬交時に顎の偏位をきたさないこと．

②適度な速さで硬化し，硬化後は変形が少ないこと．

③ある程度の強度を有する(付着時に変形しない・変形時には逆に破折するもろさを有する→模型を傷つけない)こと．

具体的な材料とその性質については表2に示す．

なお，前項で述べた中心位，および本項の咬合採得材料に関しては下巻において再度詳述する．

臨床的に使用する一般的な顎位

	咬頭嵌合位(習慣性咬頭嵌合位) Intercuspal Position(ICP)	中心位 Centric Relation(CR)
状況	正常(病的でなく自他覚的に異常がない)な状態において，咬頭嵌合が明確かつ安定して発現している顎位	歯の有無，咬合接触とは無関係で，下顎頭・関節円板・関節窩の位置関係により構成される．下顎頭が関節窩内において最も安定した状態での顎位
定義	上下歯列の相対する咬頭と窩(辺縁隆線)が最大面積(最も多くの部位で)で接触嵌合し，咬頭が緊密に咬合して安定した状態の顎位	顆頭安定位に近いといわれている．下顎頭が関節窩内で前上方に位置し，歯牙の接触とは関係しない．この位置において下顎は水平軸(いわゆる蝶番軸)を中心に純粋に回転運動を行う(GPT-8)
類義語	中心咬合位：Centric Occlusion(CO)：上下歯牙の接触(嵌合)状態による顎位 最大咬頭嵌合位(maximum inter cuspal position, cuspation, Inter cuspal occlusal position：IOP)	顆頭安定位

表1 臨床的に使用する一般的な顎位[1,5]．

代表的な咬合採得材料

①ワックス	**バイトレジストレーションワックス，コープルワックス，アルーワックス，パラフィンワックス**
②亜鉛華ユージノールペースト	**バイトレジストレーションペースト，インプレッションペースト**
③ラバー系(シリコーン系，ポリエーテル系)	**エクザバイト(ジーシー)，Take 1 Bite(Kerr，サイブロン・デンタル)，マッシュプリント(デンツプライ三金)，フタール(Kettenbach，白水貿易)，メモジル(Heraeus-Kulzer，ヘレウスクルツァージャパン)など多数**
④その他	**印象用石膏，レジン，コンパウンド**
⑤①～④の組み合わせ	**(上記を部位などに応じて組み合わせて使用)**

表2　代表的な咬合採得材料を示す．

4 パラフィンワックスによる咬合採得の留意点

咬頭嵌合位の咬合採得は，上下歯の咬頭嵌合状態を記録するために，マッシュバイトともよばれる．ここで用いる材料には，顎を偏位させせず，上下歯の最大咬頭嵌合を妨げないフローのよさが求められる．

パラフィンワックスによる咬合採得は，簡便で安価であるために昔から一般的に行われてきたが，材料の特性と正しい取り扱い，ならびに適切なトリミング・調整についてはあまり解説されていないのが現状である(図1～7)．

5 シリコーン製咬合採得材料による咬合採得の留意点

ガンタイプのシリコーン製咬合採得材料が開発されて以来，その使用頻度は非常に高くなっている．しかし，シリコーンバイトレコードはチェアサイドでの使用が簡便な反面，実際の技工作業ではさまざまな問題をクリアしなければならない．

結論からいえば，シリコーン製の咬合採得材料は支台歯形成した部分やろう堤などの対合歯(ろう堤)の間に間隙を有する場合にのみ使用するべきである．全顎・片顎にかかわらず，咬頭嵌合位の咬合採得材料としては適切ではない(図8～11)．

1　パラフィンワックスを用いたバイトレコードの準備

パラフィンワックスを約４cm 幅でカットする

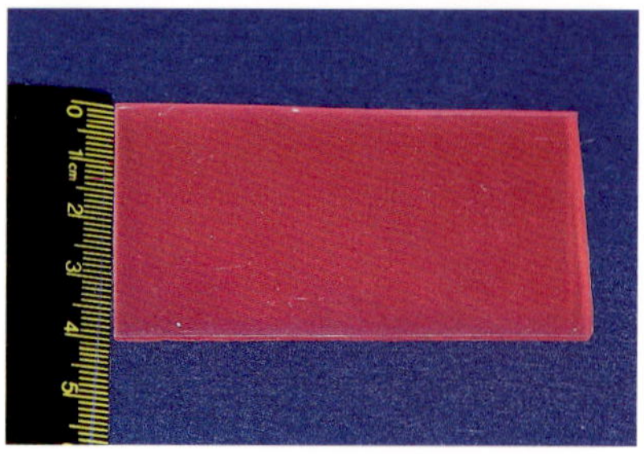

図１　全顎模型では犬歯から第二大臼歯部をカバーすれば十分である．約４cm 幅でパラフィンワックスをカットする．

両端を火炎で軟化させ，圧痕を印記する

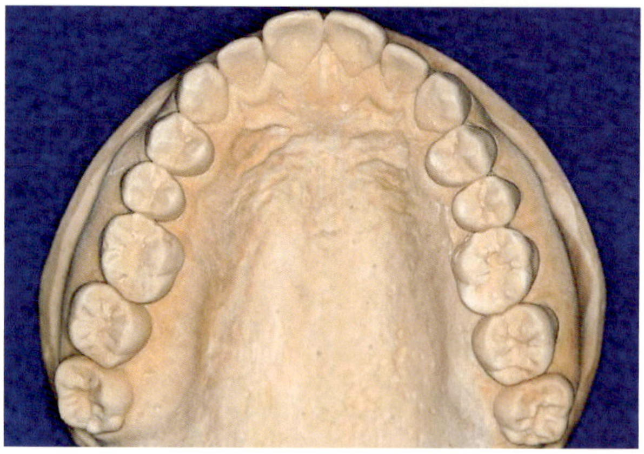

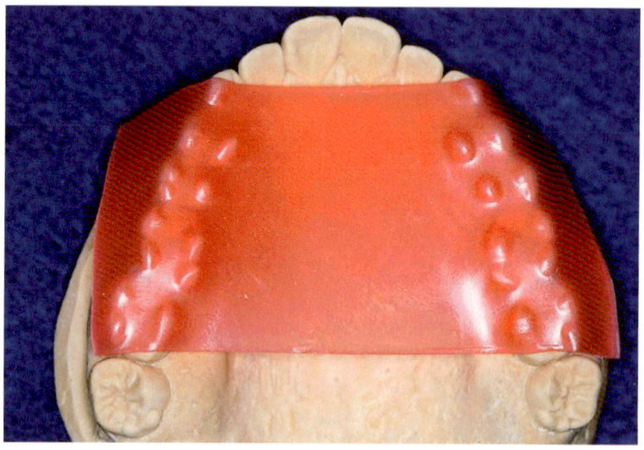

図２a, b　バイトレコードの両端を火炎で軟化して，上顎模型の歯列に圧接して咬合面の圧痕を印記しておく．　a|b

余剰部分のトリミングを行う

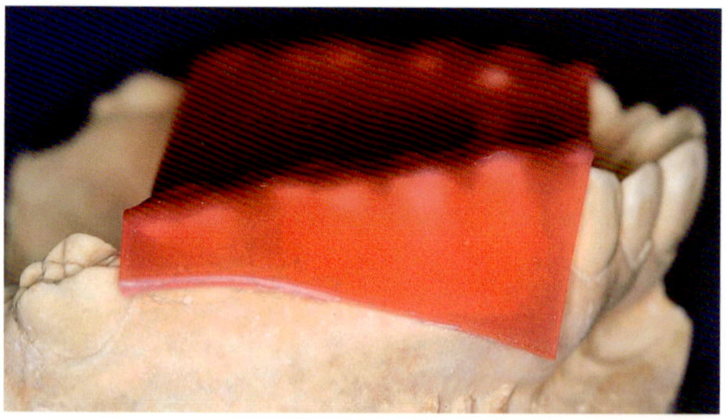

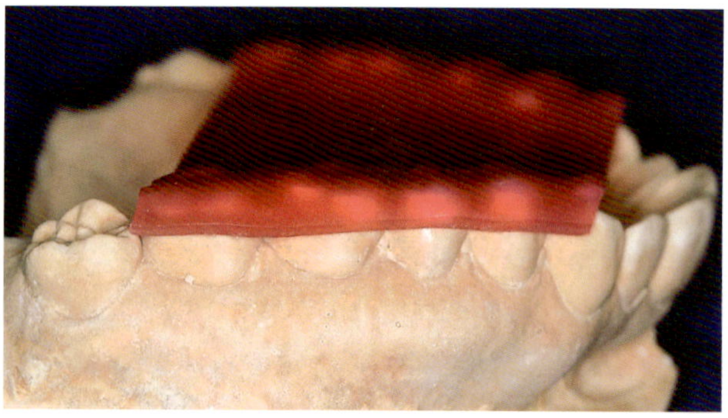

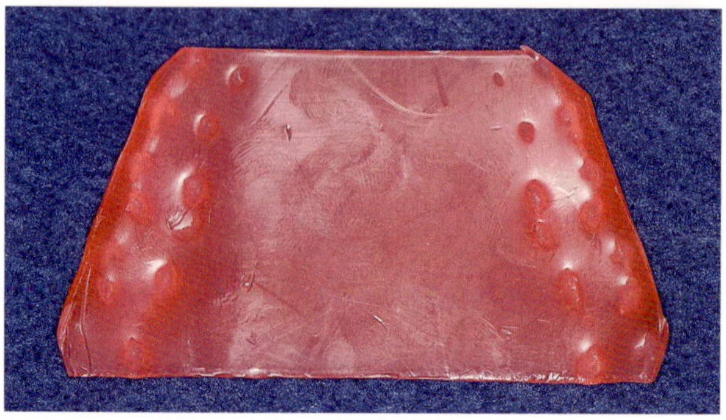

a|b
c

図３a, b　圧接したバイトレコードの余剰部分を，歯冠中央部分までを覆う程度に鋭利な刃物で切断する．
図３c　準備が終了したパラフィンワックスのバイトレコード．台形を呈し，上顎歯列の圧痕が確認できる．

2) ワックスバイトレコードによる咬頭嵌合位の咬合採得

ワックスバイトレコードを上顎歯列にしっかりと圧接する

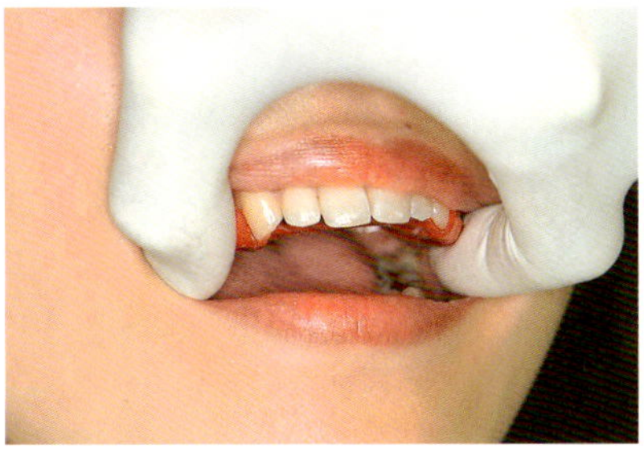

図4　バイトレコードの両端を火炎で軟化して，上顎歯列にしっかりと圧接する．この際，あらかじめ印記した咬合面の圧痕がガイドとなり，理想的な位置づけが容易に行える．バイトレコードの保持は，左手を逆手にして親指と人差し指で歯冠頬側部に折り返したワックス部分を保持する．

ワックスの軟化が十分なうちに咬頭嵌合位で咬交させる

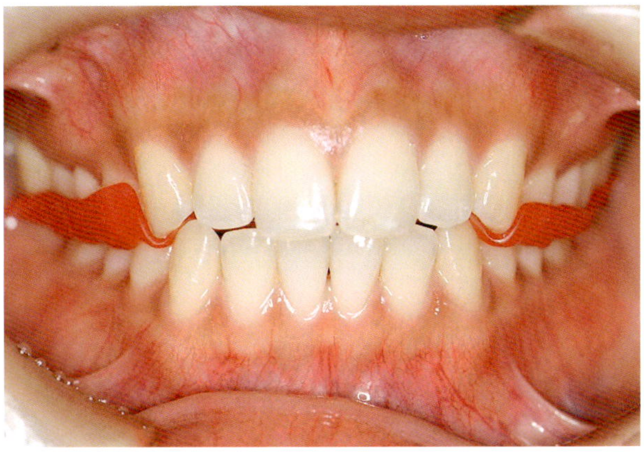

図5　ワックスの軟化が十分なうちに，咬頭嵌合位で咬交させる．咬合面部分の流動性が不足すると顎が偏位するので注意が必要である．

3) ワックスバイトレコードの注意点と精度の向上法

咬合面に一層ワックスが残った不適切なワックスバイトレコード

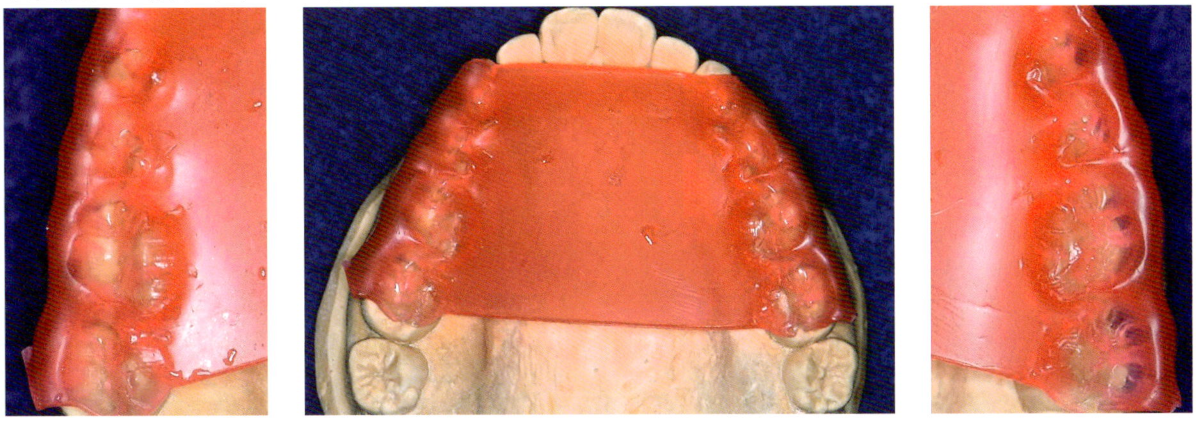

図6 a〜c　咬頭嵌合位は上下歯列の相対する咬頭と窩が最大面積で緊密接触嵌合している状態である．しかし，実際に咬合採得を行うと，咬合採得材料が一層薄膜状に咬合面を覆うことが多い．これはワックスに限ったことではなく，この状態で付着を行うと模型と口腔内の咬合接触状態が異なることは一目瞭然である．　a｜b｜c

完全に記録されたワックスバイトレコード

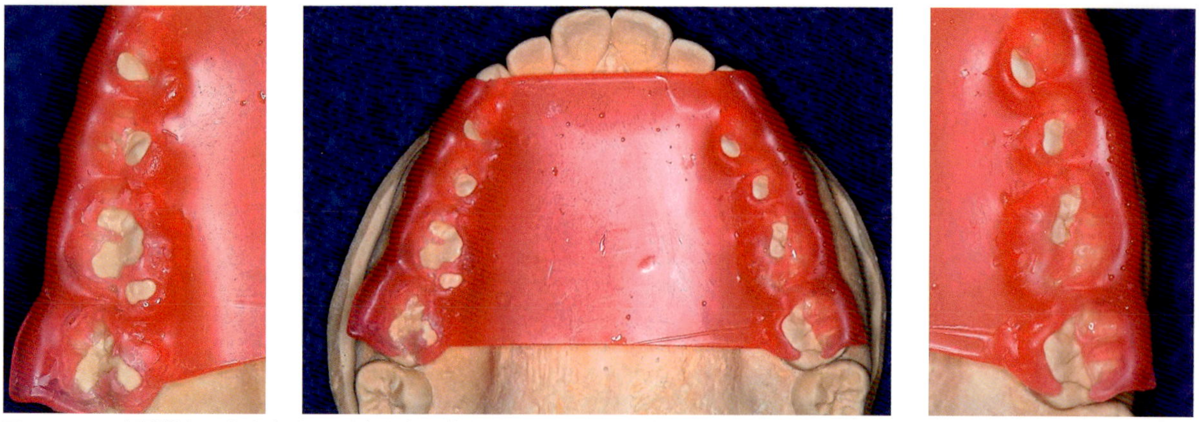

図7a〜c　咬頭嵌合の印記部分を再度火炎で軟化して，図4と同様の手順で咬頭嵌合を記録する．薄膜状のワックスをていねいに鋭利な刃物で除去して，数回この操作を繰り返す．最終的に口腔内での咬頭嵌合部分のワックスは完全に除去されて穴が開く．この状態ではじめて模型と口腔内の咬合接触状態が一致する（注：とくに片顎模型における咬合採得では，この方法を用いないと付着時の誤差が大きくなる）．

a|b|c

【POINT】一般的に咬頭嵌合位の咬合採得にはワックスもしくはシリコーンラバー系咬合採得材を用いる．また，咬頭嵌合の発現が明確で確実な場合には咬合採得を行わないことも多い．

4) シリコーンラバー系咬合採得材料による咬頭嵌合位の咬合採得

シリコーンバイトレコードの硬化中は術者が顎位を保持する

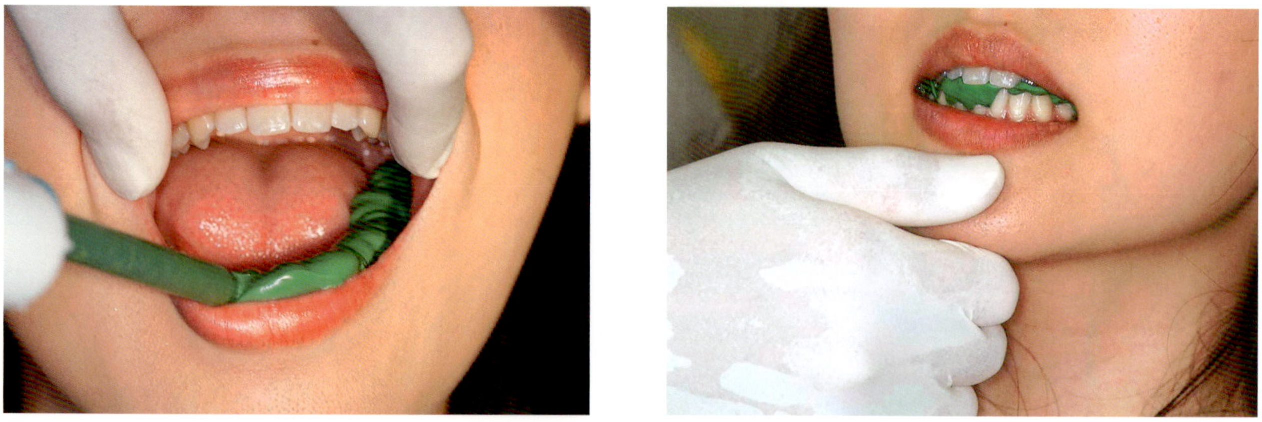

図8a, b　シリコーンバイトレコードはチェアサイドでの使用が簡便である．咬合面に注入した後(a)に，完全硬化までの間，堅固に顎位を保持する．患者に咬頭嵌合位で咬交させた際に，術者がチンガイダンスの要領で顎位を保持するのが好ましい(b)．

a|b

5) シリコーンバイトレコードの注意点と精度の向上法

シリコーンバイトレコードを模型に戻すことの困難さ

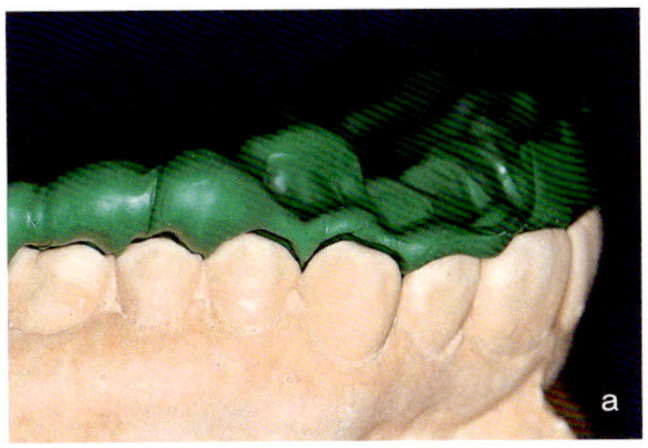

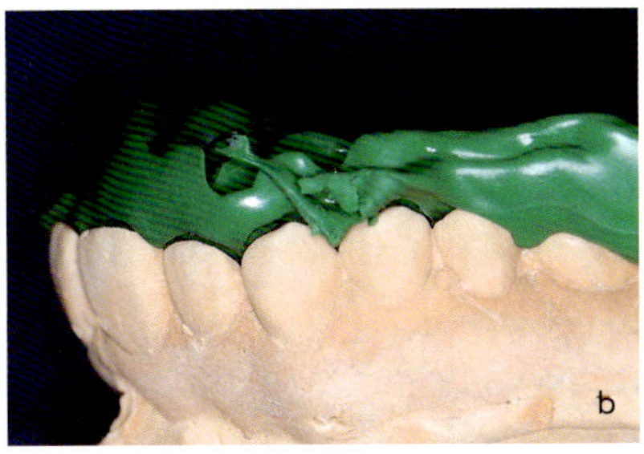

図9a〜c　口腔内から取り出したシリコーンバイトレコードを模型に戻そうとすると，絶対といってよいほど不適合を生じる．これは生体と模型との誤差や軟組織の接触などが原因である．また，咬合面にはワックスバイトレコードよりも顕著に薄膜状のシリコーンが残り，模型上での咬頭嵌合を阻害する．

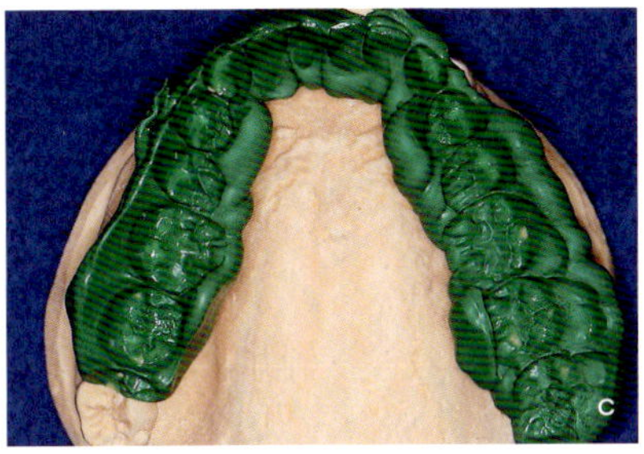

シリコーンバイトレコードにはていねいなトリミングが必要

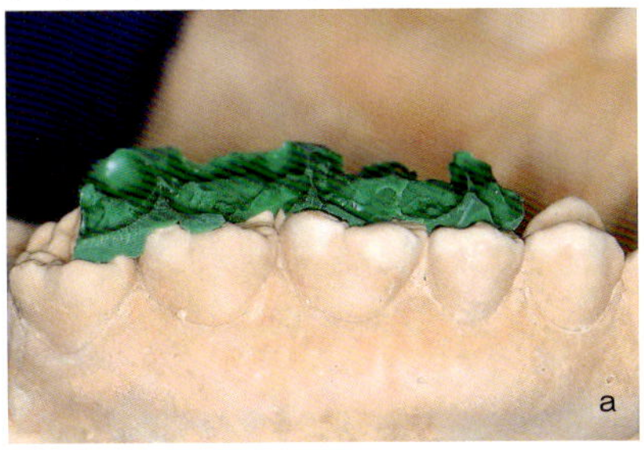

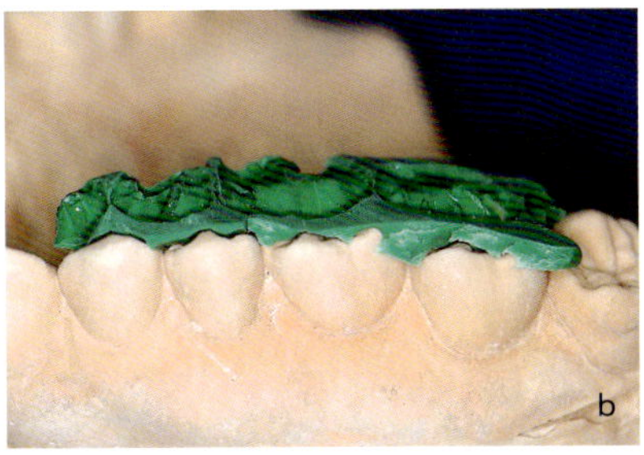

図10a〜c　鋭利な刃物もしくはカーバイドバーでていねいにトリミングを行い，歯間部やアンダーカットを除去する．

しかし，バイトレコードの歯冠部への適合が改善しても咬合面の薄膜状部分を完全に除去することは困難であり，最終的にバラバラにちぎれてしまうことが多い．

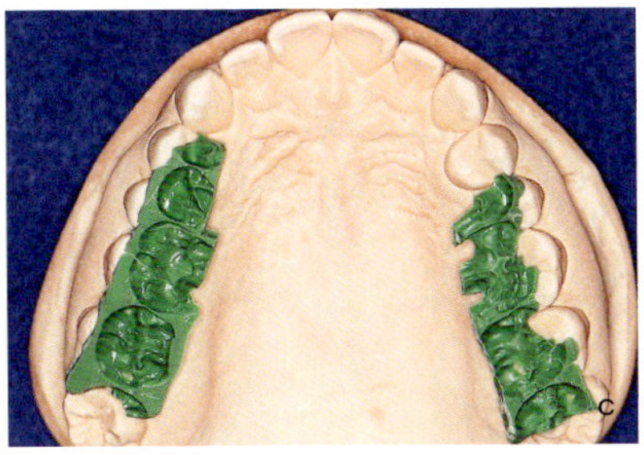

シリコーンバイトレコードの活用は実際には困難？

図11　実際の技工現場では，咬頭嵌合位で採得されたシリコーンバイトレコードが使用されないことが多い．これはシリコーンバイトレコードが模型に適合しにくく，かつ適切にトリミングする煩雑さによる．

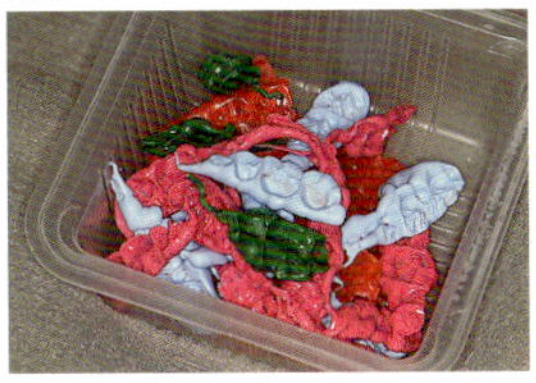

6　咬頭嵌合位における模型付着の実際

下顎模型を上顎模型に対して咬頭嵌合位で付着することは基本的技工作業であり，それ自身難易度が高いわけではない(図12〜16)．しかし，実際には多くのエラー要素を含み，つねに高い精度で口腔内の状態が咬合器に再現されているわけではないのが現状である．

なお，口腔内での咬頭嵌合位と模型上での差異が生じる原因としては，

①模型の精度
②咬合面の気泡・石膏カスの付着
③バイトレコードの不備
④付着用石膏の硬化膨張

などが考えられる．また，全顎歯列(フルアーチ)模型の場合は比較的咬頭嵌合が明確であり，中途半端にバイトレコードを介在させることで付着時にエラーが生じることがある．

1)　バイトレコードを介在させない状態での咬頭嵌合位の確認

臼歯部咬合面に垂直な力がかかるように模型を把持する

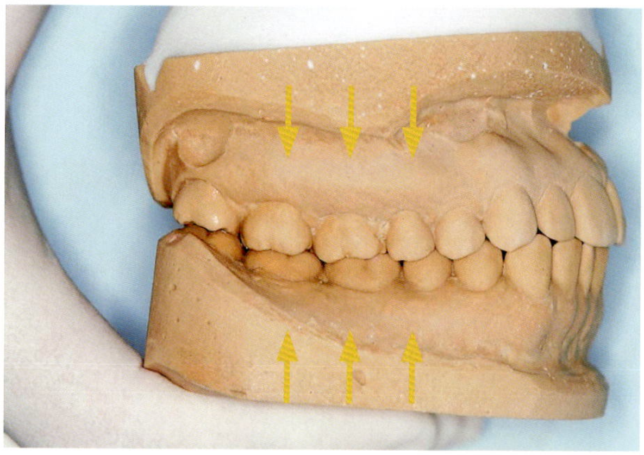

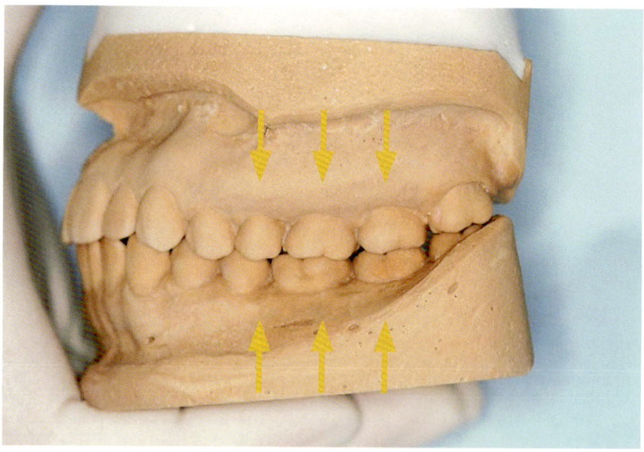

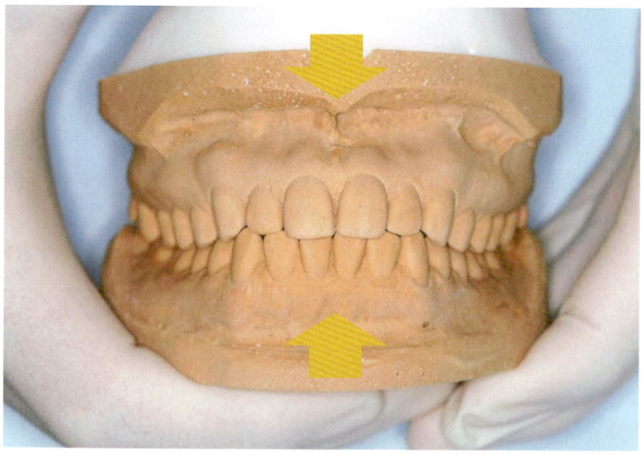

a | b
c

図12a〜c　咬合面の気泡や汚れをきれいに取り除いた模型を咬頭嵌合させ，上下模型の基底面を両手の親指と人差し指・中指で挟むように保持する．模型の重心から臼歯部咬合面(嵌合部)に垂直圧が均等にかかるように，指の位置と力を調整し，模型にズレが生じないように注意する．

2) バイトレコードを介在させた状態での咬頭嵌合位の確認

バイトレコードの咬合面への適合が重要

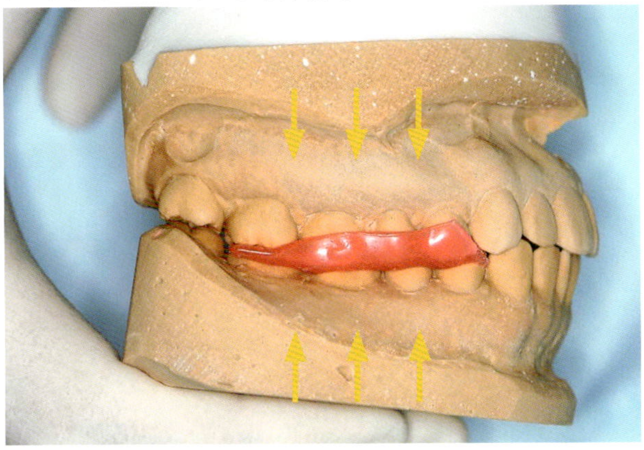

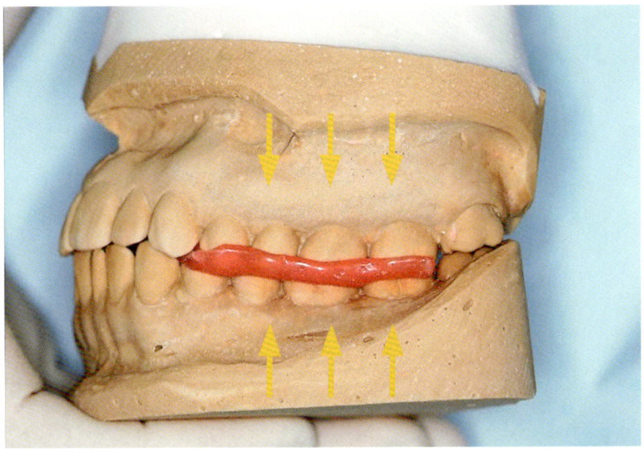

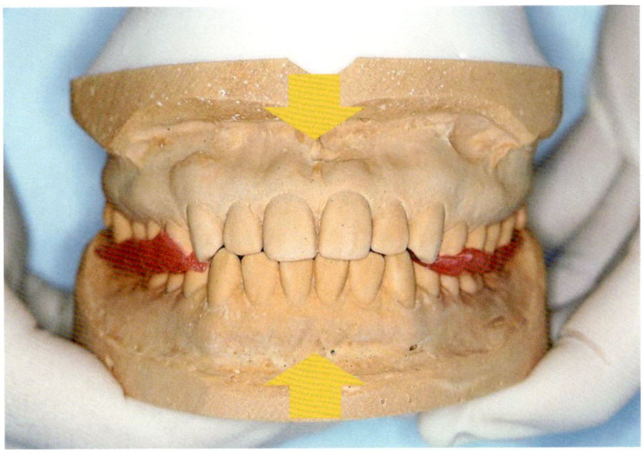

a|b
c

図13a〜c　ワックスバイトレコードを咬合面に確実に適合させた後に，上下模型の基底面を両手の親指と人差し指・中指で挟むように保持する．力の方向などは図12とまったく同様である．

3) 咬頭嵌合位における模型の固定

左右４ヵ所ずつで強固に固定する

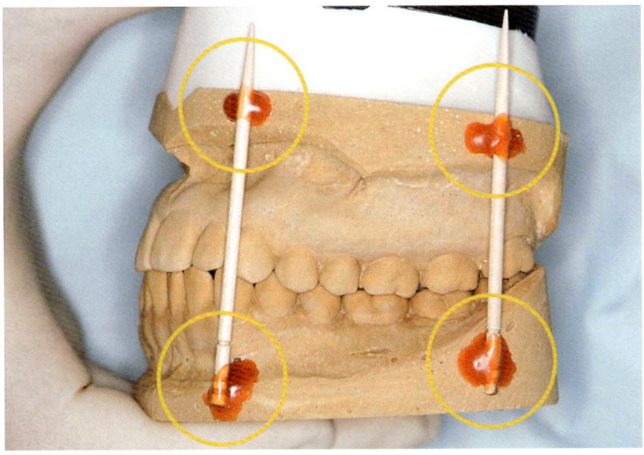

図14　バイトレコードの有無にかかわらず，スティッキーワックスと楊枝などで模型を固定する方法は教科書にも記載されている[6]．コツは上下の模型が完全に固定されるまで，しっかりと咬頭嵌合位で保持しておくことである．

また，模型表面が湿潤状態であるとスティッキーワックスが外れやすいので注意を要する．左右の模型側面の４ヵ所を強固に固定することが望ましい．

4) 手指による模型の固定・咬合器付着を行う場合

咬頭嵌合や中心位が明確な場合には手指で固定したままの付着も可能

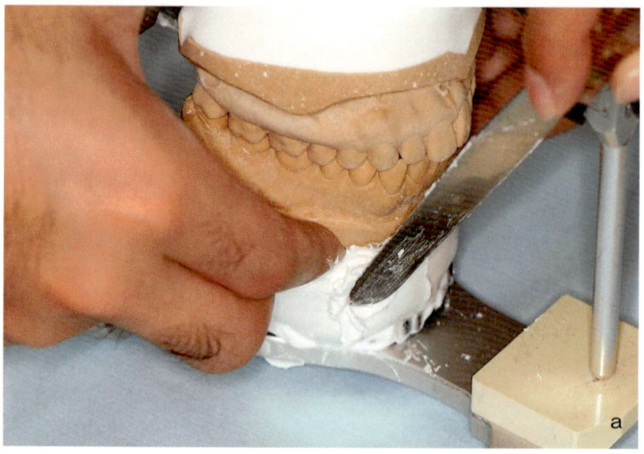

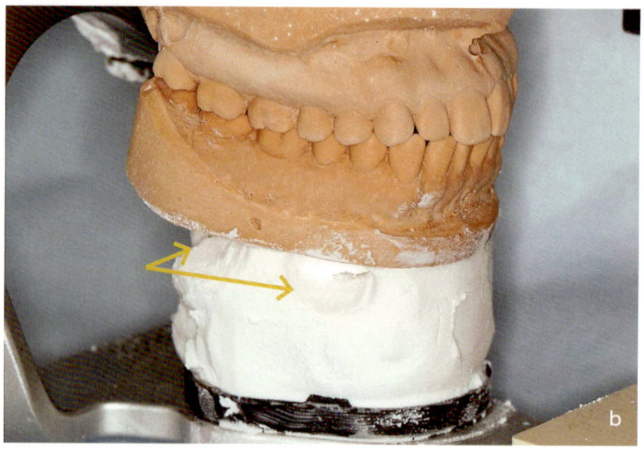

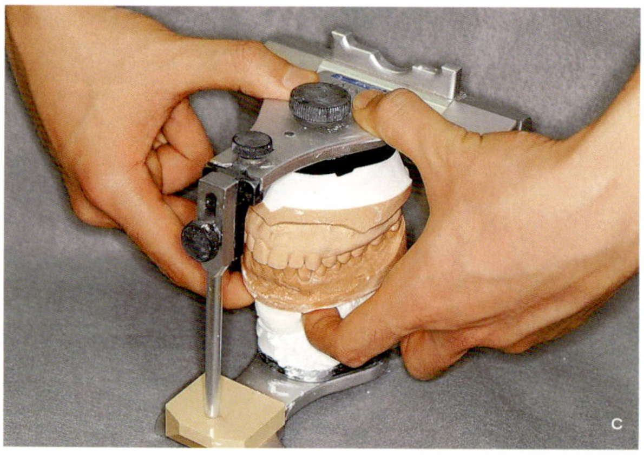

図15a〜c **図12**に示した状況のまま下顎模型を咬合器に付着する方法もある．これは従来，ナソロジー系の技工手技として中心位における咬合器付着法として広く行われたものである[7]．咬頭嵌合が明確な場合や中心位顎間記録を介在させた場合，手指による固定は上下模型に均等に垂直方向の力を加え，咬交状態を安定させるのに有効である．**c**にその状況を示す(別症例)．術者が手指により上下模型を固定したまま，介補者が石膏付着を行う．術者は付着用石膏が完全に硬化するまで手指で固定するために，一次石膏には術者の指の跡が残る(余談であるが，ナソロジー全盛時代には指の跡が残らない付着は信頼性が低いとされたこともある)．現在では咬頭嵌合の付着には，本法よりも**図14**で示した固定方法が一般的であるかもしれない．

5) 咬頭嵌合位における咬合器付着の完了

咬頭嵌合位における咬合器付着が完了した状態

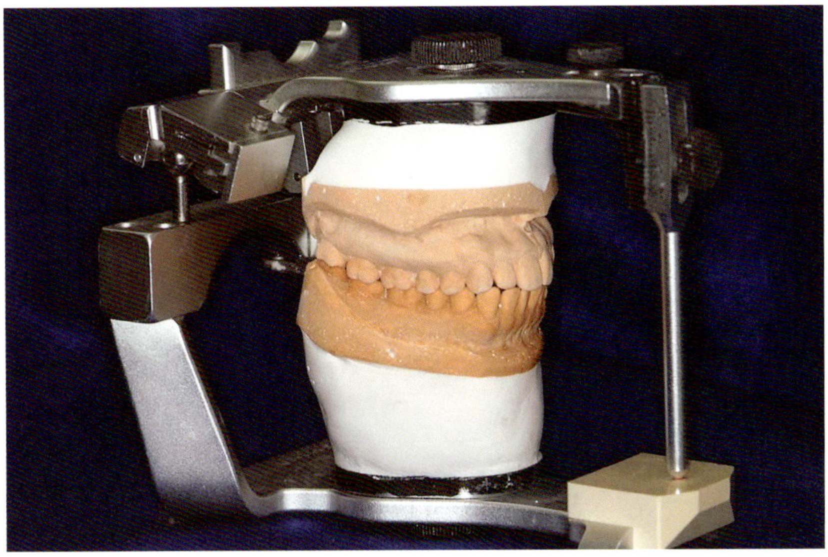

図16　Denar Mark II 咬合器に対して咬頭嵌合位での咬合器付着を完了した状態.

Summary

本章のまとめ

これまで，上下顎の概形印象採得にはじまり，フェイスボウ・トランスファー，上下模型の咬合器付着までを7章にわたり解説してきた．実際の日常臨床では（模型製作や咬合器付着等の技工操作は除いたとしても）この7章分の内容は30分程度の診療時間ですべて行わなくてはならない．スタディモデル（研究用模型）を咬合器に付着することは，補綴学的診査のスタートラインに立っただけのことである．

咬合状態を含めた模型検査は，問診や視診・触診，エックス線学的検査での情報との相乗効果により，包括的な治療計画に発展させることができる．正確な概形印象による精度の高い模型，生体と可及的に近似した状態での咬合器付着は，歯冠補綴（修復）における「基本中の基本」である．また，日ごろ意識せずに行っている咬頭嵌合位の咬合採得について，①本当に合目的であるのか，②付着精度の向上に有意義であるのか，③咬合採得材料の特性と適応症，を再度考え直す必要があるのではないだろうか．

CHAPTER 8

模型検査(診査)

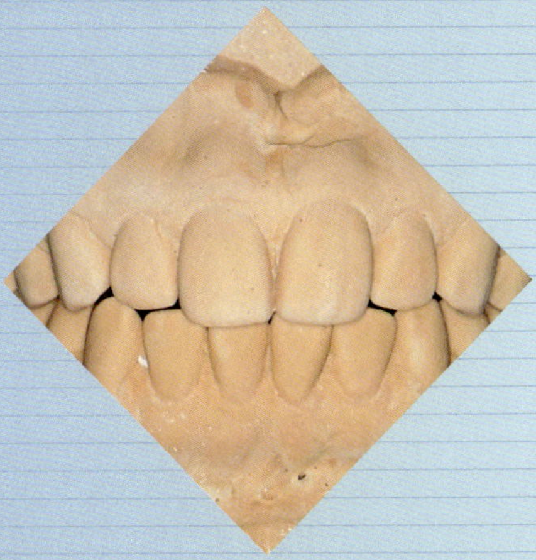

本章で学べるポイント

咬合器付着した模型に関する……

①模型検査の手順

②模型検査と咬合分析の違い

1 模型検査(診査)を行う際の心構え

本章では，通常の歯冠補綴で用いられる咬頭嵌合位で付着したスタディモデルに対して，治療計画も含めてどのような点に注意して検査を行うべきか考えてみたい(「検査」と「診査」の用語については本ページ下部参照).

歯冠補綴では要治療部位や欠損の有無，部位および欠損歯数によって治療方針や材料，咬合などに対する配慮が異なるが，模型検査の第一段階ではエックス線画像とともに現在の口腔内の状態を一元化して捉えることが重要である.

また，観察に先立ち，患者の主訴や希望を中心とした問題点を抽出しておくことを忘れてはならない．模型検査にそれらの事項を反映させて，補綴的(包括的)な解決方法を模索していくことが重要である．その後，現症に付随する処置の必要性の有無を検討し，第一次治療計画を立案する．この際，口腔環境の大きな改築項目(たとえば全顎歯列矯正や顎矯正など)からリストアップを図り，包括的な治療の流れの予想をこの時点である程度立てる.

2 咬合器に付着した模型の検査≠咬合分析

ところで，一般的に模型検査と咬合分析の両者の違いは十分に理解されているとはいいがたく，単にスタディモデルを咬合器に付着することが咬合分析であると思われている節もある．しかし，咬合分析の本来の定義は「咬合により引き起こされる顎口腔系の機能異常の有無やその程度，そして咬合状態や機能的状況を，咬合器に必要に応じた顎位で正確に付着した模型を用いて検査すること」である[1]．咬合分析が必要な症状あるいは症例を以下に示す.

①咬合由来の顎関節症(初期の相反性クリック程度)
②高度咬耗・摩耗による顎位変化(低位咬合)
③不正咬合および2歯以上にわたる位置(咬合)異常
④捻転歯，転移歯，傾斜歯(歯周疾患によらない場合)
⑤多数歯にわたる補綴治療によって咬合回復を必要とする場合

現在の咬頭嵌合位で支障がなく(病的な変化が認められない)，かつ少数歯の修復治療の場合には本来の意味での咬合分析は必要ない．現段階では以下のようにご理解いただきたい．「咬合器に付着した模型の検査 ≠ 咬合分析」.

3 模型検査の実際

模型検査の第一段階ではエックス線画像とともに現在の口腔内の状態を一元化して捉えることが重要である．第1章にも記載したが，模型検査から客観的に観察できる項目を以下に示す(図1～9).

①個々の歯の状態(形態，位置，咬耗・摩耗)
②歯列(アーチの状態，スピーの湾曲，ディスクレパンシー)
③咬合状態(咬合接触，咬合様式，被蓋関係)
④欠損状態(欠損歯数，部位，間隙，対合歯の挺出)

たしかに，個々の歯や歯列形態等の形態学的な情報は咬合器に付着しなくても観察することは可能である．しかし，咬合器に付着して，より生体に近似した咬合状態を把握することで，形態学的な情報は数倍も有意義なものになる.

【POINT】『診察・検査』と『診査』という用語について

2003年以前に補綴学の基礎教育を受けた歯科医師は，初診時の医療面接や全身・口腔内外の状態の把握を『診査』として教育を受けた．しかし，現在の大学教育においてこの語は『診察』および『検査』と改められている[8]．例を挙げるならば，「全身的診査→全身的診察」「局所的診査→局所的診察」「口腔診査→口腔検査」「歯髄診査→歯髄検査」といった具合である．そこで本書では，現在用いられている教育用語との整合性を鑑みて，『模型診査』ではなく『模型検査』という用語を使用した.

1) 模型の準備

検査を行う模型

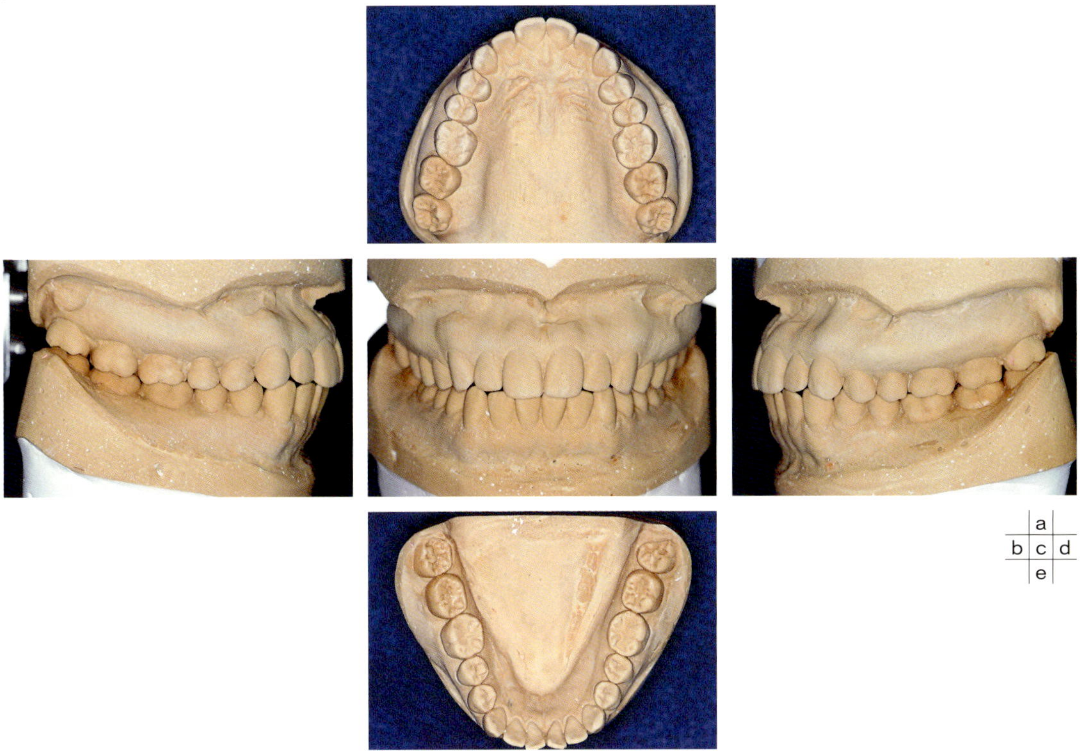

図１a～e　本章で提示する模型は，本書の第１～７章を通じて製作・使用したものである．また，図６～９に示す口腔内写真およびパノラマエックス線写真は，模型と同一の患者を撮影したものである．本症例は理想的な歯列および咬合状態を呈するため，参考例として適切であると判断した．診察・診断，治療計画の立案にあたり，患者の口腔内からの情報がもっとも確実であるが，チェアサイド以外でこれを行うためには①咬合器に付着した模型，②全顎的なエックス線写真，③口腔内写真，が揃っていることが望ましい．とくに①は，顎位および偏心運動経路が実際の口腔内と可及的に一致しなくてはならない．

2) 正面観からの検査

前歯部修復においてとくに求められる３つのポイント

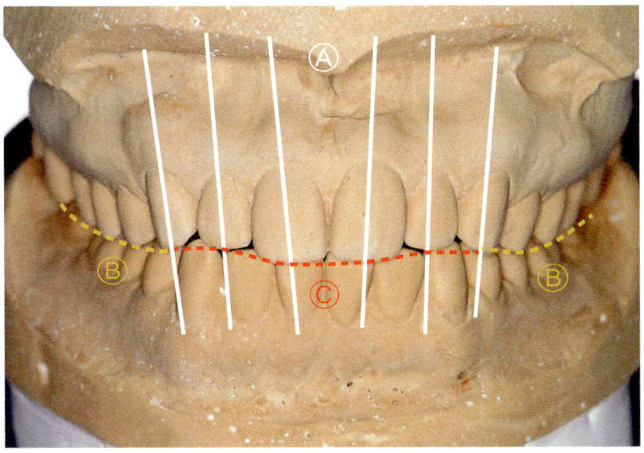

図２　とくに前歯部の修復を考える場合には，Ⓐそれぞれの歯種と歯軸，均一性，Ⓑ上顎臼歯部の歯列の調和，被蓋関係，Ⓒ前歯部切縁の長さと調和，被蓋関係，の３点を検査する．

3) 側方からの検査

臼歯部から前歯部までを総合的に評価する

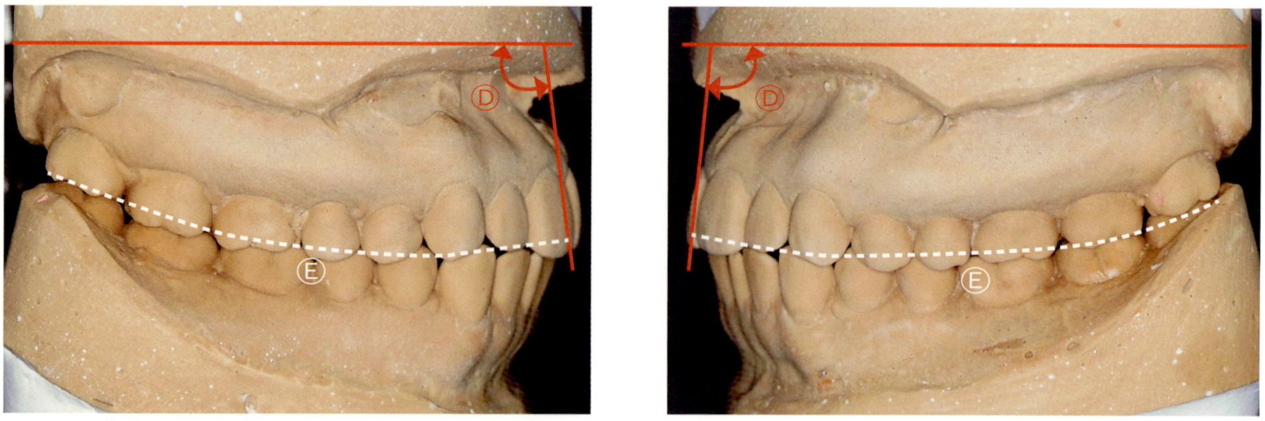

図 3 a, b　側方からは臼歯部から前歯部を総合的に評価する．そのうえで，Ⓓ基準平面に対する前歯部の傾斜状態（Ⅰ級の咬合関係では FH 平面に対して上顎中切歯は垂直に近い），Ⓔ：咬合平面の乱れ・統一性，スピーの湾曲，の 2 点を重視する．　a|b

4) 咬合面からの検査

上下顎歯列弓の状態を観察する

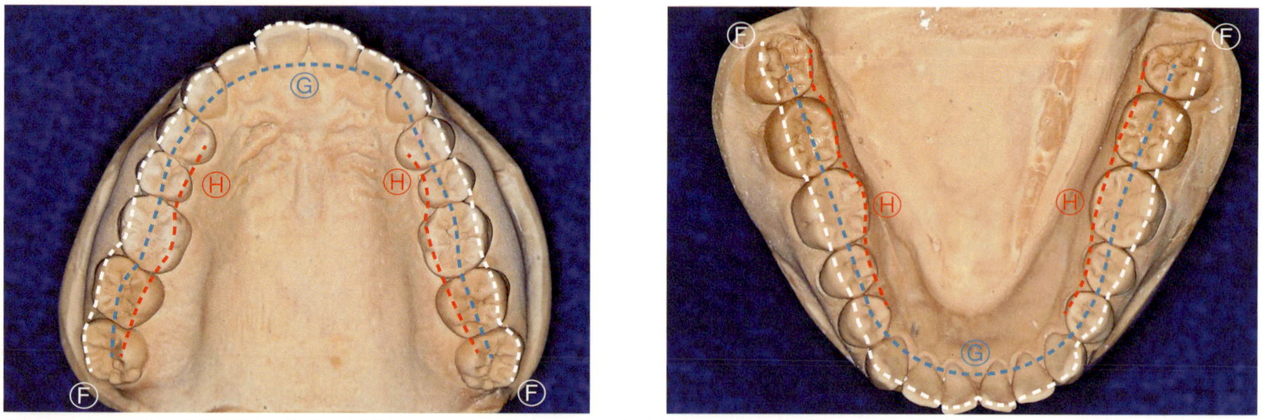

図 4 a, b　まず上下歯列弓の状態を観察する．それぞれの歯の萌出状態，捻転・傾斜，近遠心・頬舌側的位置関係，接触点の状態を確認し，もし欠損がある場合には，部位，長さ，隣在歯の状況なども確認する．Ⓕは上下頬側の咬頭頂および前歯部切縁を結んだライン，Ⓖは中心窩ならびに前歯部基底結節を結んだライン，Ⓗは上下舌側の咬頭頂を結んだラインである．　a|b

咬耗やファセットを観察する

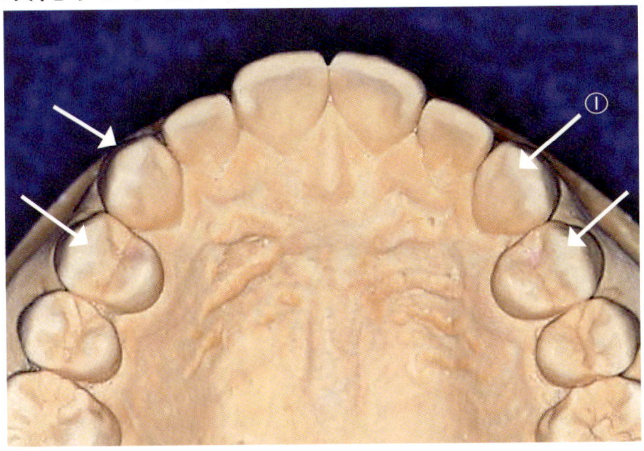

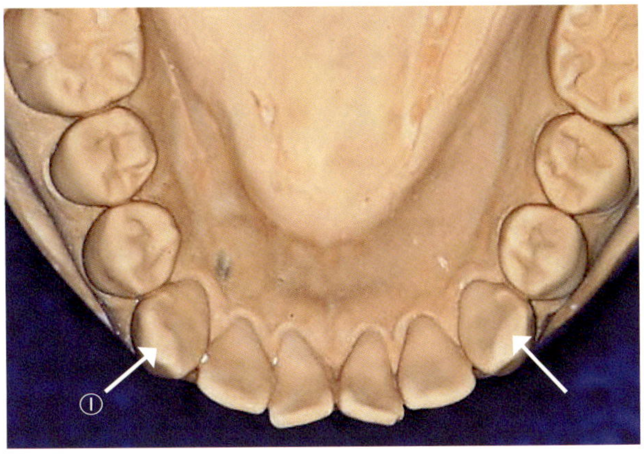

図5 a, b　歯列弓の状態とともに，咬耗，摩耗の状態や異常なファセットなど，機能(悪習癖)的な要因も観察する．具体的には，①に示すような咬耗・摩耗，異常咬耗をさす．
a｜b

5) 口腔内写真・エックス線写真との比較・検討

口腔内写真(正面観)との比較・検討

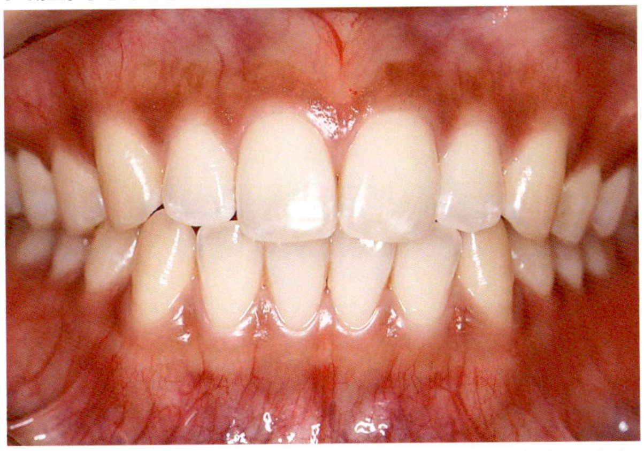
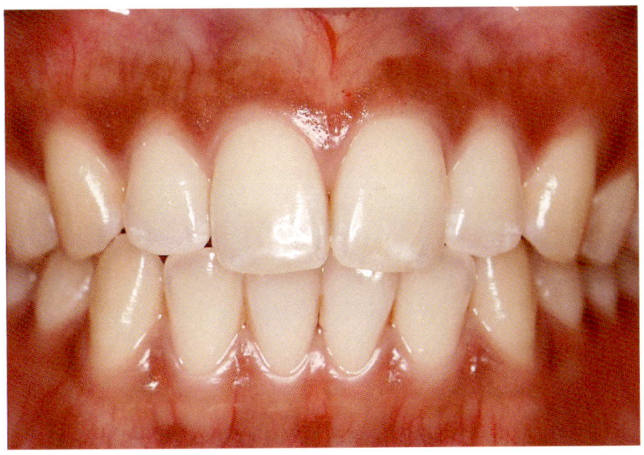

図6 a, b　図2～5に記載した内容は，もちろん患者口腔内(写真)でも検査する．また，模型では評価できない歯肉の状態や質，歯および歯周組織の色調など，基本的な情報をチェック(記録)しなくてはならない．
a｜b

パノラマエックス線写真との比較・検討

図7　包括的な診察・検査，治療計画には全顎のエックス線学的な画像情報が不可欠である．主訴や口腔内の状況(症例)にあわせて，フルマウスデンタルエックス線写真かパノラマエックス線写真を選択する．歯冠補綴(修復)におけるエックス線学検査では，①歯に関する項目(歯冠・歯根形態，う蝕，根管治療，歯冠／歯根長比，既存補綴・修復装置の状況)，②歯周組織に関する項目(歯槽骨の状態，根分岐部の状態，歯冠／歯根長比)，③欠損および顎堤の状況，を把握する(第9章の表2参照)．

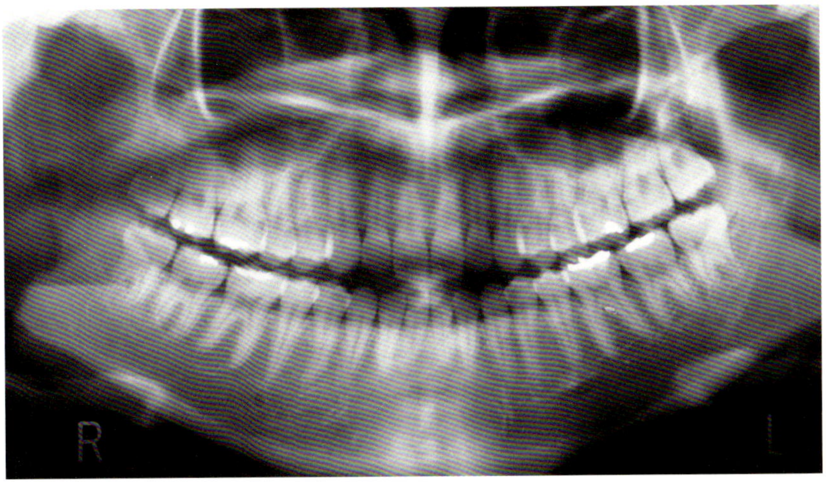

口腔内写真(前方・側方運動時)との比較・検討

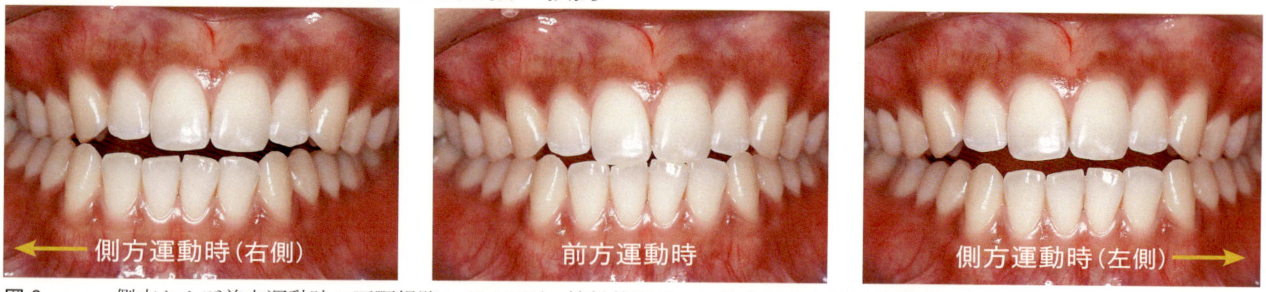

図8a～c　側方および前方運動時の下顎経路やガイド面の接触状況が，口腔内と咬合器付着模型で完全に一致することはまれである．しかし，模型の精度が高く，フェイスボウを用いて正しい顎位で付着した模型ならばある程度の再現性を有する．実際の口腔内での運動経路を，咬合器上のそれと比較・確認することが重要である．a, c の左右側側方運動初期には犬歯によるガイドから始まり，ついで小臼歯群でのグループファンクションに移行する．そしてｂの前方運動時には上下顎中切歯がガイドする．　a|b|c

口腔内写真(咬合面観)との比較・検討

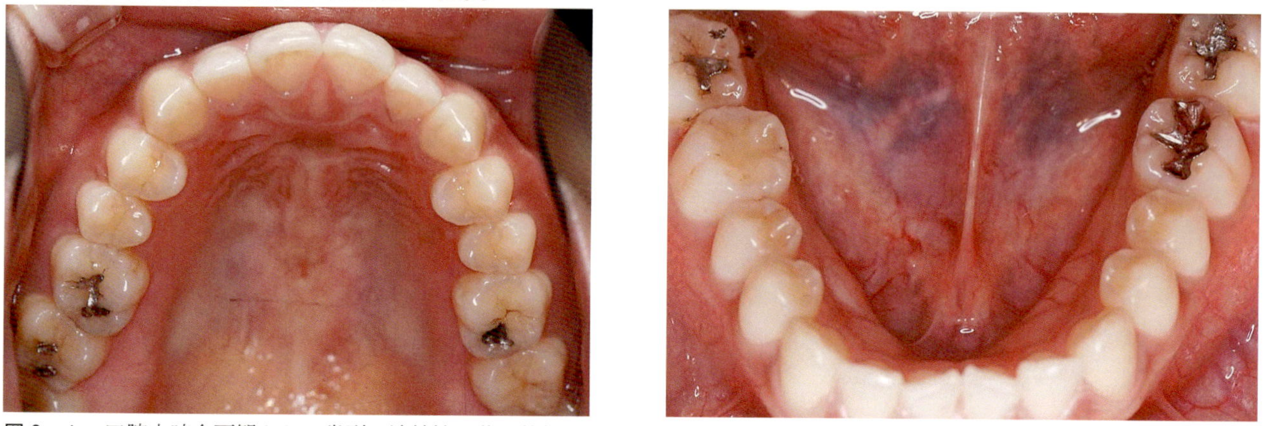

図9a, b　口腔内咬合面観からは歯列の連続性や萌出状態など，歯冠の解剖学的状態を観察することはもとより(図4参照)，咬耗，摩耗の状態(偏心運動の影響も含む．図5参照)や修復装置の辺縁適合性なども十分に観察しなくてはならない．　a|b

Summary

本章のまとめ

補綴学的にもっとも重要視しなくてはならないことは，口腔内と咬合器上に再現された上下歯列模型との相対的(静的および動的)な「精度」である．完全な一致はみないまでも，可及的に相似していることが模型検査には求められる．

本書では第１章から，そのために不可欠な基本的なステップについて記述してきた．もちろん模型情報以外にも歯および歯周組織の状態，色調などの必要かつ十分な情報(視診・触診・口腔内写真・エックス線画像など)を加味して的確な検査が可能となる．

CHAPTER 9

治療計画

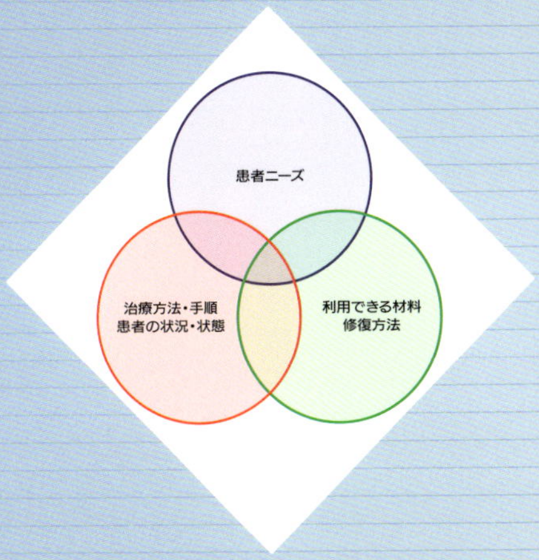

1 治療計画を立案することの意義

2 歯冠補綴における治療計画に必要な要素

本章で学べるポイント

治療計画に関する……
①治療計画の意義
②治療計画立案のための要素

1 治療計画を立案することの意義

治療計画の立案は，「患者の歯列を最適な機能と審美性を有する健康状態に回復するための治療の各段階を，一つの理論的な流れとして系統立てて計画すること」である[9]．すべての歯科治療において治療計画は基本であり，とくに難易度が高く包括的な治療になるほど，検査・診断に基づいた綿密で整合性のある治療計画が要求される．また，治療計画なくしてインフォームドコンセントもありえず，合目的な検査・診断と治療計画の立案に多くの時間が費されることもまれではない．一般的に包括的な歯科治療においてはさまざまなステージが複雑に関与するため，効率よく治療を進めるには的確な診断と綿密な治療計画が不可欠である．それらを時間軸と病態によって大別すると以下のようになる(図1，2，表1)．

①エマージェンシーフェーズ
- 応急処置

②イニシャルフェーズ
- 初期治療と初期検査による一次的治療計画
- 病的組織や炎症組織の改善
- 歯列や咬合状態の改善(口腔内環境の整備)

③セカンダリーフェーズ
- 二次的診査と最終治療計画
- 最終ステージにおける治療の実践

④メインテナンスフェーズ
- メインテナンス・リコール

症例によって必要なフェーズや治療内容は異なるが，とくに段階的治療が必要な場合には治療の優先順位を認識することが重要である．一般的にはイニシャルフェーズにおける治療計画をバックボーンとし，治療結果の再評価により最終的に整合性のある治療計画を立案しなくてはならない．また，治療計画立案時には治療に用いる補綴装置の①予知性(Predictablility)，②永続性(Longevity)，③清掃性(Cleanzability)も考慮しなくてはならない．

2 歯冠補綴における治療計画に必要な要素

歯冠補綴(インプラント治療なども含む)は，治療対象歯(部位)も含めて全顎的な口腔内環境の整備に基づいた包括的咬合機能治療として捉えることができる．歯冠補綴における治療のゴールは，歯の実質欠損(喪失)により失われた機能の回復が第一である．治療計画の構築因子を表2～4に示す．

1) 歯科治療(計画)の流れと，そこに介在する要素を知る

診査・診断および治療計画フェーズ

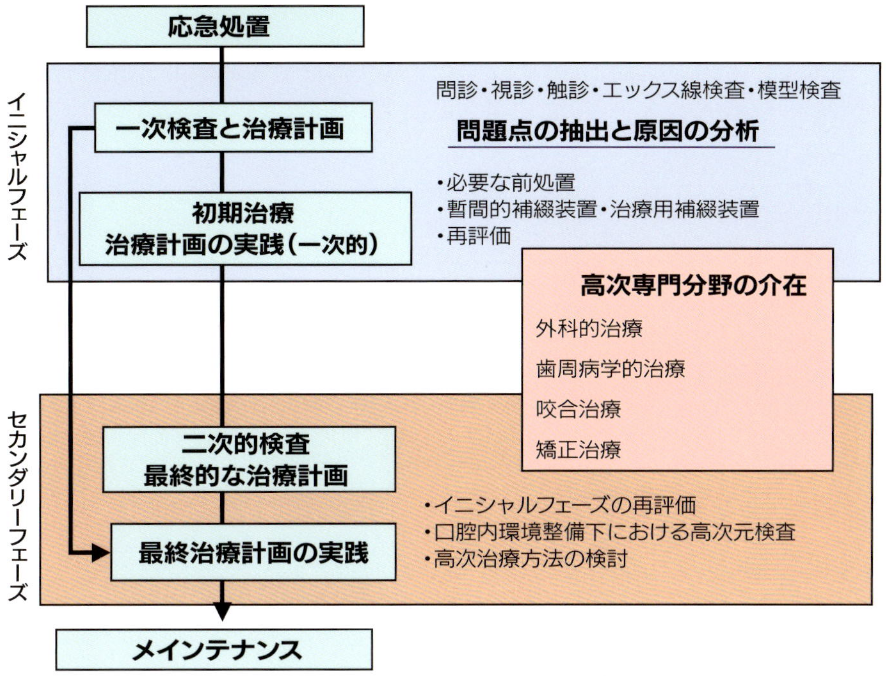

図1　治療計画立案以前に，各種応急処置や歯周病学的な初期治療，暫間もしくは治療用補綴装置による咬合回復などが必要な場合がある．

治療方針の決定に関する要素

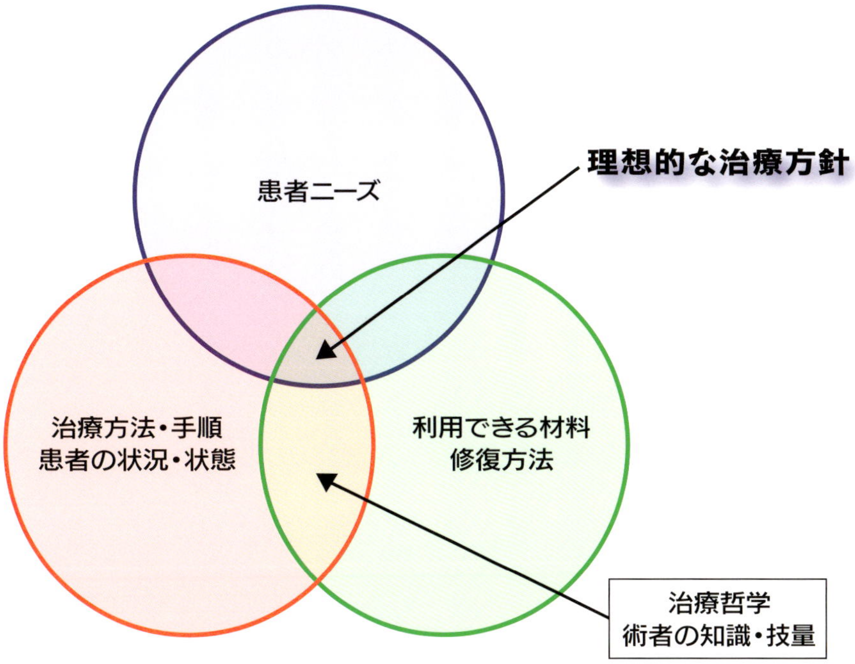

図2　理想的な治療方針の決定には，①患者のニーズ，②疾患に対して応用可能な治療方法や材料，③実施可能な治療方法の術式や手順，を総合的に判断しなくてはならない．

2) 歯冠補綴治療の計画に必要な検査・診断項目を知る

歯冠補綴治療の計画に必要な4つの項目

項目	検査内容，詳細・注意点など	目的および備考
①問診	1．主訴，現病歴，現症 2．歯科的および医科的既往歴，患者の希望	・基本的に一般的歯科治療に準ずる ・全身的な禁忌症のチェックと臨床検査の必要性の検討 ・歯科治療の必要性をチェックする ・患者の心理状態を含めて，一次的スクリーニングを行う
②口腔内検査	1．視診 2．触診	
③補綴学的検査	1．顎関節症の検査 2．咬合検査 3．咬合器上における模型検査 4．診断用ワックスアップ	・歯列や咬合状態を咬合器上で検査することで，現在の補綴的問題点を抽出する ・診断用ワックスアップを行うことで最終的な補綴装置のイメージを明確にし，歯周・外科的要素を含む包括的治療計画の一助とする ・インフォームドコンセントの一助とする
④画像検査	1．二次元画像検査(パノラマ，デンタル，セファロなどの各種エックス線写真)	・とくに初診時など初期段階における歯および顎骨の状態を検査 ・治療経過追跡におけるベースライン(初診時)として不可欠
	2．三次元画像検査(各種CTの応用)	・通常の歯冠修復には必要がない ・インプラント治療の際には不可欠 ・二次元画像の組み合わせにより，立体的な顎骨形状および内部構造の把握が可能

表1　歯冠補綴治療の計画に必要な4つの項目を示す．

3) 治療計画の構成要素を知る

歯冠修復・欠損補綴の治療計画のために必要な５つの構成要素

構成要素		目的および備考
①患者のニーズと現在の状況把握	1．現在の病態や状況の把握と改善	・患者の主訴を中心にした，いわゆる現症の客観的な把握 ・疾患の誘発因子の特定とその排除（プラークコントロール，咬合管理など）
	2．将来の疾病予測とその予防	・患者の病歴評価と一般的な罹患率との比較による将来予測（リスク予想） ・合目的な治療法の選択，モチベーションとの関連
	3．機能障害の状態と回復	・咀嚼・発音障害に対する状態の把握 ・機能回復のための必要条件の抽出
	4．審美的な要件	・顔貌・歯の形態，色調，歯列の状態など，さまざまな審美的な要求の抽出
②歯および歯列の状態	1．口腔内での観察 2．咬合器付着したスタディモデル 3．運動様相を加味した観察	・個々の歯の状態（形態，位置，咬耗・摩耗） ・歯列（アーチの状態，スピーの湾曲，ディスクレパンシー） ・咬合状態（咬合接触，咬合様式，被蓋関係） ・欠損状態（欠損歯数，部位，間隙，対合歯の挺出）
③歯周病学的な検査・診断／エックス線学的検査・診断	1．通常の歯周病検査	・歯冠補綴においては，歯周ポケットの状態，角化歯肉の厚みと幅，動揺，根分岐部の状態，などが重要
	1．フルマウスエックス線写真 2．オルソパントモエックス線写真	・歯冠・歯根形態，う蝕，根管治療，歯槽骨の状態，歯冠／歯根長比
④使用可能な材料・術式	（表３，４に記載）	（表３，４に記載）
⑤治療の順序	1．急性症状に対する処置（審美的な問題も含む）	・本格的な治療に先立ち，さまざまな不快症状や疼痛の消退・緩和を行う⇒歯の破折，歯髄および歯周疾患に関連する急性炎症，顎関節症状，審美障害など
	2．歯周およびう蝕に対する初期治療	・口腔内を包括した全顎的な歯周疾患の治療と管理，う蝕処置を先行させる
	3．必要に応じて外科，矯正治療など	・最終的な治療計画にもとづき，抜歯や矯正治療などによる歯列形態の調整を先行させる場合もある
	4．最終的な治療	・単独歯修復から全顎にわたる包括治療まで ・合目的かつ整合性のとれた治療が必須

表２　歯冠修復・欠損補綴の治療計画に必要な５つの構成要素を示す．

4) 歯冠修復・欠損補綴における治療法および装置の選択法を知る

歯冠修復に用いられる治療法および装置

	修復・補綴装置の種類	ブリッジ支台装置	目的および備考
①内側性修復	・コンポジットレジン充填	×	・う蝕の部位と程度，審美性，ＭＩ，咬合への不関与などが必須条件
	・メタルインレー ・コンポジットレジンインレー ・セラミックインレー	×	・材料の選択基準⇒修復歯種，う蝕の状態，残存歯質量，咬頭被覆の有無，咬合関係，対合歯の材質，審美性
②部分被覆冠	・ラミネートベニア	×	・基本的には前歯部生活歯に適用（残存歯質が多い場合には失活歯にも応用可能） ・変色歯や形態不良歯の改善
	・ピンレッジ（切歯），3/4冠（犬歯），4/5冠（小臼歯），7/8冠（大臼歯）	○	・基本的に生活歯に適用する金属鋳造物（歯種特異性あり） ・ピンレッジは最近ほとんど使用されない ・審美性を考慮した修復装置 ・支台歯形成，暫間補綴装置の製作が困難であり，臨床応用頻度が低下している
	・プロキシマル・ハーフクラウン（大臼歯）	○	・適応症例は傾斜歯の支台装置（金属鋳造物） ・基本的には下顎大臼歯への適応が一般的
	・アンレー	○	・インレーとの適応症例の鑑別が重要⇒う蝕の状態，咬頭を被覆，咬合・強度への配慮 ・セラミックアンレー⇒審美的配慮，力学的な設計が重要，削除量は多い
③全部被覆冠	・全部鋳造冠	○	・精度の高い咬合接触点の回復が可能 ・強度的には有利であるが審美的改善は望めない
	・前装鋳造冠 a）陶材焼付鋳造冠 b）高フィラー型コンポジットレジン前装冠	○	・ジャケットクラウン（メタルフリークラウン）との使い分け ・陶材焼付鋳造冠 vs 高フィラー型コンポジットレジン前装冠⇒それぞれの材料学的特徴を理解した上で選択すべき ・陶材 vs コンポジットレジン⇒対合歯に対する耐摩耗性，強度，色調安定性（着色），光沢低下，研磨性，易修理性など
	・ジャケット冠 a）高フィラー型コンポジットレジン b）オールセラミッククラウン	△	・教科書的には単独歯に使用（強度的問題） ・セラミック vs コンポジットレジン⇒対合歯に対する耐摩耗性，強度，色調安定性（着色），光沢低下，研磨性，易修理性など ・ジルコニアコーピング（CAD/CAM）の使用により，ブリッジへの応用が可能

表3　歯冠修復に用いられる治療法および装置を示す．図2や表2を実践するためには，これらの治療法・装置の中から適切なものを選択することが必要である．

欠損補綴に用いられる治療法および装置

	種類	目的および備考
① ブリッジ	・形態による分類⇒固定性，可動性，可撤性ブリッジ ・接着性ブリッジ ・材料による分類⇒金属ブリッジ，セラミックブリッジ(含むジルコニアブリッジ)，線維強化型コンポジットレジンブリッジ	・欠損間隙(歯数)と支台歯数 ・支台歯の実質欠損，骨植，歯周病の状態 ・欠損部の状態(歯槽骨，歯肉，形態) ・対合歯の挺出，咬合平面，残存歯の傾斜 ・支台装置の種類，ポンティックの形態 ・咬合力，使用材料の強度
② インプラント	・インプラントクラウン，連続冠，ブリッジ	・インプラントは欠損補綴の一手法である ・包括的かつ高度な治療計画が必要 ・炎症(プラークコントロール)と力(咬合)のコントロールが重要

表4　欠損補綴に用いられる治療法および装置を示す．注意点は**表3**と同様である．

Summary

本章のまとめ

本章の冒頭で述べたように，治療計画とは「患者の歯列を最適な機能と審美性を有する健康状態に回復するための治療の各段階を，ひとつの理論的な流れとして系統立てて計画すること」である．合目的かつ合理的な治療計画の立案にあたってとくに注意したいことは，①治療の最終目標を明確にし，②抽出した問題を吟味し，③効率がよく一貫性をもった実現可能な治療手順を提案し，④予算も含めて患者の同意(インフォームドコンセント)を得る，ことである．

また，補綴治療に限らず，すべての医療行為においては基本的な手技がもっとも重要であり，①患者本位の治療哲学，②エビデンスに基づいた治療概念，③丁寧で確実な補綴(治療)手技，の3つが融合してはじめて高品質の補綴治療が実現する．そして，その実現のためには，①治療基礎力(知識・技術)を養い，②自己の実力を客観的に評価し，③患者の利益を最優先した医療体制をとること，が不可欠である．

CHAPTER 10

支台歯形成の原則

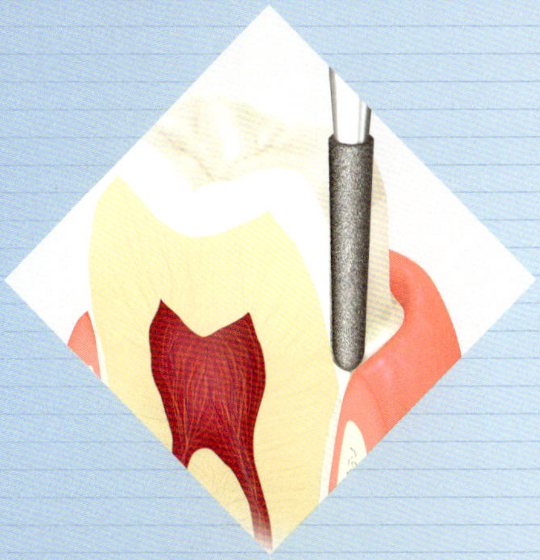

本章で学べるポイント

支台歯形成に関する……
①基本的な事項
②支台歯形成の原則（とくに生物学的な要件）

1　支台歯形成の定義

支台歯形成とは，患歯(対象歯)を各種歯冠補綴(修復)装置に適応した形態に，回転切削器具により切削・形成することである．

そして一般的に，インレーなどの内側性修復装置に対する「窩洞形成」に対し，「支台歯形成」は外側性補綴(修復)装置を対象とする．支台歯形成の目的は，適合性・強度・色調などの諸条件を満足し得る補綴装置の製作にあたり，必要かつ十分な歯質削除量とフィニッシュラインの連続性を有する理想的形態の支台歯を形成することである．

実際の支台歯(歯冠)形成および，それに基づいた歯冠補綴装置の基本原則としては，

①生物学的要件

②機械的要件

③審美的要件

の３点を満足しなくてはならない(図１)．

本章では総論として，おもに生物学的な要件について解説を加える．機械的要件と審美的要件に関しては次章以降の，さまざまな歯種・歯冠補綴装置における支台歯形成についての項目で解説を加えていく．

支台歯形成と歯冠補綴装置の基本原則

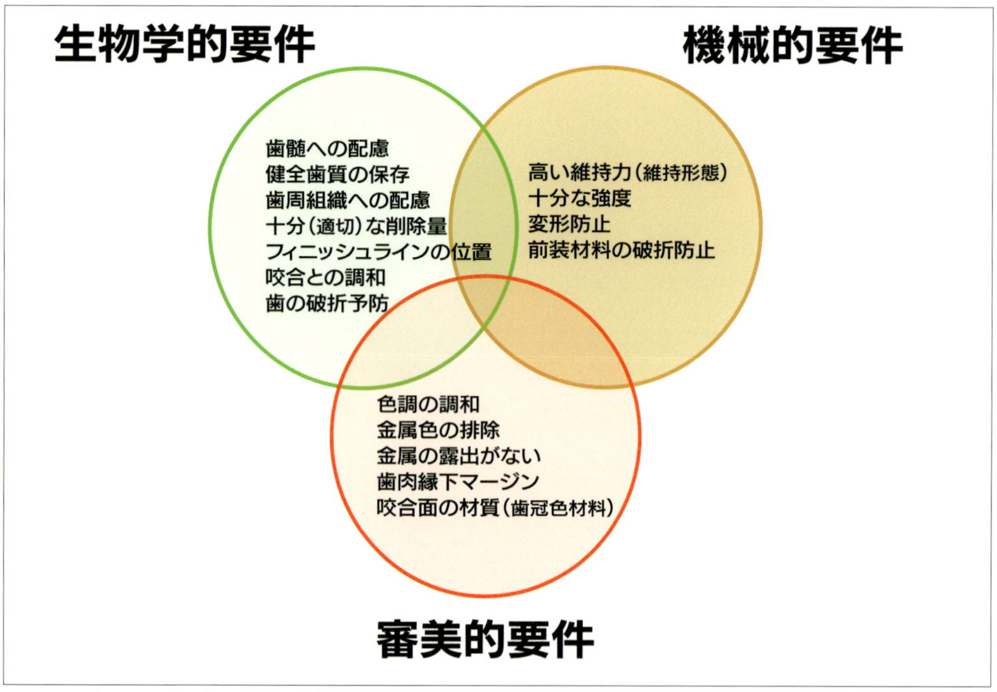

図１　理想的な歯冠補綴装置の製作と予知性向上のためには，補綴装置(クラウン)のみならず，その基礎となる支台歯形成に関する要因が密接に関係している．

両者は車の両輪のように，どちらが不十分でも高い予知性を得ることはできない．歯の基本的構造(エナメル質・象牙質・歯髄)，歯肉および歯槽骨に対する生物学的な配慮と，歯冠補綴装置に求められる機械的・審美的要素の最大公約数をもって，理想的な歯冠補綴処置ということができよう(本図は参考文献10より引用・改変)．

2 支台歯形成に関する用語の統一 ―マージンとフィニッシュライン

本章以降，支台歯形成に関する項目を述べるにあたり，用語の統一を図る必要がある．今後，支台歯形成(形態)に関する基本的な用語は参考文献11に則る(図2)．

中でもとくに注意を要するのは「マージン」と「フィニッシュライン」という用語である．一般に混同して使用されることが多いが，「マージン(Margin)」は歯冠補綴装置の辺縁部を意味し，「フィニッシュライン(Finish line)」は支台歯の形成部分と非形成部分の境界線(支台歯形成の辺縁部＝マージンと理解している人が一般的には多いと思われる)を指す[12]．現在の歯学教育では両者を厳密に区分しているため，混同しないよう注意していただきたい．

支台歯(形成)に関する用語

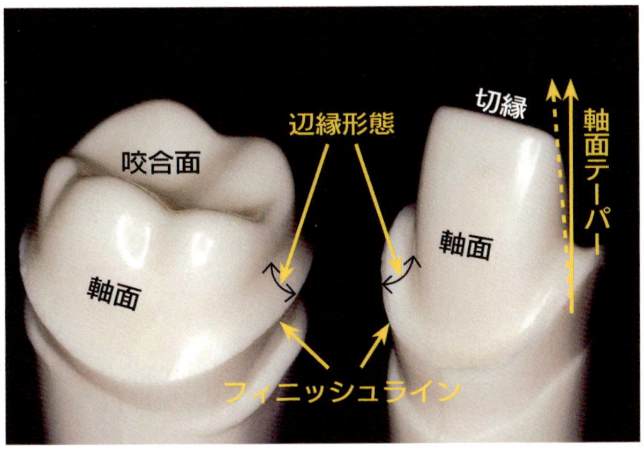

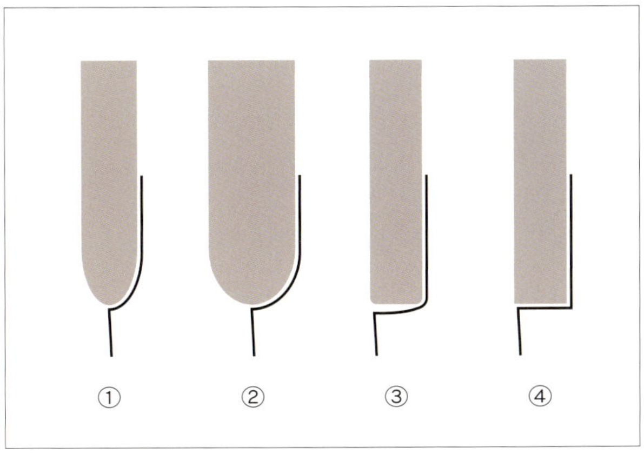

図2a, b　俗にいう「マージン」はクラウンの辺縁部分を指し，支台歯形成におけるそれは「フィニッシュライン」である(a)．辺縁形態は歯冠補綴装置の種類や材料により異なる．辺縁形態とフィニッシュラインの設定位置は支台歯形成において重要な位置を占める(支台歯形態については次章以降詳細に検討する)．軸面テーパーは近遠心側のみならず頬舌側を含む全周にわたり存在する．また，現代の歯冠補綴に主に使用されるフィニッシュライン形態(歯頸部辺縁形態)と使用するバーの基本的形態をbに示す．①がシャンファー（中太＋先端の丸いテーパー状バー使用)，②がディープシャンファー(中〔極〕太＋先端の丸いテーパー状バー使用)，③がラウンデッドショルダー(コーナーに丸みを帯びたシリンダー状のバー使用)，そして④がショルダー(シリンダー状のバー使用)である．実際の臨床では，②と③の区別がつきにくい．緩やかな斜面を有し，丸みを帯びた形態に仕上げるためには，それぞれに使用するバーを組み合わせ，それぞれのバー形態を最大限活用する．　a|b

---

【POINT】基本的なフィニッシュライン形態(歯頸部辺縁形態)

現在，大学教育では歯冠補綴に使用される基本的なフィニッシュラインの形態を，①ナイフエッジ(Knife edge)，②シャンファー(Chamfer)，③ショルダー(Shoulder)，④ベベルドショルダー(Beveled shoulder)としている．日常臨床でよく耳にする，ディープシャンファー(Deep chamfer)やラウンデッドショルダー(Rounded shoulder)はそれぞれの改良形であり，基本形態はあくまでシャンファーやショルダーである．

補綴装置に適した辺縁形態や名称は教育を受けた時期や大学によって異なるが，2009年に改定されたクラウン・ブリッジの教科書[11]では，前装冠の前装部やオールセラミック(ジャケットクラウン)冠の基本辺縁形態をディープ(ヘビー)シャンファーとしている．これはあくまで補綴学用語に統一性をもたせるためで，臨床的には補綴装置の適合性などを考慮し，スロープ・ラウンデッドショルダーが基本となる．これらをディープシャンファー(実際には区別がつきにくいため)と読み替えているものと理解してもよい．なお，全部鋳造冠の基本的辺縁形態はシャンファーであることに変わりはない．

【POINT】本書における「ショルダー」と「ディープ(ヘビー)シャンファー」の使い分け

本書では学生教育における基準を尊重し，2009年に改定された教科書[11]を参考に用語を可及的に統一した．しかし，前装冠の前装部やオールセラミック(ジャケットクラウン)冠の辺縁形態に関しては，使用したバーの種類やその使用方法などの説明に混乱をきたすために，基本辺縁形態を旧来の「ショルダー」として記載させていただく．読者諸氏におかれては，教育に際してはこれを「ディープ(ヘビー)シャンファー」と読み替えていただきたい．

3 支台歯形成に望まれる生物学的要件とは

支台歯形成においてもっとも配慮が求められる項目は，

①歯髄保護(生活歯の場合)
②健全歯質の保全
③歯周組織の健康

の３点である(**図３**)．以下，各項目について詳説していく．

支台歯形成における生物学的な要件

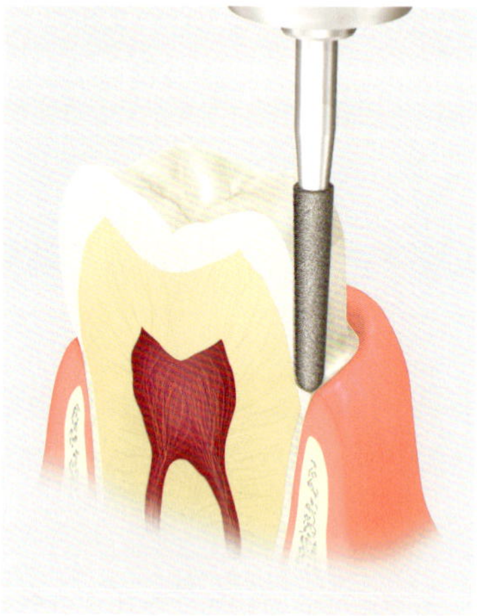

図３ 支台歯形成の際には，①歯髄保護(生活歯の場合)，②健全歯質の保全，③歯周組織の健康，を念頭に置かなくてはならない．これら３つの要素は互いに密接に関連しあっている．
とくに生活歯の場合には，歯髄保護のために歯質削除量を十分に考慮しなくてはならない．しかし，**図２**に示したように理想的な支台歯形態を与えるためには十分な歯質削除量が求められることも事実である．また，歯周組織の健康とフィニッシュラインの設定位置はもっとも神経を使うべきところである．
支台歯形成は，単に歯を削って支台形態を創造するのみならず，補綴装置と歯周組織との調和を達成することを目的とする．個々の歯周組織の状況，補綴装置の種類と審美的要求，生活歯・失活歯，などを適切に判断して，包括的に最終形態を決定しなくてはならない(本図は参考文献10より引用・改変)．

【POINT】支台歯形成に使用する回転切削器具

名称	回転数(一般的な)	用途・特徴・考慮点など
①エアタービン	35～45万回転／分	1．支台歯形態切削全般に使用 2．グロスリダクション(大まかな形態付与) 3．高速回転下における細かい作業の不確実性
②マイクロモーター	等速用：400～4,000回転／分 1／5 減速用：800～8,000回転／分 5 倍速用：1,800～18万回転／分	1．エアタービンの低速トルク不足への対応 2．バーのぶれ防止 3．歯肉縁下やベベル等の微細部分の仕上げ 4．軸面部等全体の仕上げ研磨
③電気エンジン	～数千回転／分	1．上顎前歯・犬歯などの舌側面形成 2．カーボランダムポイント・ホワイトポイントなどによる形態修正

表２ 支台歯形成に必要な３種類の回転切削器具の種類と用途について示す．

支台歯形成に使用する回転切削器具の種類

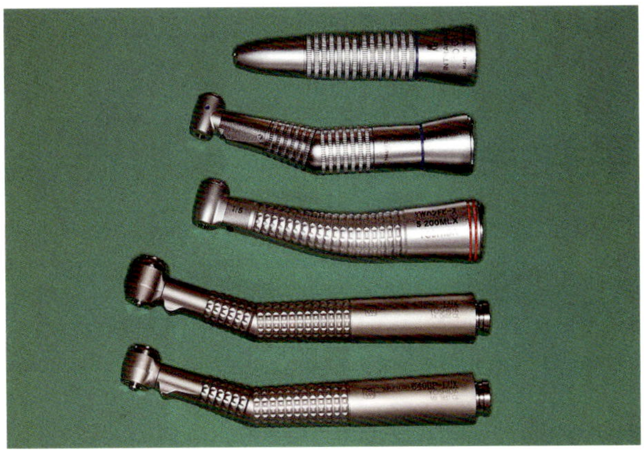

図4　上から，ストレートハンドピース，コントラアングル，5倍速マイクロモーター，ラージヘッドおよびスモールヘッドのタービン．それぞれの特徴と使用目的は表2を参照．

回転切削器具の特徴

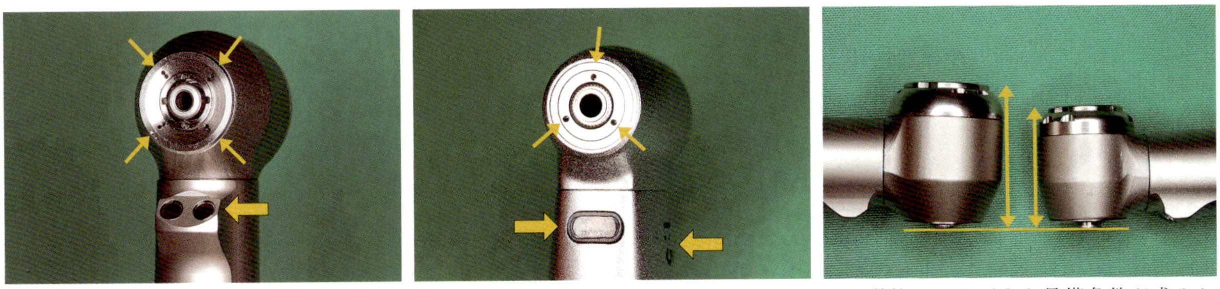

図5a〜c　支台歯形成を効率よく，かつ効果的に行うためには，生物学的および人間工学的にさまざまな具備条件が求められる．高速回転の切削器具では十分な注水冷却と，手元を照らす補助ライト，さまざまなサイズの器具のラインナップが望ましい．aのタービンヘッドには注水孔が4ヵ所あり，死角なしにダイヤモンドバーと歯に注水が行える．また，ライトがつくことで確実な作業が可能となる．また，bの5倍速マイクロモーターにおいても同様に，十分な注水機構とライトが装備されていることが望ましい．また，ヘッド側部に倍速比が刻印されている．さらにcでは，タービンヘッドの大きさについて示す．タービンヘッドの大きさやダイヤモンドバーの長さ・刃部のサイズは，患者の開口量や前歯部・臼歯部などの治療部位によって変える必要がある．　a|b|c

タービンヘッドの注水孔数と噴霧状態

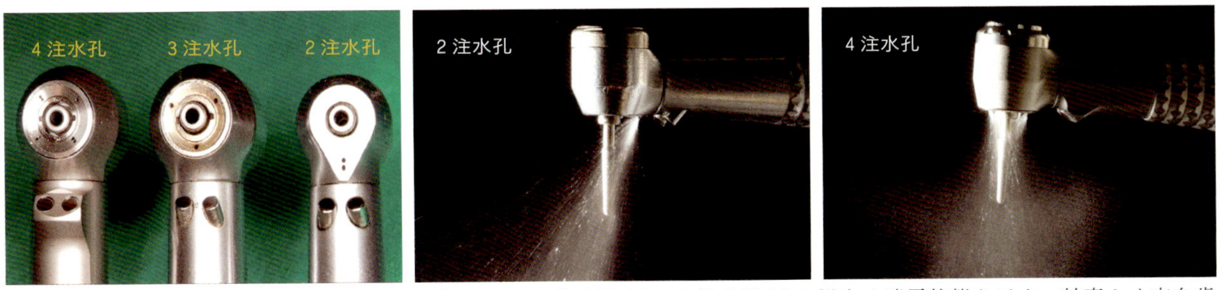

図6a〜c　各種タービンヘッドの注水孔の数(a)と，2注水孔(b)，4注水孔(c)の場合の噴霧状態を示す．効率よく支台歯を冷却すると同時に，バーの目詰まりを解消するために注水孔の数や位置にも改良がなされてきた．現在は，3ないし4注水孔のタービンヘッドが多い．bの2孔では注水量が不十分なうえ，バーに効率よく水がかからない．一方，cの4孔ではバーを中心に均一に注水が可能で，効率よくバーおよび支台歯を冷却することができる．　a|b|c

1) 歯髄保護について知る

歯髄を損傷させる因子を知り，対策を立てる

歯髄損傷の因子	要因	処置
①歯髄の大きさ，形態	1．歯種・年齢・治療歴と修復装置の種類と材料	・適切に撮影されたデンタルエックス線写真の応用
②温度の上昇	1．回転切削器具との摩擦	・十分な注水（注水量と注水孔の数，目詰まりの防止） ・適切な形態をもち，切削効率のよいバー（よく切れるバー）の使用 ・バーの目詰まり防止，清掃 ・適切な接触圧（フェザータッチ）
③う蝕の状態	1．軟化象牙質の残存 2．潜在う蝕	・染色による軟化象牙質の除去 ・覆髄，ベースなどの保護処置
④形成歯面の保護（細菌侵入とその防止）	1．仮着セメントの化学的な刺激 2．マイクロリーケージ	・適切な暫間補綴装置による形成歯面の保護 ・マイクロリーケージの防止 ・バーニッシュ薬剤による歯面保護
⑤歯質削除量	1．必要な支台歯形態（削除量）と歯髄の関係	・歯冠補綴の種類と削除量の関係を把握 ・必要に応じて便宜的な抜髄処置の検討

表1　生活歯においては，疼痛と歯質の削除量も含めて歯髄への影響を考慮しなくてはならず，適切な局所麻酔の使用が求められる．疼痛は患者に不快感や不信感を抱かせるのみならず，血圧の上昇をきたすため，十分な注意が必要である．

有髄歯の支台歯形成に関連して起こる不快症状には，①違和感，②疼痛（即時型，遅延型，その他さまざまな状況下での疼痛を含む），③知覚過敏，④咬合痛，⑤自発痛，などがある．支台歯形成による歯髄に対する侵襲が不可逆的な場合には抜髄処置などにいたる場合もあるため，十分な注意が必要である．また，露髄を含めて歯髄への重篤な影響が予想できる場合には，あらかじめ患者にその旨を伝え，便宜抜髄などを考慮する必要がある．

2) 健全歯質の保全について知る

可及的に健全歯質を保全し，適切な支台歯形態を得るためのガイドライン

1. 部分被覆冠の応用（歯質削除量が少ない）
2. 軸面テーパーを小さくする（「富士山形成」の排除）
3. 均一な軸面削除量（審美的要因との関係も考慮）
4. 咬合面削除量の均一化（逆屋根形態と主溝・隆線形態の模倣）
5. 対合・対咬関係に調和した支台歯高さ
6. フィニッシュラインの設定位置（表４）
7. フィニッシュラインの形態（次章以降に解説）

表３　歯髄の生死や残存歯質の状態によっても異なるが，基本的に健全な歯質を可及的に保護することは生物学的に重要である（図３）．術前の治療計画に基づき，適切な歯冠補綴装置の種類を選択する際のガイドラインとして，上の項目を掲げる．

支台歯形成の基本原則

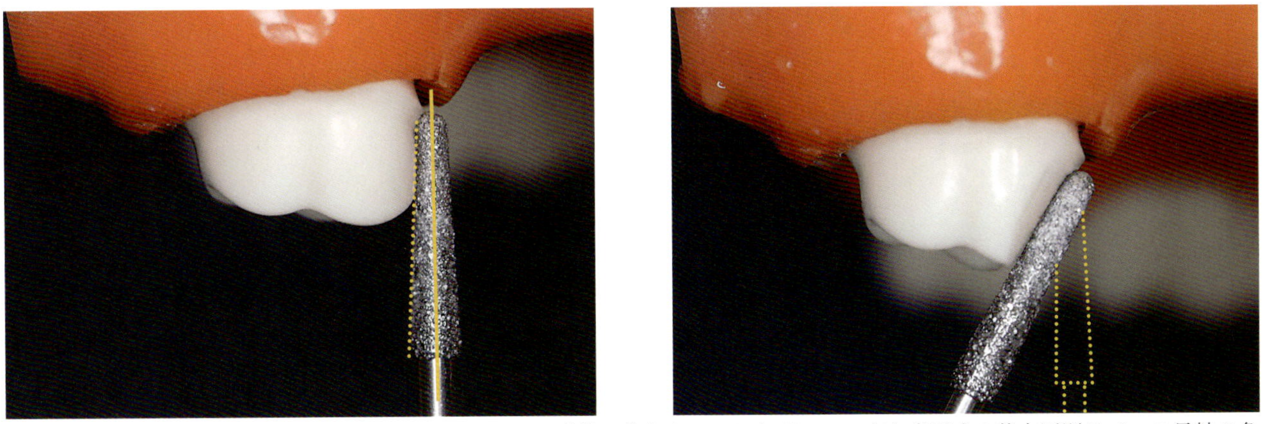

図７a, b　基本的に軸面テーパーはダイヤモンドバーの形態に依存する．したがって，支台歯形成の基本原則はバーの長軸の角度を一定に保つことである．全周にわたるスムーズなフィニッシュラインと適度な軸面テーパーの確保は，バーの移動動作の確実性に左右される（a）．なお，バーの角度が倒れすぎると，いわゆる「富士山形成」になる．これは不適切な診療姿勢によるアプローチ方向の誤り，タービンヘッドと対合歯の接触などが主な原因である（b）．
a|b

【POINT】エアタービン用切削工具の名称について

エアタービン用切削工具の教科書での記載名称は，「ダイヤモンドポイント」「タングステンカーバイドバー」「ホワイトポイント」などである[13]．しかし一般的に，「ダイヤモンドバー」とよばれることが多いため，本書ではダイヤモンドバー，もしくは単にバーと記載する．

フィニッシュラインの設定位置と，支台歯形成・歯質保全の関連

設定位置	長所	短所	適応，特徴など
①歯肉縁上	1．形成・暫間補綴装置の製作・印象採得が容易 2．補綴装置の適合性の確認が容易 3．装着後の清掃が容易	1．審美的な制限	・エナメル質上に設定されることが多い． ・歯周組織の健康に関しては，理想的な位置関係である．
②歯肉縁下	1．審美的に安定 2．二次う蝕の防止 3．知覚過敏への対応 4．軸面カントゥアの大幅修正	1．歯肉圧排が必要 2．形成・暫間補綴装置の製作・印象採得が困難 3．歯肉の状態とフィニッシュライン設定深度の決定が困難 4．歯質全体の削除が多くなる	1．歯周組織との調和が重要（歯肉のコントロール） 2．審美的な要件を満たすためには歯肉縁下の形成が必要 3．エマージェンスプロファイルに対する配慮

表4　フィニッシュラインを歯肉縁上または縁下に設定するかは，おおくの臨床的要素が複雑に関与する．単に歯周組織の状態や補綴装置の種類のみならず，補綴部位や審美的要件，口腔衛生観念・刷掃能力，唾液の性状や流出量，残存歯質の量などを十分に把握して，治療計画自体に組み込んでおく必要がある．

4　歯周組織と調和した支台歯形成を行うために

歯冠補綴と歯周組織の健康は密接に関係しており，理想的には健全な歯周組織と調和した歯冠補綴がなされるべきである．しかし，実際には程度の差はともかく，歯周疾患に罹患した状況での補綴処置を余儀なくされることも少なくない．どのような状況にあるにせよ，術前の歯周組織を診査して，生物学的な基本原則を侵さない支台歯形成を行わなくてはならない．

3）歯周組織との調和について知る

支台歯と歯周組織の調和が阻害された一例

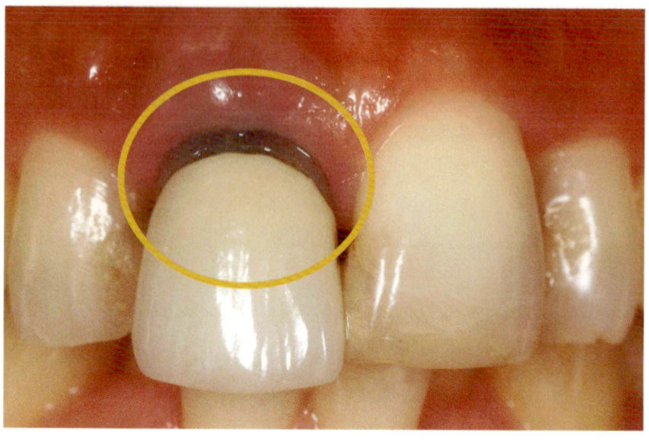

図8　本症例は，数年前に某歯科医院で陶材焼付鋳造冠を装着されたが，右側中切歯の形態不調和（歯冠形態および辺縁歯肉形態）および歯根部の露出を主訴として来院したものである．不良補綴装置を除去する前の左右の辺縁歯肉の性状と色調変化に注目．

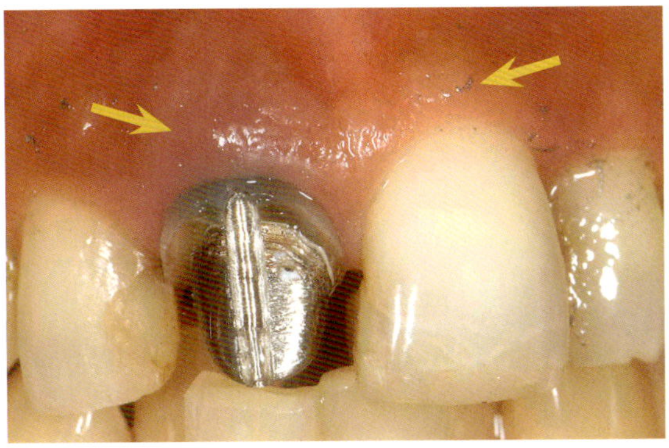

図 9　図 8 の陶材焼付鋳造冠を除去した状態．唇側フィニッシュラインとその下部歯質に黒変を認める．右側の歯肉は健側と比較してテクスチャーが異なり(図中矢印部)，慢性炎症反応を疑う．一見，広範囲な歯肉縁下カリエスにもみえる．唇側歯肉中央のみが 6 ～ 8 mm 程度のプロービングデプスを示す．

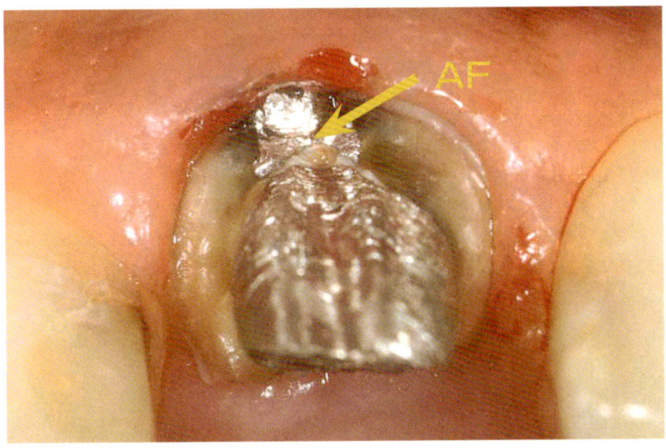

図10　さらに歯肉縁下まで形成を進めると，アマルガムによる修復の痕跡が出現した．既往歴は不明確であるが，う蝕もしくは垂直的な実質欠損(破折？)に対して深部までアマルガム充填(図中 AF 部)を行い，その上に支台歯形成を施した可能性が高い．

本症例では明らかに生物学的な原則が侵され，局所的に歯槽骨を含む健康な歯周組織が破壊されている．支台歯形成が直接的な原因ではないが，歯肉縁下の支台歯形成では的確な診査・診断により歯槽骨 - 歯肉組織 - 歯(CEJ)の位置関係や質と量を把握しなくてはならない．

【POINT】生物学的幅径(Biologic Width)とは？

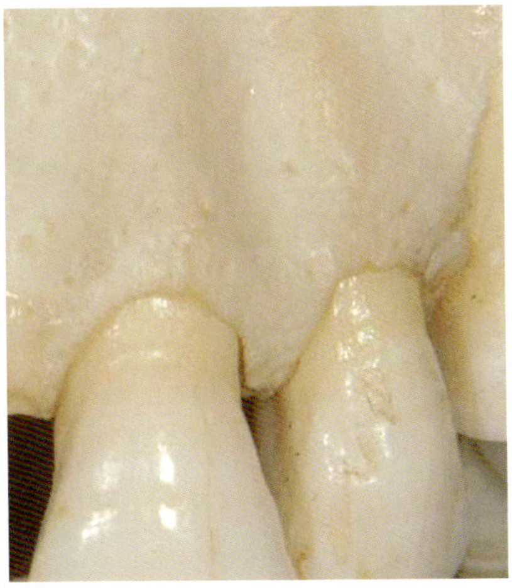

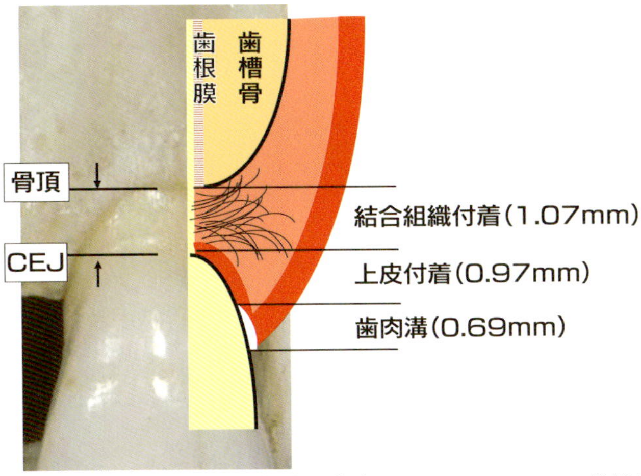

図11a, b　a に健康な天然歯の骨植状態を，b に生物学的幅径の概念図を示す．健康な歯肉(歯周組織)において，歯槽骨頂より上部の歯面は①歯槽頂線維(結合組織付着)，②付着歯肉(上皮性付着)，③歯肉溝，で囲まれている．歯槽頂線維は歯槽骨頂から咬合面方向に約1.0mm 幅のシャーピー線維としてセメント質に嵌入している(結合組織付着)．その上部の付着上皮は，歯肉溝の最深部まで約1.0mm 幅で歯肉に付着している(上皮性付着)．健康な歯肉におけるこの深さは軟組織の質によっても異なるが約1.0mm 程度である．これらの健康な歯周組織像を基準として，結合組織付着，上皮性付着，歯肉溝を合わせた幅径を生物学的幅径とよび，その幅は最低約3.0mm である[14](注：歯肉溝を含まずに生物学的幅径を2.0mm とする場合もある)．

生物学的幅径の臨床的意義は，修復物のマージン設定の基準となることである．すなわち，歯肉縁下にマージン設定する際に生物学的幅径の概念を無視し，上皮性付着や結合組織性付着に損傷を与えた場合には，歯肉退縮や歯周ポケットの形成，慢性炎症の惹起など歯周疾患の進行が促進される．この原則を踏まえて，修復物のマージンは歯肉溝内に設定されるべきであり，さらに歯種に応じたエマージェンスプロファイルを付与することで，審美的で歯周組織に対しても為害性の少ない修復処置が可能となる．

a | b

Summary

本章のまとめ

本章以降，歯冠補綴の基本である支台歯形成に関して解説を加える．支台歯形成は日常臨床において当然のように行われているが，最近は意外と軽んじられている傾向が見受けられる．歯科技工士の努力により平均的技工レベルが向上し，審美・機能的に優れた補綴装置の製作がルーチン化してきているが，その基礎となる支台歯形成のクオリティーは，歯科技工士のテクニックにより表在化しないだけで，基本原則さえ無視されているものも少なくない．第９章の**表３，４**にも記載したように，さまざまな歯冠補綴装置の種類を治療計画時に選択し，それに適合した支台歯形態・歯周組織との関係に十分な配慮がなされるべきである．

歯冠補綴(インプラントも含む)の予知性向上のためには，生物学的要件と物理学的要件(力学的・材料学的)が満足されなくてはならない．歯冠補綴装置の材料，合着・接着材，咬合関係と咬合接触状態，歯周組織への配慮，など考慮すべき要因が数多く存在し，それらを総合的に判断しつつ，適切な形態の支台歯形成を行うことが「プロフェッショナル」として求められる．

CHAPTER 11

下顎臼歯部全部鋳造冠の支台歯形成

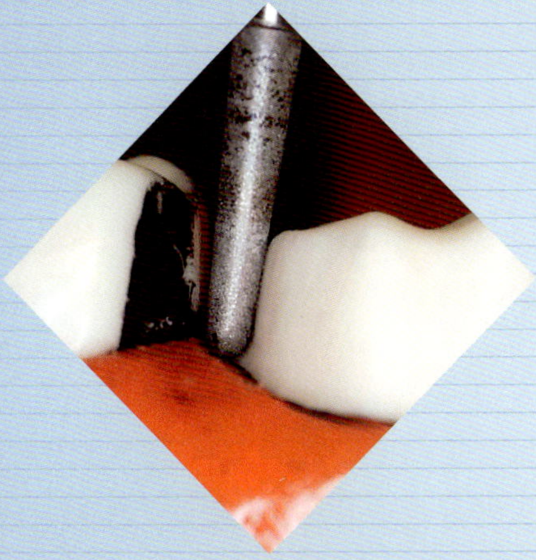

1 支台歯形成を開始する前に……自身の診療姿勢を再確認しよう

2 下顎臼歯部全部鋳造冠の支台歯形成の実際

本章で学べるポイント

支台歯形成に関する……

①診療姿勢について

②全部鋳造冠の臨床的意義

③下顎臼歯部の支台歯形成の実際

1　支台歯形成を開始する前に……自身の診療姿勢を再確認しよう

歯科医師として，適切な治療位置(アプローチの方向)と診療姿勢を学ぶことは重要である．なぜなら，これらは治療の能率や規格性に影響するだけでなく，長期的には術者の健康を維持することにもつながるためである．

また，診療姿勢は本章で述べる支台歯形成とその形態にも影響を与える．患歯を直視することはミラー観(間接視)にくらべて確実で好ましいが，すべての部位を直視することは不可能である．また同時に，直視することで診療姿勢が乱れる場合もある．よって，診療姿勢を維持しつつミラー観によって適切な支台歯形成が行えるよう訓練する必要がある．

この視野は，術者の治療位置(アプローチの方向，**図1**)と診療姿勢のみならず，患者体位の水平的傾斜および頭位(前後・左右的なもの，**図2**)によっても変化する．そのため，支台歯形成を行う歯種(上下左右，前歯・臼歯)やアプローチ面(頬舌側，近遠心)によって，術中に微調整を行うことが望ましい．また，第1，2章でも記したが，最大開口が必ずしも視野や器具の到達にとって最適とは限らない．切削部位や器具の挿入・運動方向により，開口状態を変化させるよう患者に指示を出すことも重要である(**図1**)．

支台歯形成は歯種に応じたアプローチ方向から行う

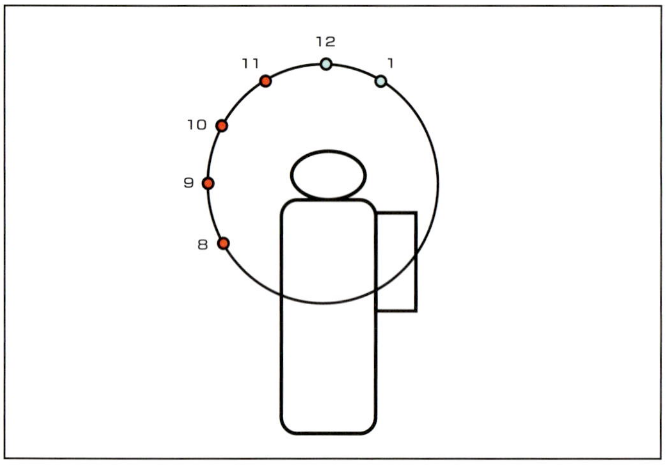

図1　支台歯形成を行う際の術者のアプローチ方向を示す．下顎臼歯部の支台歯形成を行う場合のポジションは8時から11時の位置である．

患者の頭位を変化させて視野と診療姿勢を確保する

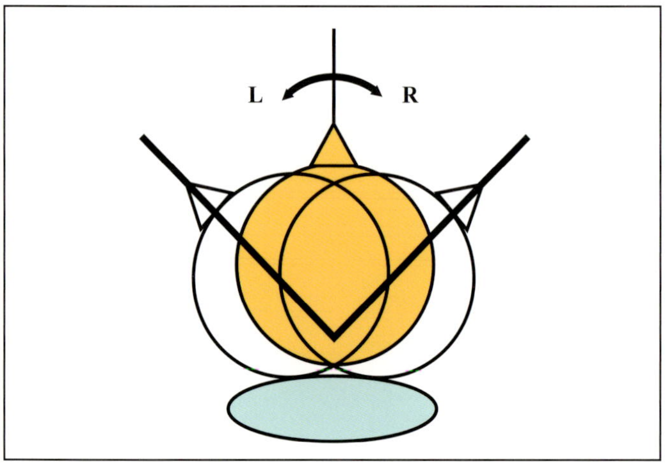

図2　術者の視野を広くし，診療姿勢を崩さないためには，患者の頭部を適切に傾けさせる必要がある．形成する面(近遠心・頬舌側・咬合面)によっても前後・左右的な頭部位置関係を調整する．

2 下顎臼歯部全部鋳造冠の支台歯形成の実際

全部鋳造冠は，各大学のクラウン・ブリッジ実習で必ず学ぶ基本的な歯冠補綴装置である．よって，それを装着するための支台歯形成は基本中の基本であり，これをマスターせずして他の審美的な歯冠修復が行えることはありえない．そこで，以下に全部鋳造冠の臨床的意義および長所・短所(表１)，その支台歯形成の手順(表２)，そして各手順ごとのステップ(図６～26)を示す．なお，本書の写真撮影にあたっては誌上で支台歯形成(歯質削除)の状態をよりよく理解していただくため，形成対象歯と隣在歯の一部をマジックインキでマーキングした．歯根部分まで着色してあるために，歯肉縁とフィニッシュラインの関係，隣在歯質の損傷などが観察しやすい反面，日常的な歯のイメージとは多少異なることを，あらかじめご理解いただきたい．

全部鋳造冠の臨床的意義および長所・短所

臨床的意義	長所	短所
・大(小)臼歯の歯冠補綴装置として基本的 ・ブリッジの支台装置になる ・う蝕，広範囲の歯質崩壊 ・再治療歯 ・大きな維持力や強度が求められる歯 ・局部床義歯の鉤歯 ・歯冠形態，咬合平面の修正が必要な場合	・歯の全面(軸面)を被覆するため，維持力が大きい．冠構造としては変形しにくい ・部分被覆冠に比較して抵抗形態として有利 ・歯の全体的な形態変化が可能	・歯質削除量は部分被覆冠に比較して多い ・審美的には不利 ・歯周組織への影響(ケースによる)

表１　全部鋳造冠の臨床的意義および長所・短所を示す．

全部鋳造冠における支台歯形成の手順

形成手順	器具・バーの種類	ポイント／注意点
①咬合面ガイドグルーブ（図５，６）	・ダイヤモンド・ラウンドバー ・蕾状カーバイドバー	・機能咬頭のクリアランス⇒最低1.5mm ・ファンクショナルカスプベベル ・非機能咬頭のクリアランス⇒最低1.0mm ・基本形態は逆屋根型 ・天然歯の解剖学的形態に類似（主溝と主隆線）
②咬合面の削除（図10）	・中太＋先端の丸いテーパー状ダイヤモンドバー	
③軸面のガイドグルーブと形成１（頬側）（図11, 12）	・中太＋先端の丸いテーパー状ダイヤモンドバー	・ガイドグルーブはバーの太さ２/３から１本分程度 ・フィニッシュライン部分でのワックス（金属）の厚みが最低0.5mm程度は必要．⇔同部で，バーの太さ１/２以上が沈み込むと遊離エナメル質が生じる（図14） ・頬側⇒下顎では２軸，上顎では１軸 ・舌側⇒下顎では１軸，上顎では２軸 ・テーパーのつきすぎに注意（対側との平行性を確保）
④軸面のガイドグルーブと形成２（舌側）（図13）	・中太＋先端の丸いテーパー状ダイヤモンドバー	
⑤隣接面のスライスカット（図16, 17）	・細いテーパー状ダイヤモンドバー（先端が丸くても可）	・隣在歯を可及的に傷つけない ・歯間乳頭を傷つけない
⑥全周にわたる軸面形成（図18～20）	・中太＋先端の丸いテーパー状ダイヤモンドバー	・遠心舌側の隅角がもっとも困難 ・全体的に移行的かつ滑らかに４面をつないでいく ・テーパーのつきすぎに注意（対側との平行性を確保）
⑦形態の評価（図21～24）	・ユーティリティーワックス ・ストッピング ・印象用石膏	・咬合面クリアランスを確認 ・全体像をチェックし，アンダーカットやフィニッシュラインの不連続性に注意 ・スナップ印象と印象用石膏によってチェアサイドで模型を製作し，支台歯形態を口腔外で評価する ・必要に応じて補助的維持装置（グルーブ，ボックス，ピンホール）を付与
⑧仕上げ・研磨（図25, 26）	・中太または太＋先端の丸いテーパー状ダイヤモンドバー（ファインまたはスーパーファイン，ホワイトポイント）	・フィニッシュラインの連続性 ・ラインアングル，隅角に丸みをもたせる

表２　全部鋳造冠における支台歯形成の手順について示す．

1) 全部被覆冠に対する支台歯形態のイメージをつかむ

支台歯のエナメル質を除去したイメージ＝理想的な支台歯形態

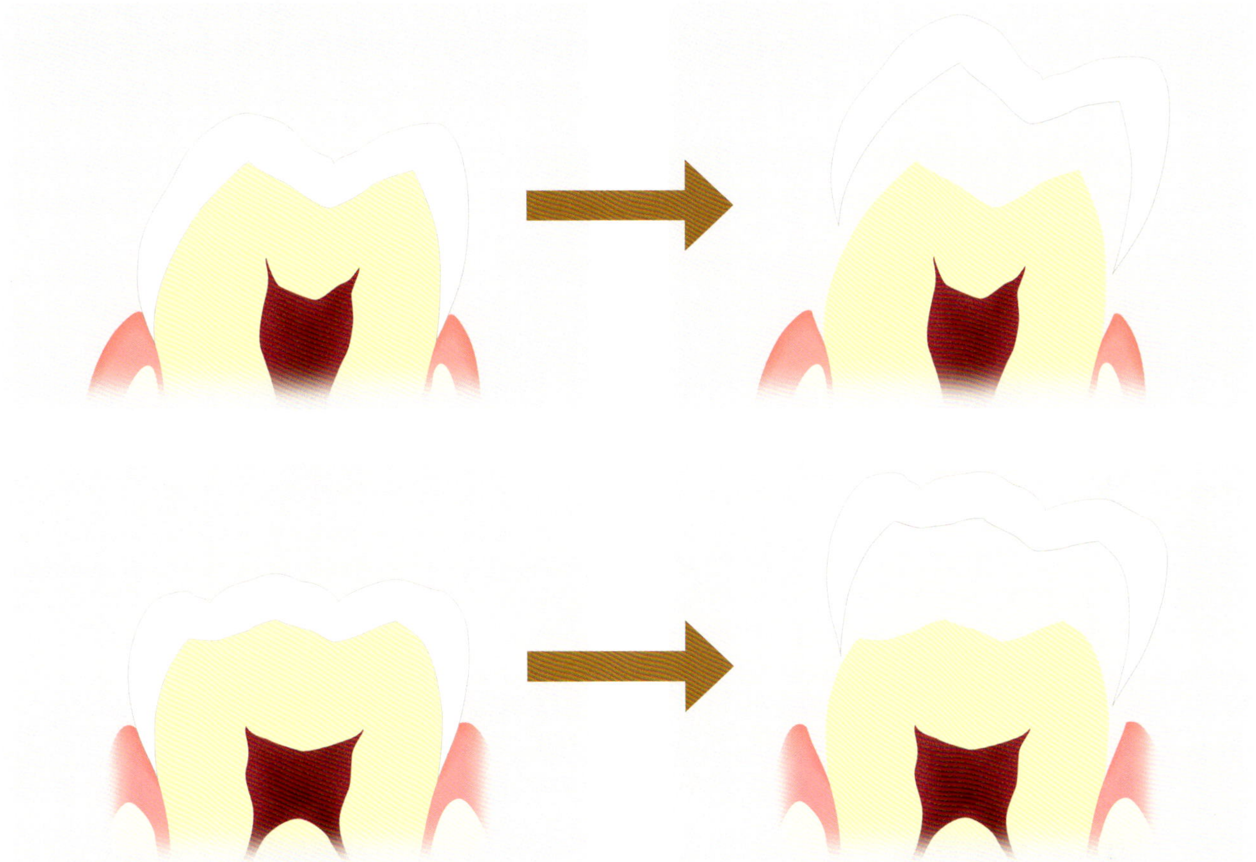

図 3 a〜d　近遠心的にも頬舌側的にも，エナメル質の下部にある象牙質は歯冠外形と類似している．咬頭頂直下の象牙質は高く，最大豊隆部付近の象牙質は厚い．理想的な支台歯形態をイメージする際には，エナメル質を全部除去した形態を参考にするとよい．

a	b
c	d

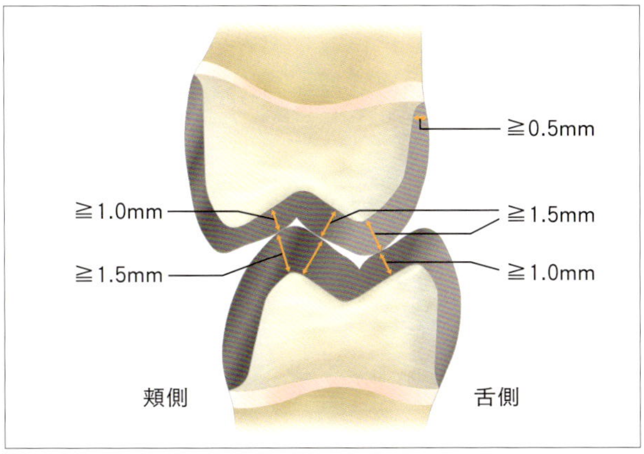

図 4　全部鋳造冠（金属冠）における理想的な削除量を示す．歯冠外形を全部鋳造冠で適切に再現する場合，各機能咬頭では対合歯との間に1.5mm 以上の厚みが必要である．そして非機能咬頭では1.0mm，マージン部でも0.5mm 程度の厚みを確保したい．全部鋳造冠に求められる機械的強度を基にした各部位の寸法により，支台歯形態・削除量は決定される（本図は参考文献15より引用・改変）．

2) 咬合面のガイドグルーブ形成

咬合面のガイドグルーブ形成に使用するバー

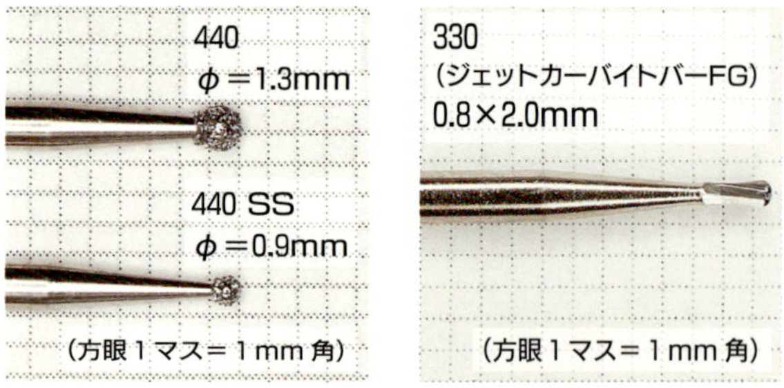

図５a，b　ガイドグルーブ形成に適するバーは，その刃部のサイズが分かりやすいものである．これにより，刃部が「物差し」の役目を果たし，均一の厚みで歯質を削除することが可能になる．ペアシェイプ・カーバイドバー（#330）を使用する場合もあるが，本章ではダイヤモンド・ラウンドバー（#440，#440 SS）を用いる（注：本書では，すべて松風社製のダイヤモンドバーを用いる．他社製の使いやすいバーも多数存在するが，松風社はISO規格に準じ，刃部の寸法を開示していることを考慮した．また，192ページも参照のこと）．　a｜b

ラウンドバーの深さを一定に維持しながら主溝に沿って形成する

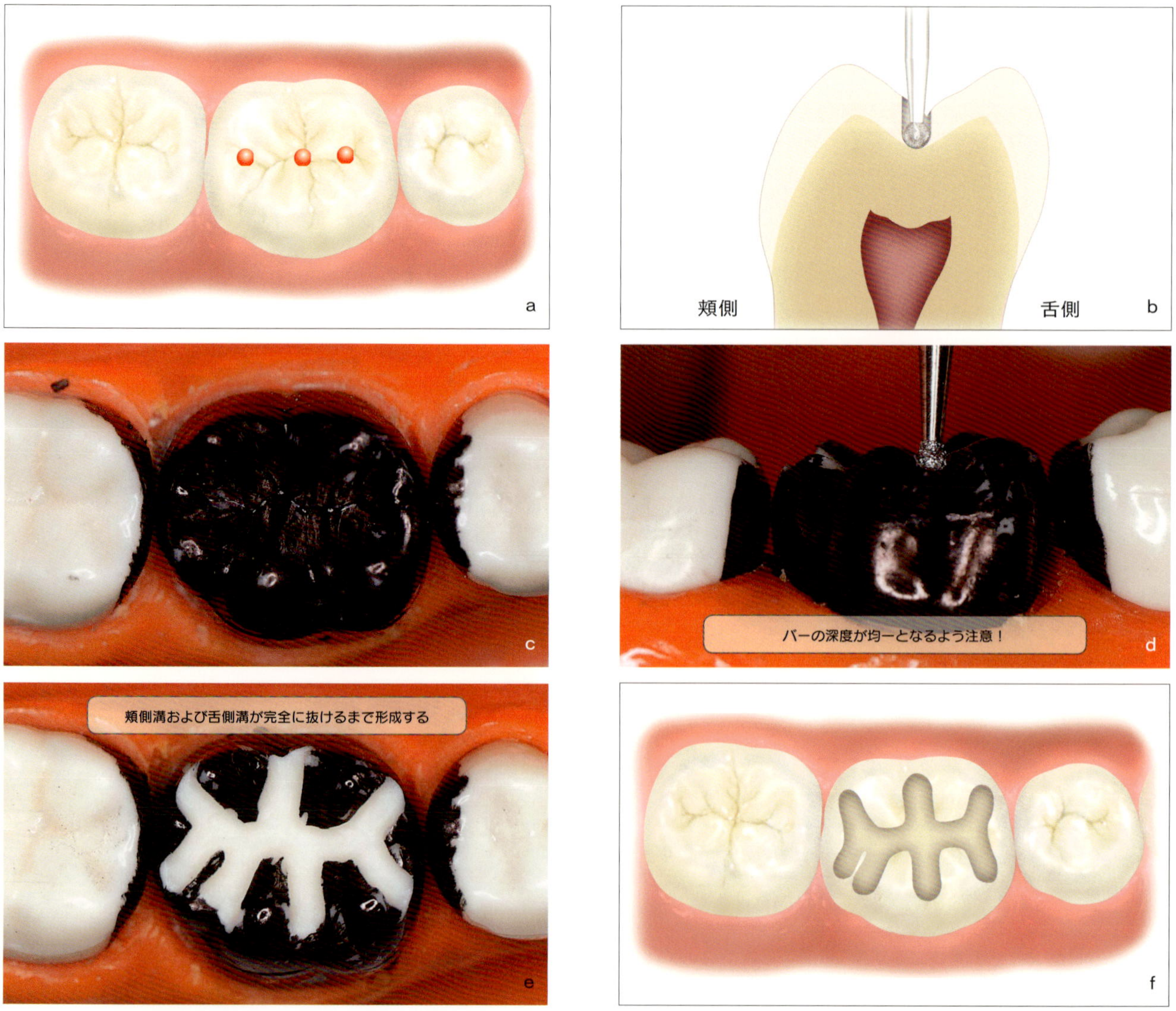

図６a〜f　#440のラウンドバーは直径1.3mmであるが，そのすべてを完全に沈み込ませ，均一な深度を維持したまま主溝に沿ってガイドグルーブを形成する．起始点は，近遠心いずれかの近・遠心小窩もしくは中心窩とする（a）．次いで，頬側および舌側溝が完全に抜けるまで形成する．注意すべき点は「物差し」となる刃部の深さを直視し，均一の深さを維持したままグルーブを形成することである．

3）咬合面の削除

咬合面削除および支台歯形成全般に使用するバー

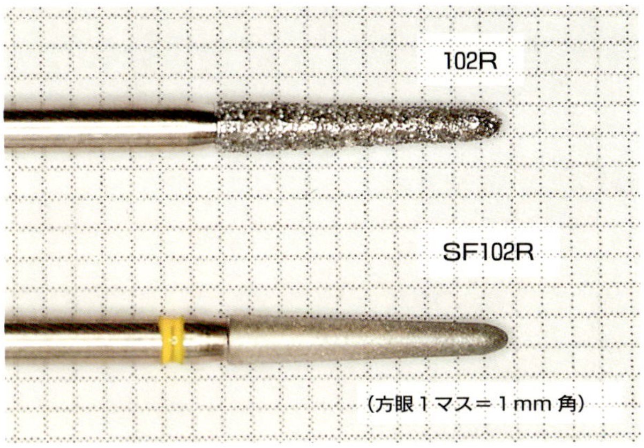

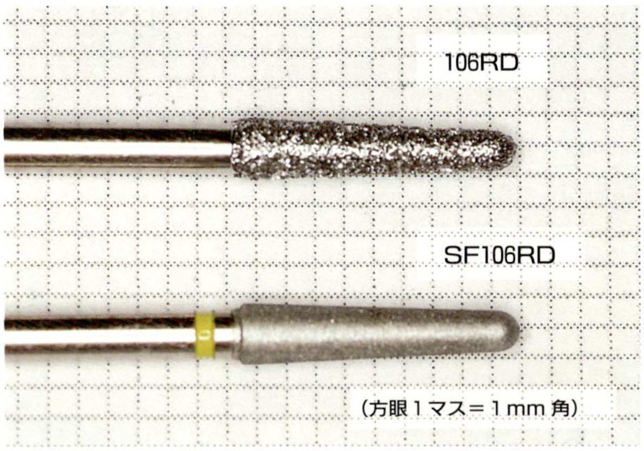

図７a, b　切削効率を考慮すると，咬合面や軸面の形成には太目のバーが望ましい．全部鋳造冠のフィニッシュラインはシャンファーであるために，これより先のステップでは＃102，＃106のバーを使用する(注：研磨用のバー[ファイン・スーパーファイン]は仕上げで使用する)．
a｜b

支台歯形成時のバーの当てかた

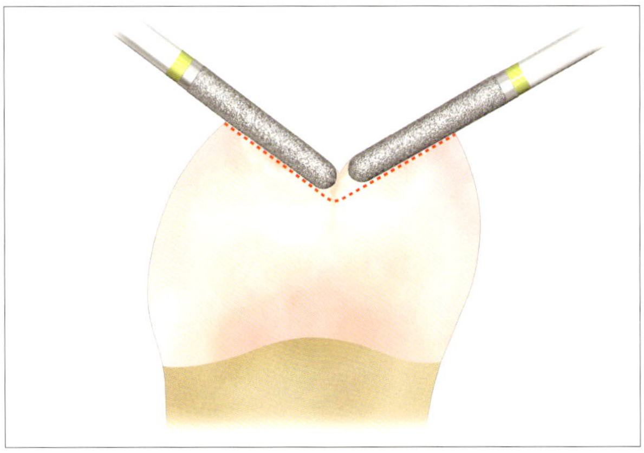

図８　咬合面削除は解剖学的形態に一致させる．102R もしくは106RD のダイヤモンドポイントを咬合面の解剖学的形態に一致させて斜面状に削除を行う(図10参照)．

【POINT】使い勝手のよいバーを厳選して使用しよう

図９　日常臨床で使用するバーの種類は多く，術者はそれらの中から形成歯種や部位にふさわしいものを選択している．しかし，実際には使用するバーの種類は限定され，マニュアルどおりに頻繁にバーの交換は行わないのが現実である．道具・器具の選択は重要であるが，経験の浅い者は可及的に少ない器具で効率的に作業工程をマスターすべきである．「弘法も筆を選ぶべき」であるが，選択肢が多すぎるのも問題である．本当に使い勝手のよいものを，適切に使用することを覚えよう．

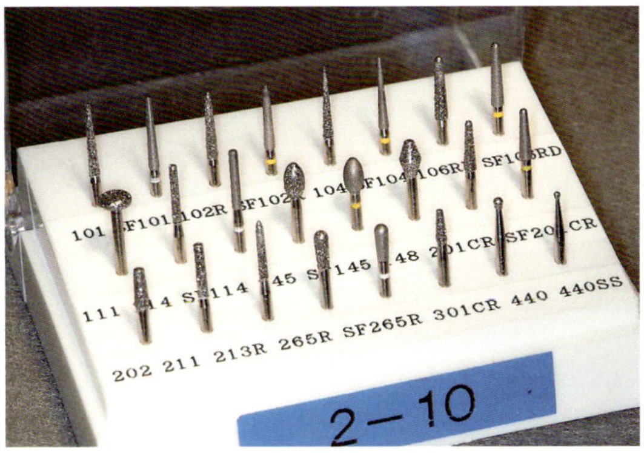

ガイドグルーブをつなぐように均一の厚みをもって削除する

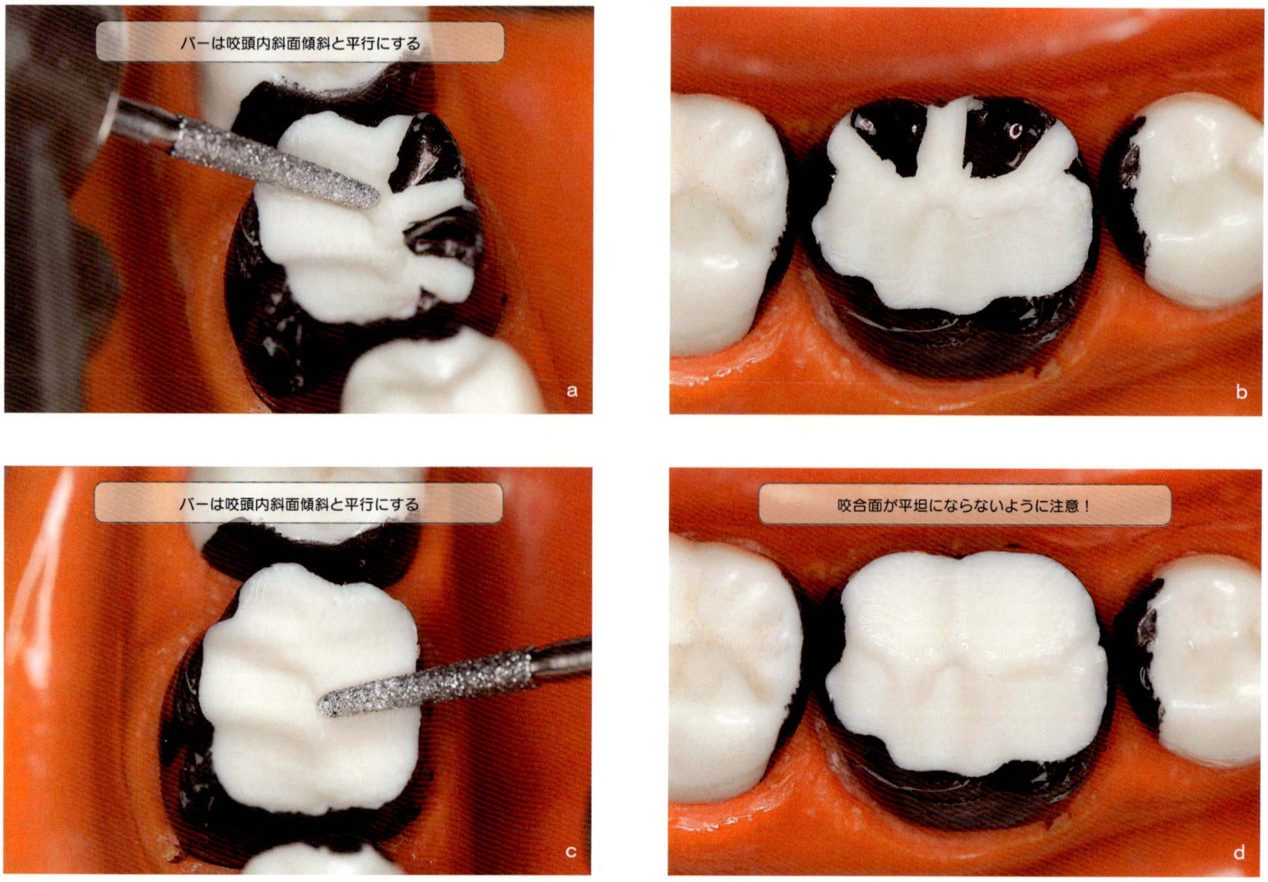

図10a〜d　ガイドグルーブをつなぐように，均一の厚みをもって咬合面歯質を除去する．この際，咬合面形態に一致するように凹凸をつけ，平坦にならないように注意する(図３のイメージを参照)．

形成時にはバーの角度に十分注意し，咬頭の内斜面傾斜とほぼ平行に，バーの先端１/２程度で均等に切削することを心がける．角度がつきすぎるとバーの先端のみで切削することになるため，主溝周囲を「ほじくる」ような形成になってしまう．また，角度が浅すぎても中心窩付近の形成量が不足して，全部鋳造冠の主溝研磨時に穴が開くことになる．

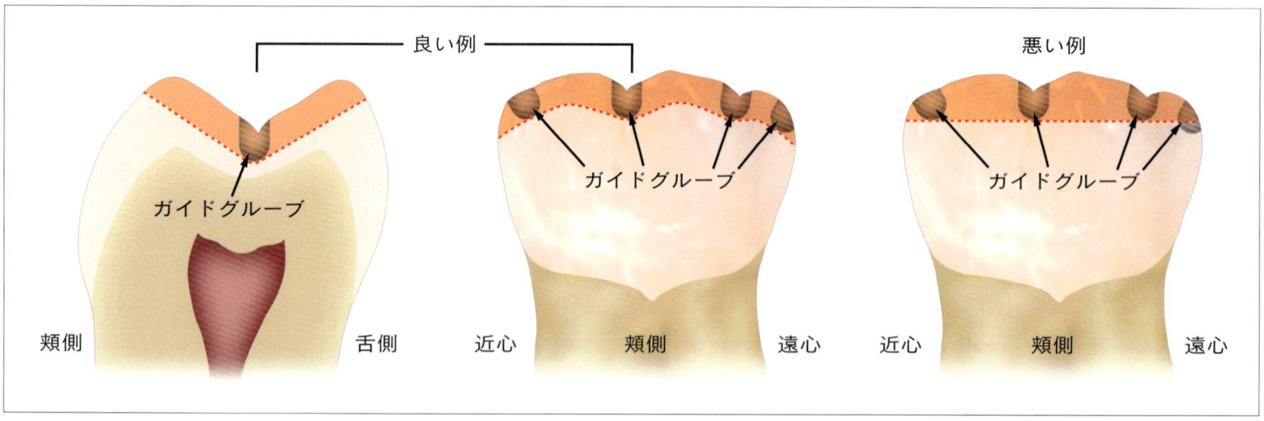

図10e　ガイドグルーブを参考に，咬合面の解剖学的形態に一致させるように斜面形成を行う．各咬頭の内斜面にある隆線の傾斜に合わせて均一の厚みで歯質を削除することが重要である．図中右端のように，咬合面を平坦に削除することは絶対に避けたい(本図は参考文献16より引用・改変)．

4) 頬側軸面のガイドグルーブ形成と歯質削除

頬側軸面上部 1 / 2 のガイドグルーブは歯軸に対して15°程度の傾斜で形成する

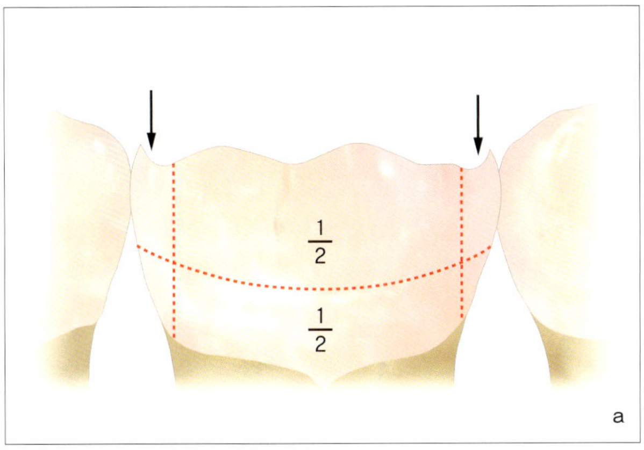

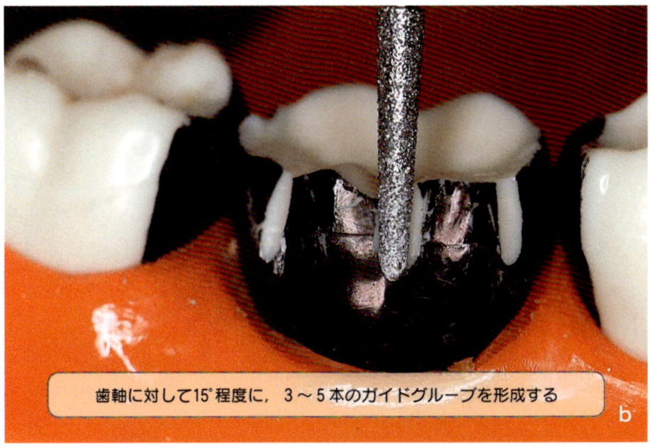

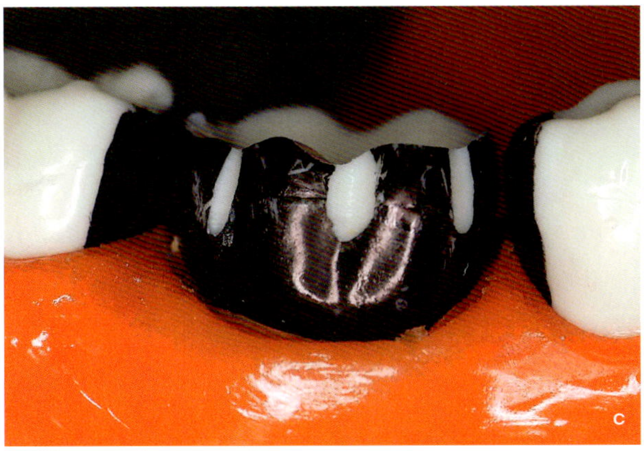

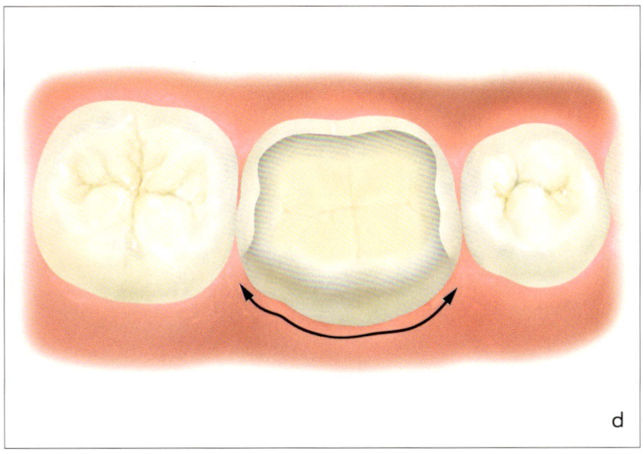

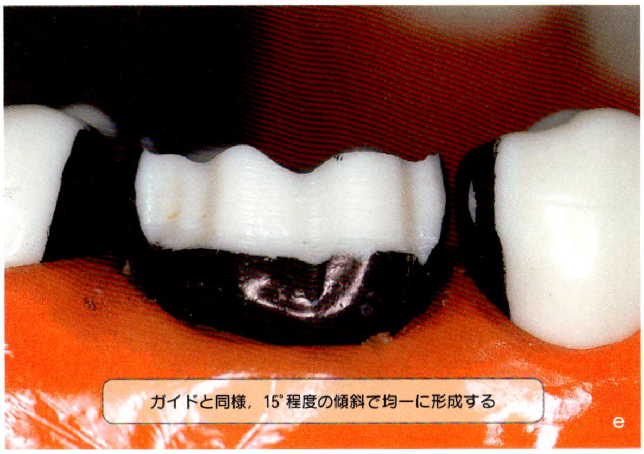

図11a～e　下顎臼歯は，頬側が２軸になっている．したがって，ガイドグルーブも上下２分割した面でそれぞれ形成する．ガイドグルーブの深さは＃102または＃106のバーの太さの約１/２とし，歯軸に対して15°程度の傾斜で，近遠心の頬側面溝などを利用して３～５本形成する（a～c）．次いで，ガイドグルーブ間に残存した歯質を削除する．頬側面のカーブに合わせ，ガイドと同様に15°程度の傾斜を維持したまま，幅広い面で均一に形成する（d, e）．

頬側軸面歯頚側１/２のガイドグルーブ形成は歯軸と平行に行う

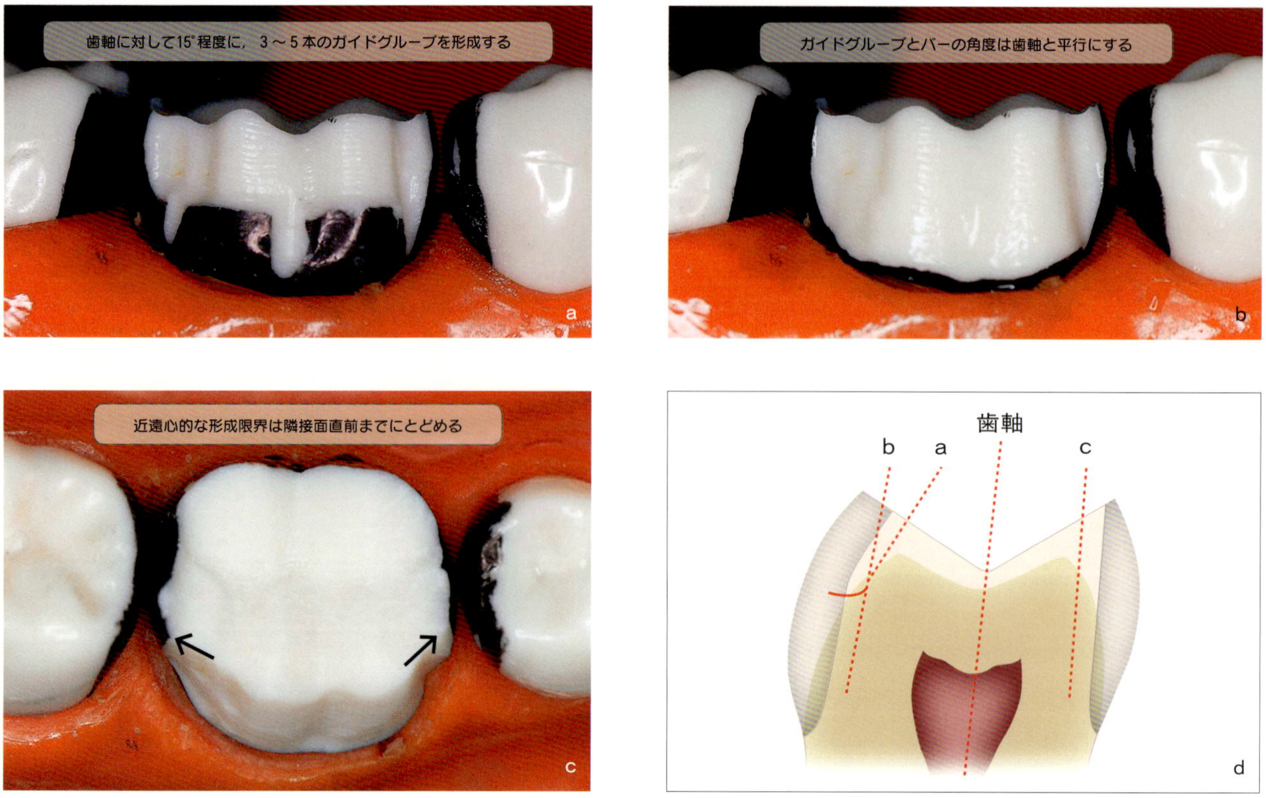

図12a～d　頬側面上部１/２の歯質削除終了後，同様の術式で歯頚側１/２の形成を行う．この際，ガイドグルーブと歯質削除のバーの角度は歯軸と平行とする．また，仮のフィニッシュラインはわずかに歯肉縁上とし，近遠心的な形成限界は隣接面直前にとどめる．また，支台歯のアンダーカットを防止し，適切な軸面テーパーを付与するためにはバーを当てる角度が重要である．図ｄ中，ｂとｃの軸面形成は補綴装置の維持力に影響を与えるため，同部位を形成する際はバーを平行に当てることを心がける．今回軸面形成に使用するバー(102R，106RD)には片側３°のテーパーが付与されているので，歯軸に対して平行にバーを当てると頬舌側には６°のテーパーが付与される．

5）舌側軸面のガイドグルーブ形成と歯質削除

下顎臼歯の舌側は１軸に形成する

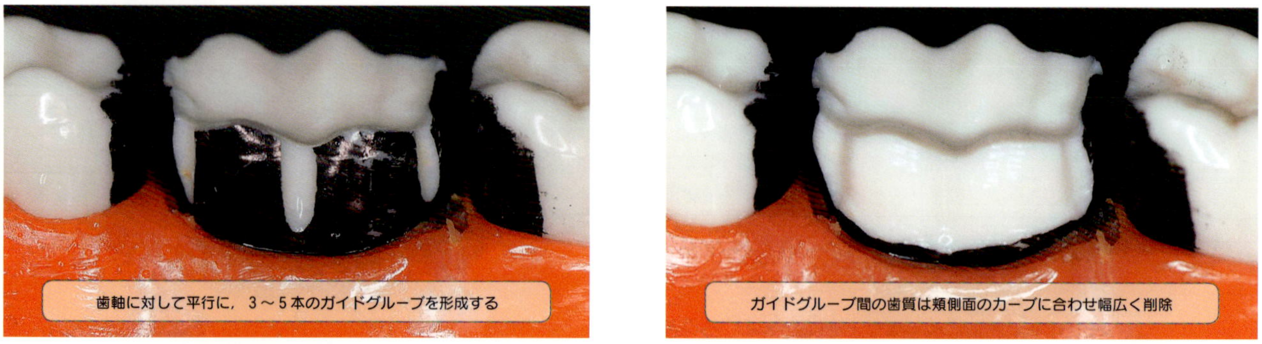

図13a，b　下顎臼歯の舌側は１軸に形成する．ガイドグルーブは＃102または＃106のバーの太さの約１/２とし，歯軸に対して平行に３～５本のガイドグルーブを入れる．ついで，ガイドグルーブ間に残存した歯質を頬側面のカーブに合わせて幅広い面で均一に形成する．仮のフィニッシュラインはわずかに歯肉縁上とする．なお，バーを当てる角度は図12dを参考にする．　a｜b

【POINT】バーの深度とフィニッシュラインの形態の関係を知ろう

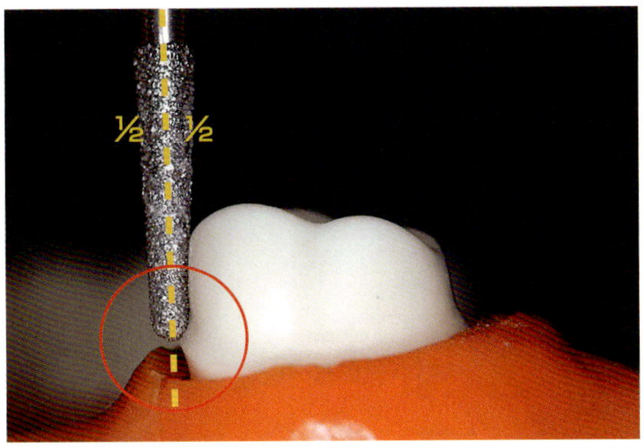

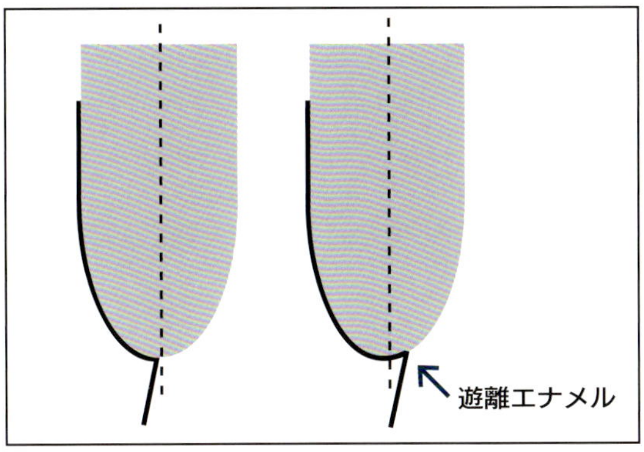

図14a, b　シャンファー形態は，先端に丸みを帯びたバーの形態を反映している．すなわち，バーの半分以上の深さで形成を行うと，遊離エナメル(フリーエナメル)が残存することになる．だが，遊離エナメルを防ぐためにバーを1/2沈めると，残りの1/2が歯質の外側に存在することになるため，歯肉への損傷を考慮しなくてはならない．そのために歯肉圧排を確実に行い，歯肉の保護に留意する(歯肉圧排・歯肉保護については下巻で解説する)．
a｜b

6) 隣接面のスライスカット

使用するバー

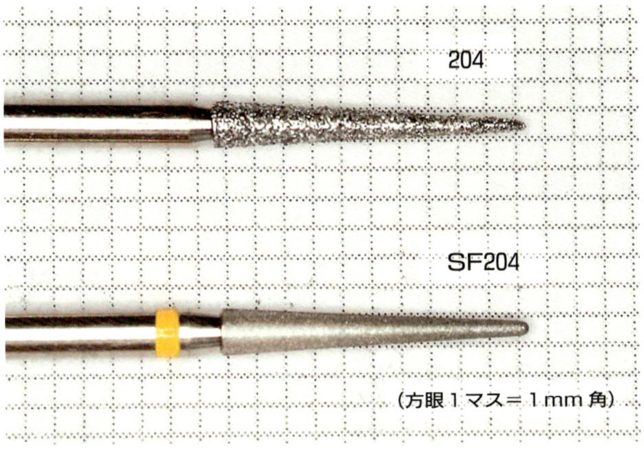

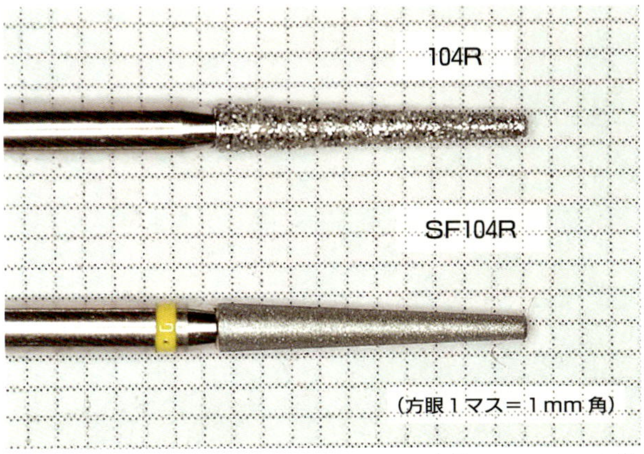

図15a, b　隣接面のスライスカットには＃204，＃104Rを使用する．とくに＃204は先端が尖っており，バー自体のテーパーも強いため作業しやすい．
a｜b

隣接面スライスカットのイメージ

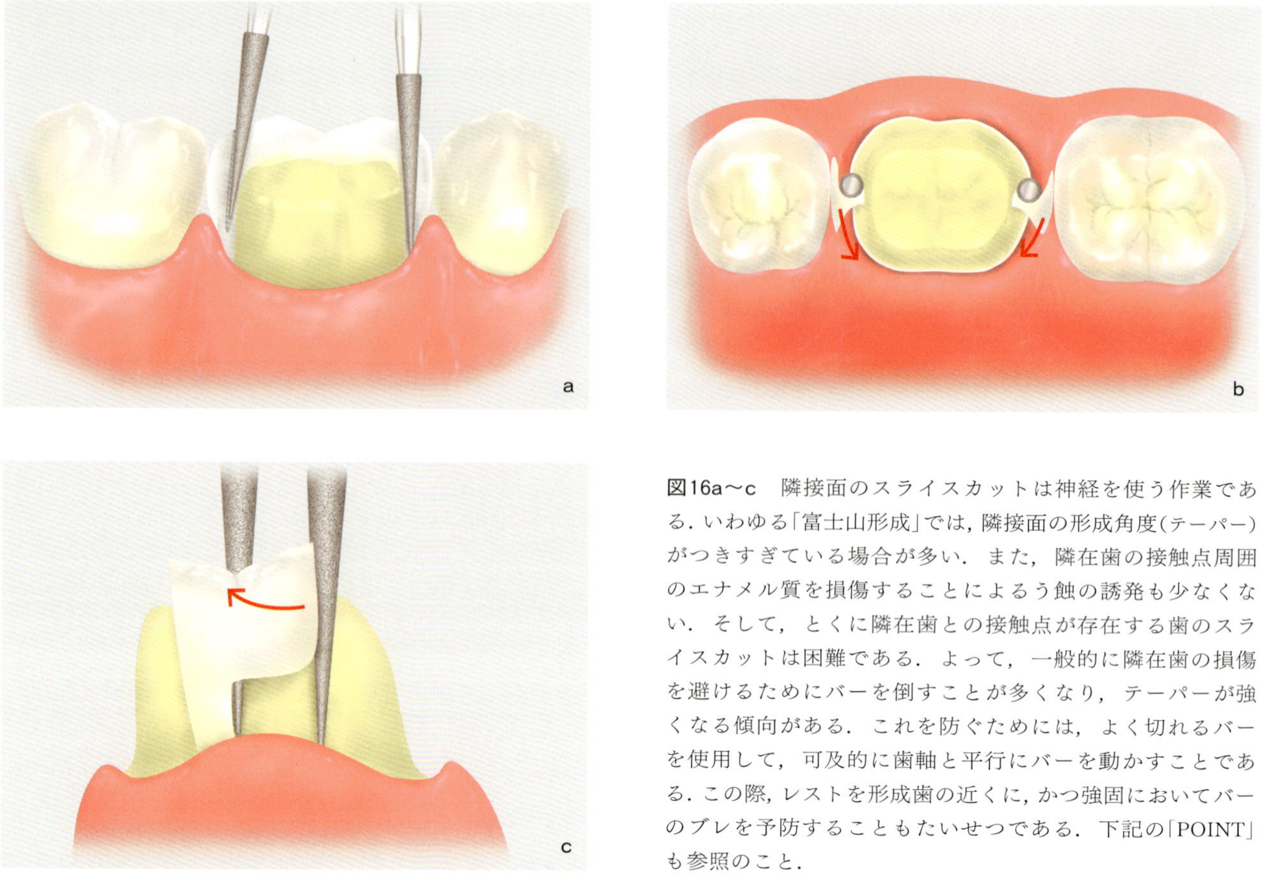

図16a〜c　隣接面のスライスカットは神経を使う作業である．いわゆる「富士山形成」では，隣接面の形成角度（テーパー）がつきすぎている場合が多い．また，隣在歯の接触点周囲のエナメル質を損傷することによるう蝕の誘発も少なくない．そして，とくに隣在歯との接触点が存在する歯のスライスカットは困難である．よって，一般的に隣在歯の損傷を避けるためにバーを倒すことが多くなり，テーパーが強くなる傾向がある．これを防ぐためには，よく切れるバーを使用して，可及的に歯軸と平行にバーを動かすことである．この際，レストを形成歯の近くに，かつ強固においてバーのブレを予防することもたいせつである．下記の「POINT」も参照のこと．

【POINT】隣接面スライスカットを成功させるための５つの要点

①頬側から形成を開始する

②バーを上に抜くような動きを基本とする

③コンタクトポイントの歯質を一層残すつもりで形成する

④歯間乳頭の高さ・状況に注意を払い，歯肉への損傷を可及的に避ける

⑤近心・遠心ともに舌側の隅角部は丸みに沿って，バーを図16の矢印方向に内転させる

表３　隣接面スライスカットを成功させるための５つの要点を示す．なお，隣在歯への損傷は起こり得るものと考えてもよいが，それを最小限にとどめるようにつねに注意を怠らないようにしなければならない．もし損傷した場合には，その部位の研磨を忘れずに行う．

実際の口腔内では近心・遠心ともに細いバーが完全に抜けることを目指す

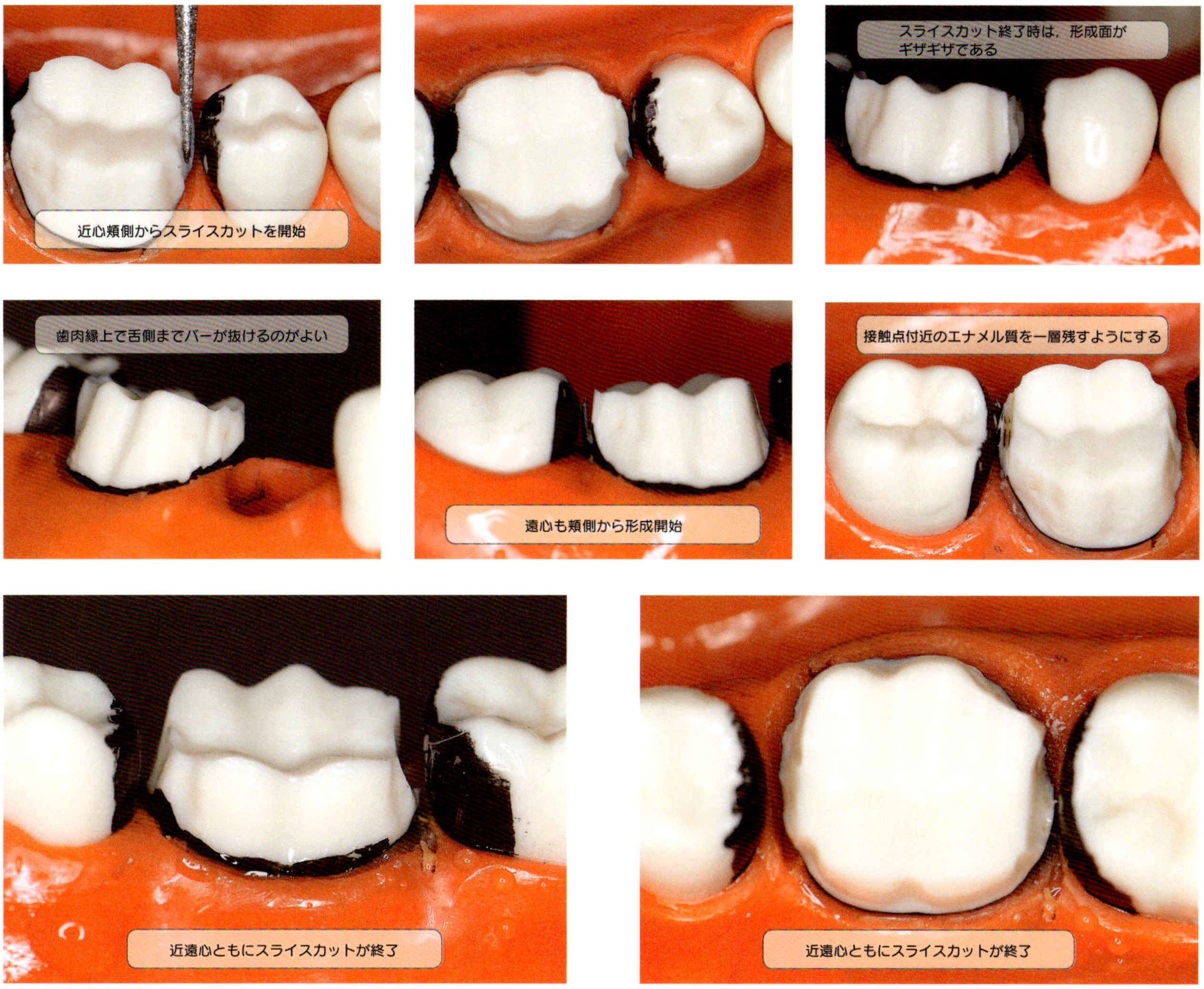
近心頬側からスライスカットを開始
スライスカット終了時は，形成面が
ギザギザである
歯肉縁上で舌側までバーが抜けるのがよい
遠心も頬側から形成開始
接触点付近のエナメル質を一層残すようにする
近遠心ともにスライスカットが終了
近遠心ともにスライスカットが終了

図17a〜h　実際の口腔内においても，隣接面スライスカット時にはどうしても切削面の凹凸が大きくなり，テーパーもつきやすい．これは，隣在歯がある場合には絶対に避けることのできない現象である．実際には，可及的に隣在歯と歯肉縁の損傷を避け，近心・遠心ともに頬舌側の隅角部まで細いバーを完全に抜くことができればよしとする．

また，隣接面スライスカット時には形成該当歯および隣在歯の影響でバーの先端に十分に注水されない場合がある．本ステップの顎歯模型においても，バー先端部分および人工歯に多少の焼き付きが観察される．これは天然歯の形成においてもみられることがあり，十分な注意が必要である．また，介助者がバキュームと同時に補助的な注水を行うことは効果的である．

a	b	c
d	e	f
g	h	

7) 全周にわたる軸面・フィニッシュラインの形成

ハンドピースを咬合面と平行に動かすことが正しいテーパーへの近道

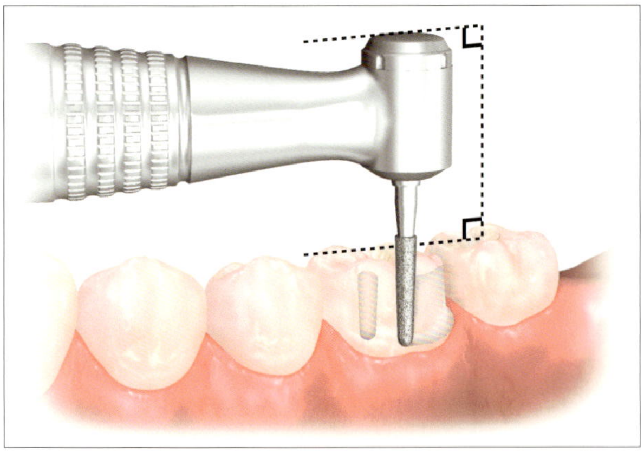

図18　テーパーが付与されているバーを使用する場合，ハンドピースを軸面に平行に移動させるだけで適切な軸面テーパーが得られる．臨床では隣在歯の存在や開口量による制限などにより，ハンドピースが必要以上に傾くことは避けられないが，つねに歯軸や咬合平面とハンドピースの角度関係を念頭におくことで，適切なテーパー付与や削除量のコントロールが可能となる．視覚と手（ハンドピース）の感覚・動きが同調していることがたいせつである（本図は参考文献10より引用・改変）．

軸面とともにフィニッシュラインを形成する

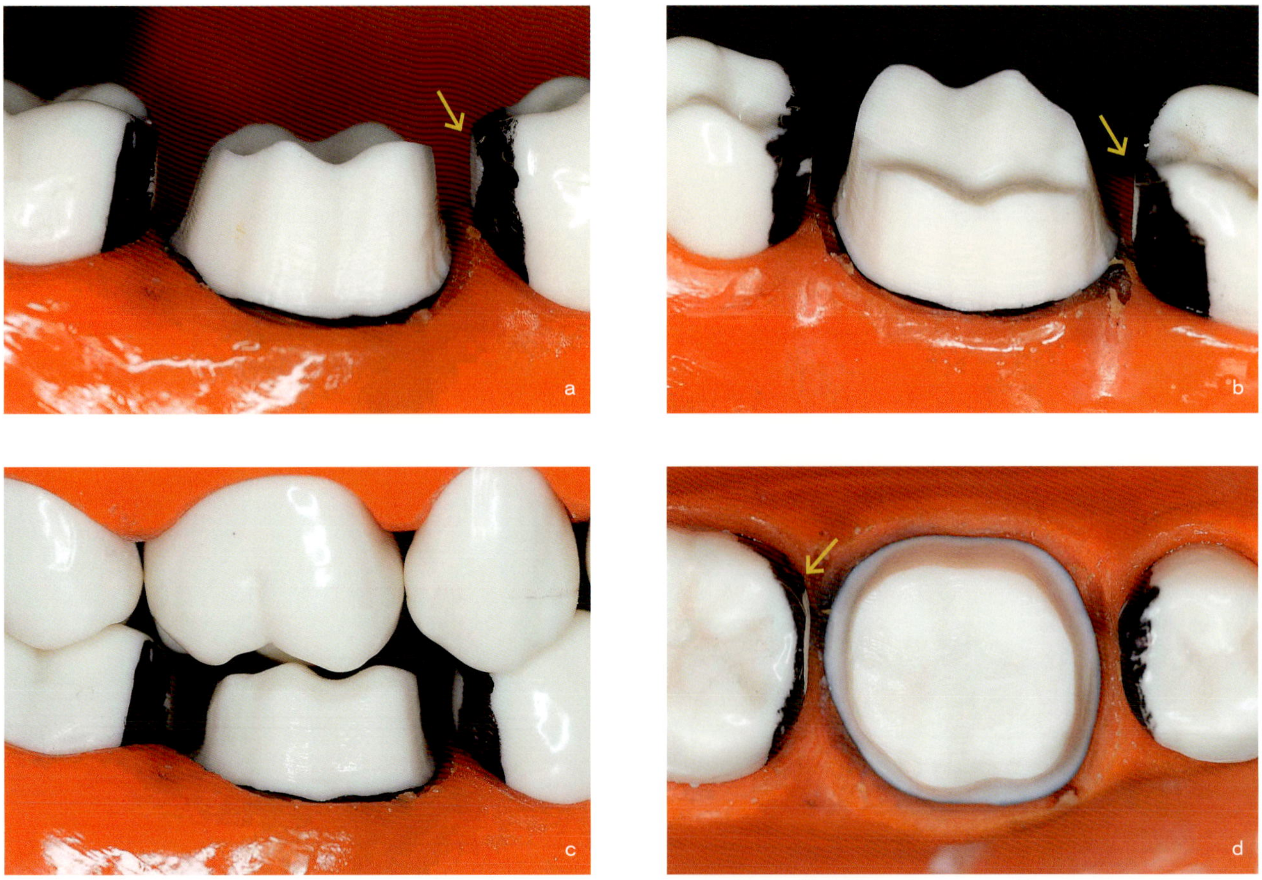

図19a～d　隣接面スライスカット後に，＃102または＃106のバーを用いて全周の軸面形成を行う．この際にフィニッシュラインの形成も同時に行うため，必要に応じて歯肉圧排を行う（歯肉圧排に関しては下巻で解説する）．今回はわずかに歯肉縁上にフィニッシュラインを設定している（注：遠心の舌側の隅角部はアンダーカットが生じやすく，また連続性のあるフィニッシュラインを形成することが難しい．この部位だけは，診療姿勢を崩しても直視下でていねいに形成を行わなくてはならない）．また，可及的に隣在歯を傷つけないことも重要である．実際の臨床では，バーが隣接面に接することは少なくない（図中矢印部）．傷ついたエナメル質は必ず研磨すること．

テーパーが付与されたバーは可及的に歯軸に平行に移動させる

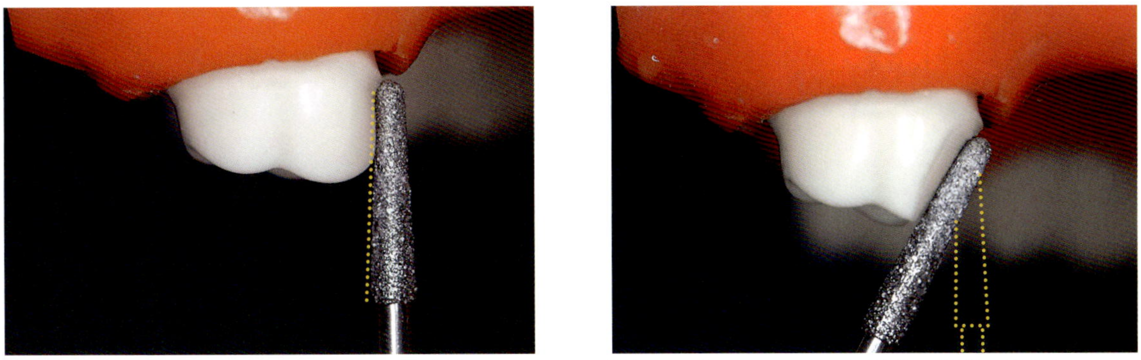

図20a, b　今回使用しているバーは，それ自体にテーパーが付与してある．よって，可及的に歯軸に平行にバーを移動することで，適切なテーパーを付与することができる(a)．目の錯覚や対合歯・隣在歯の影響でバーの角度が傾くと削除量が多くなると同時に，支台歯のテーパーが大きくなるので注意が必要である(b).　a｜b

8) 形態の評価

直視が困難な臼歯部のクリアランスはユーティリティーワックスなどで確認する

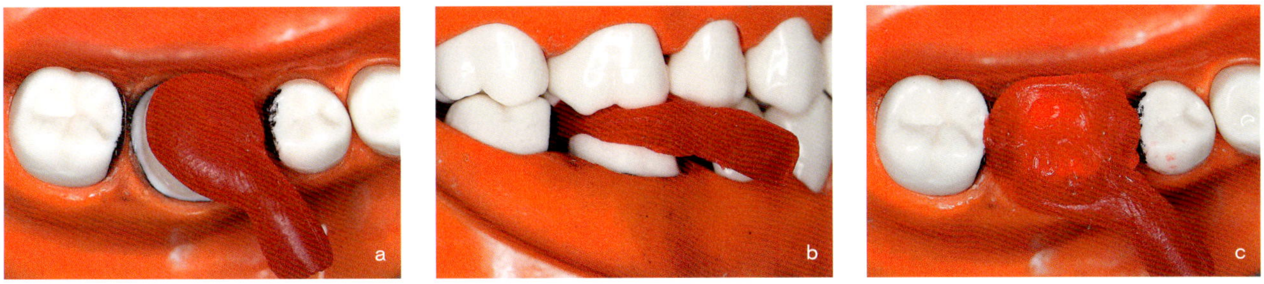

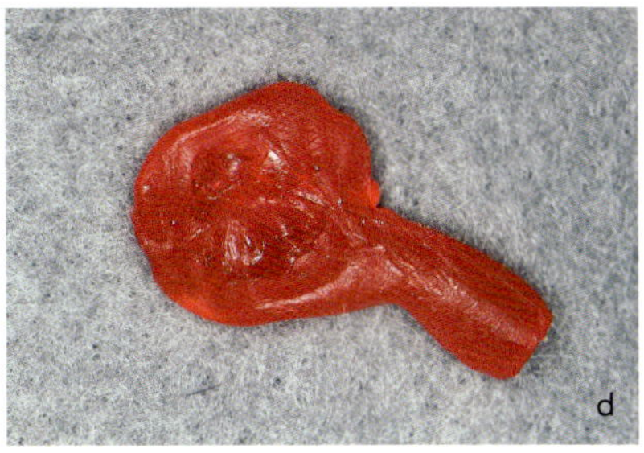

図21a〜d　おおまかな支台歯形成が終了した段階で最終的な形態のチェックを行い，修正形成やフィニッシュラインの仕上げの準備に取り掛かる．

まず，咬合面削除量のチェックについて述べる．咬合面の削除量が不足すると補綴装置上での十分な解剖学的形態の再現が不可能になる．とくに臼歯部では直視によるクリアランスの確認が困難なため，ユーティリティーワックスやストッピングなどを用いて咬合面クリアランスを確認することが求められる．ユーティリティーワックスを適量丸めて咬合面に置き(a)，咬合させる(b)ことでクリアランス量をチェックすることができる(c, d).

【POINT】偏心運動時のクリアランスも意識しておこう

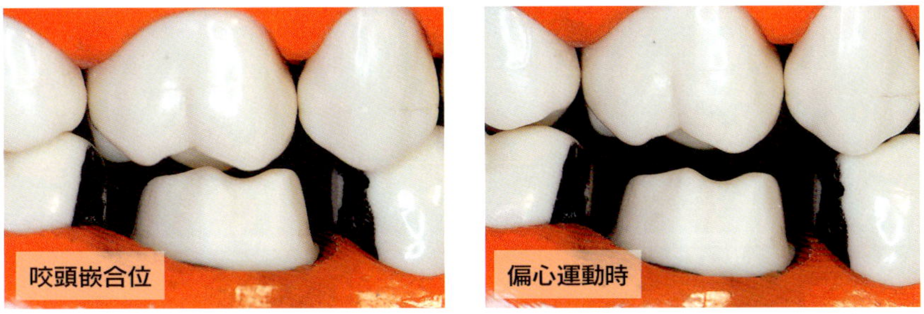

図22a, b　支台歯形成中は咬頭嵌合位におけるクリアランスのみを確認することが多いが，実際には偏心運動時における対合歯とのスペースも重要であることを忘れてはならない．　a｜b

鋭縁部を触診する

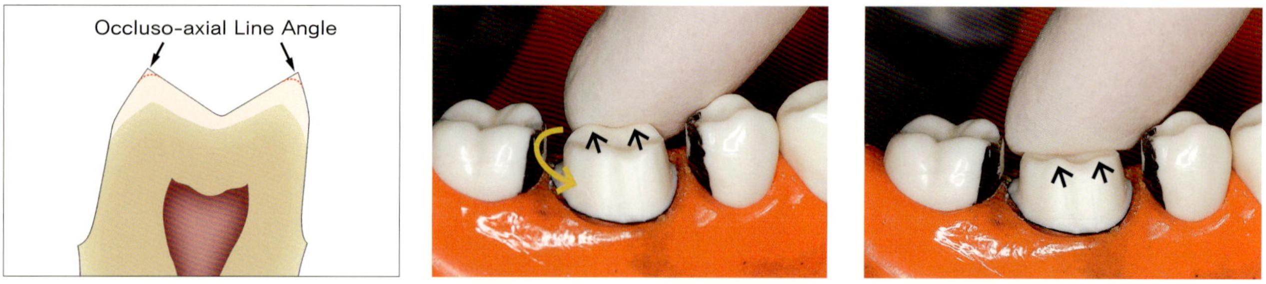

図23a〜c　手指による触診で，咬合面と軸面の境界部(Occluso-Axial Line Angle)の鋭縁部をチェックする．軸面形成が終了した段階では，同部位は鋭角を呈している(矢印部分)．支台歯形成の仕上げ段階で，エナメル質の鋭縁部を取り除き，全体的に丸みを帯びたフォルムに仕上げることは，印象精度・作業模型の精度向上，歯型の破折防止，クラウンの適合精度向上において重要な因子となる．

a|b|c

スナップ印象採得を行って口腔内では観察不能な全体像・細部の形態を観察する

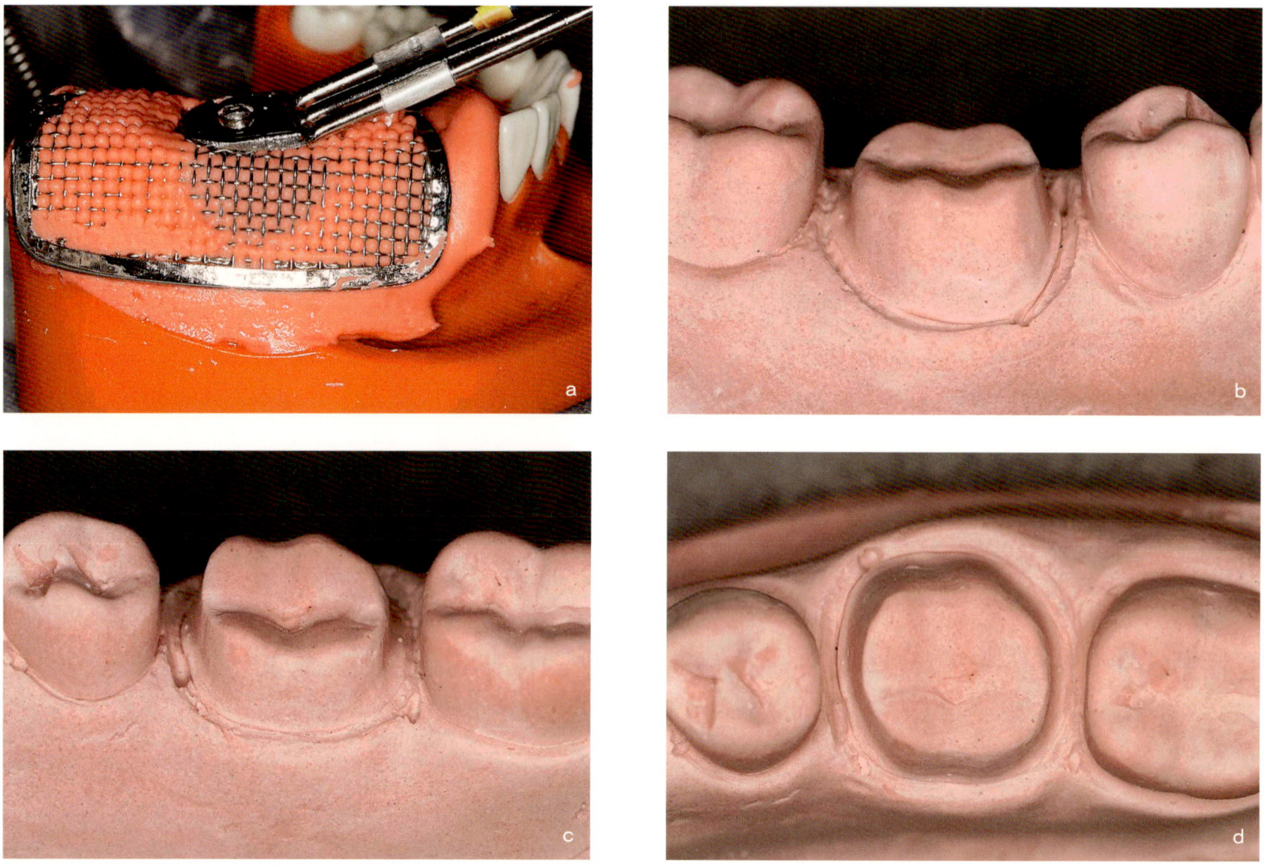

図24a〜d　アルジネート印象材でスナップ印象を採得し，即硬性の石膏印象材(キサンタノ，ヘレウスクルツァージャパン)を用いてチェアサイドで模型を製作する．口腔内では観察不可能な支台歯の全体像や，フィニッシュラインをはじめとする細部の形態(全体の形態，アンダーカットの有無，グルーブなどの平行性，フィニッシュラインの状態など)を観察することができる．初心者のみならず，複雑な支台歯形態(部分冠や各種補助的維持形態付与時)の場合には有効である．

9) 仕上げと研磨

軸面とともにフィニッシュラインを形成する

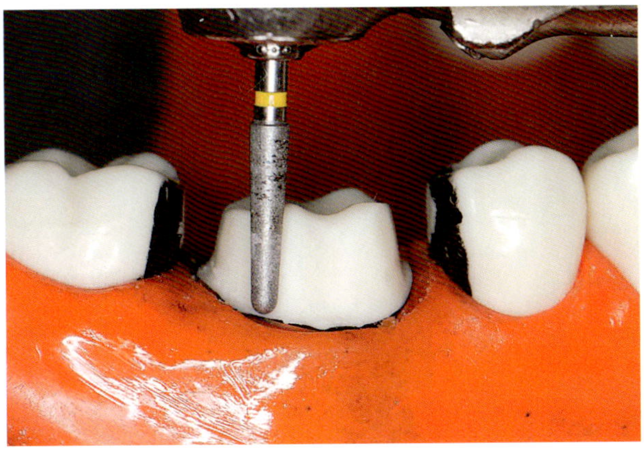

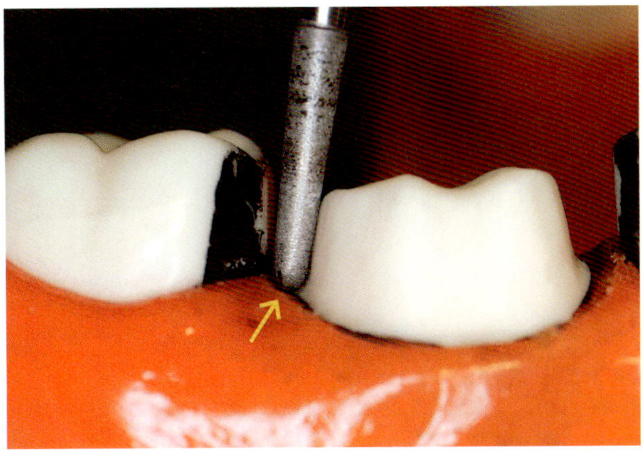

図25a, b　前項で述べた「形態の評価(図21〜24)」にしたがい，修正すべき部分をチェックした後に仕上げを行う．フィニッシュラインを含め，細部の修正・仕上げには5倍速のマイクロモーターを使用するとよい．また，研磨用のバーは切削効率が低いため, 通常のダイヤモンドバーで理想的な支台形態を完成させた後に, 仕上げ研磨を行う(bはフィニッシュラインの仕上げ研磨である．シャンファー形態がバーの幅1/2以内に収まっていることを確認する．図中矢印部分)．

a | b

下顎大臼歯全部鋳造冠の支台歯形成の完了

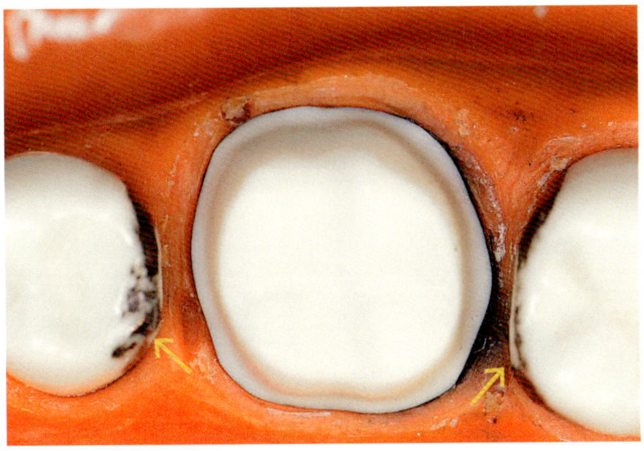

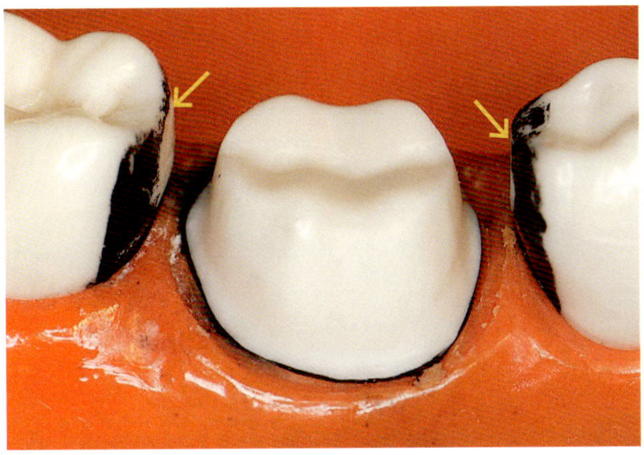

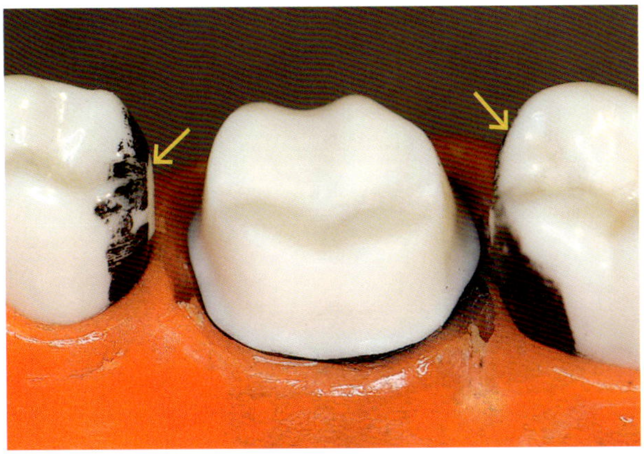

a | b
  | c

図26a〜c　仕上げ研磨終了後，完成した支台歯形態．図19でも述べたが，隣接面の傷は最終的にきれいに研磨しておく．

Summary

本章のまとめ

すべての歯科医師は，学生時代の模型実習において必ず下顎大臼歯に対する全部鋳造冠の支台歯形成を行っているはずである．全部鋳造冠に限らず，すべての支台歯形成は日常補綴臨床の基礎であり，第10章で示した歯冠補綴装置の基本原則(生物学的要件，機械的要件，審美的要件)を遵守しなくてはならない．

とくに，全部鋳造冠の支台歯形成は部分被覆冠(ラミネートベニアも含む)や前装冠，オールセラミッククラウンなどの支台歯形成に発展するための重要な基本形態・手技である．大臼歯の支台歯形態は単純なフォルムではあるが，咬合面や軸面に理想的な形態を与え，フィニッシュラインを美しいシャンファーに仕上げることは意外と難しい．

本当に美しい補綴装置とは，審美的であるのみならず生物学的・機能的にも口腔組織と調和しているべきである．審美歯科(補綴)という言葉が広く使用されるようになって久しいが，補綴装置の下にある支台歯を美しく仕上げることにもまたこだわるべきではないだろうか．たしかに支台歯は治療中にしかお目にかかることはできないが，術者しかみることのない支台歯こそ美しく形成しておく心がけが必要だと考える．

CHAPTER 12

上顎臼歯部全部鋳造冠の支台歯形成

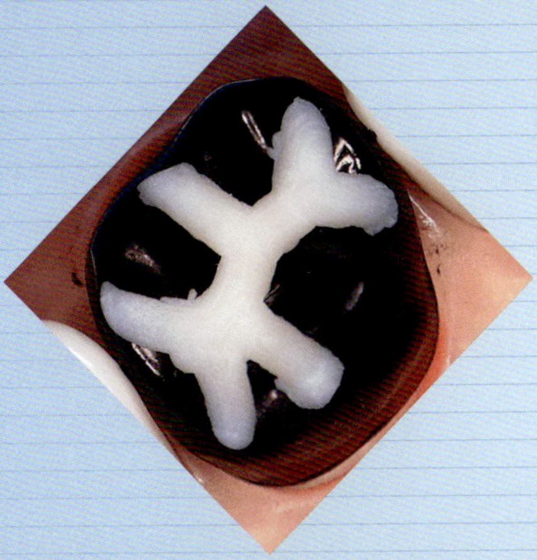

1 日常臨床での基本となる上顎臼歯部の支台歯形態に習熟しておこう

2 上顎臼歯部全部鋳造冠の支台歯形成の実際

本章で学べるポイント

支台歯形成に関する……
①上顎臼歯部の支台歯形成の実際

1 日常臨床での基本となる上顎臼歯部の支台歯形態に習熟しておこう

全部鋳造冠の臨床的意義や長所・短所については第11章で解説した．本章では，上顎大臼歯を参考例として上顎大臼歯全部鋳造冠の支台歯形成手順を供覧する．基本的なステップは第11章までに解説したものとほぼ同様であるが，歯種や補綴装置の種類により若干異なる．いずれにせよ，日常臨床で基本的かつ多用される支台歯形態であるために，十分な習熟が求められる．

2 上顎臼歯部全部鋳造冠の支台歯形成の実際

図1～22，および**表1**に上顎大臼歯における全部鋳造冠の支台歯形成の注意点および手順を示す．上顎大臼歯部に適応される補綴装置は①全部鋳造冠，②陶材焼付鋳造冠(前装冠)が主要なものであるが，最近の材料の向上により③全部被覆型メタルフリー修復(セラミック〔最近ではジルコニアフレームの場合も多い〕クラウン，高フィラー型コンポジットレジンクラウン)も選択肢に入ることがある．いずれにせよ，大臼歯修復には強度が求められるため，十分な削除量と偏心運動時のクリアランスを確保しなくてはならない．

また，咬合高径の低下や対合歯の挺出などにより，十分な歯冠長を確保できない場合も少なくない．こうした場合において維持力の低下をきたさないためにも，軸面の平行性を保つことが必要となる．さらに，均一で連続性をもった明確なフィニッシュラインはもっとも重要である．これはプラークコントロールの観点からも重視されなければならない．

上顎臼歯部における全部鋳造冠の形成手順

形成手順	器具，バーの種類，材料など	ポイント／注意点
①咬合面ガイドグルーブ（図３～５）	・ダイヤモンド・ラウンドバー ・亀状カーバイドバー	・機能咬頭のクリアランス⇒最低1.5mm ・ファンクショナルカスプベベル ・非機能咬頭のクリアランス⇒最低1.0mm ・基本形態は逆屋根型 ・天然歯の解剖学的形態に類似（主溝と主隆線）
②咬合面の削除（図７～11）	・中太＋先端の丸いテーパー状ダイヤモンドバー	
③軸面のガイドグルーブと形成（１・頬側）（図13）	・中太＋先端の丸いテーパー状ダイヤモンドバー	・ガイドグルーブはバーの太さ２/３～１本分程度 ・フィニッシュライン部分でのワックス（金属）の厚みが最低0.5mm 程度は必要⇔同部ではバーの太さ１/２以上が沈み込むと遊離エナメルが生じる（図13） ・上顎では頬側１～２軸，舌側２軸（図12） ・テーパーのつきすぎに注意（対側との平行性を確保）
④軸面のガイドグルーブと形成（２・舌側）（図14, 15）	・中太＋先端の丸いテーパー状ダイヤモンドバー	
⑤隣接面のスライスカット（図16～18）	・細いテーパー状ダイヤモンドバー（先端が丸くても可）	・隣在歯を可及的に傷つけない ・歯間乳頭を傷つけない
⑥全周にわたる軸面形成（図19）	・中太＋先端の丸いテーパー状ダイヤモンドバー	・遠心舌側の隅角がもっとも困難 ・全体的に移行的かつ滑らかに４面をつないでいく ・テーパーのつきすぎに注意（対側との平行性を確保）
⑦形態の評価	・ユーティリティーワックス ・ストッピング ・印象用石膏	・咬合面クリアランスを確認 ・支台形態の全体像をチェックし，アンダーカットやフィニッシュラインの不連続性に注意 ・スナップ印象と印象用石膏によりチェアサイドで模型を作製して支台形態を口腔外で評価する ・必要に応じて補助的維持装置（グルーブ，ボックス，ピンホール）を付与 ・フィニッシュラインの連続性 ・ラインアングル，隅角に丸みをもたせる
⑧仕上げ＋研磨（図20～22）	・中太または太＋先端の丸いテーパー状ダイヤモンドバー（ファインまたはスーパーファイン，ホワイトポイント）	

表１　上顎臼歯部における全部鋳造冠の形成手順を示す.

1) 術者の診療姿勢と患者の頭位の確認

上顎臼歯部の支台歯形成を行う場合のアプローチ方向は10時から１時の位置

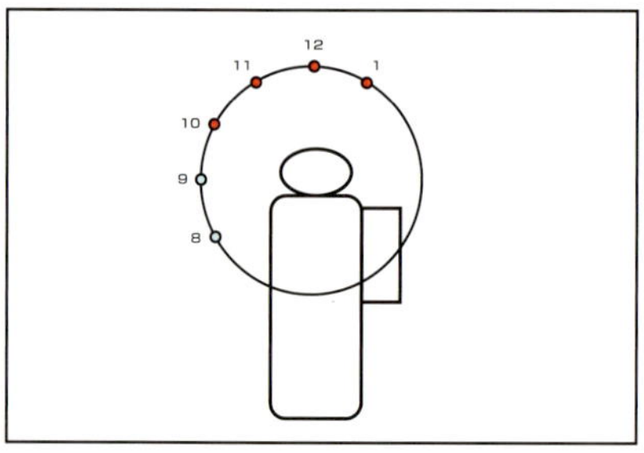

図１　補綴装置の形態を問わず，上顎臼歯部の支台歯形成を行う場合のポジションは10時から１時である．

患者の頭部を適切に傾ける

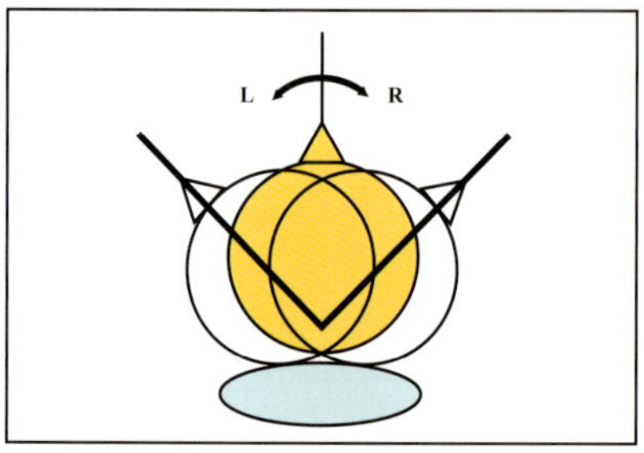

図２　術者の視野を広くし，診療姿勢を崩さないためには患者の頭部を適切に傾けさせる必要がある．また，形成する面(近遠心・頬舌側・咬合面)によっても前後・左右的な頭部の位置関係を調整する．なお，上顎では頭を若干低い位置に設定するとよい(第11章より再掲)．

2) 咬合面のガイドグルーブ形成

全部被覆冠の支台歯形成イメージ

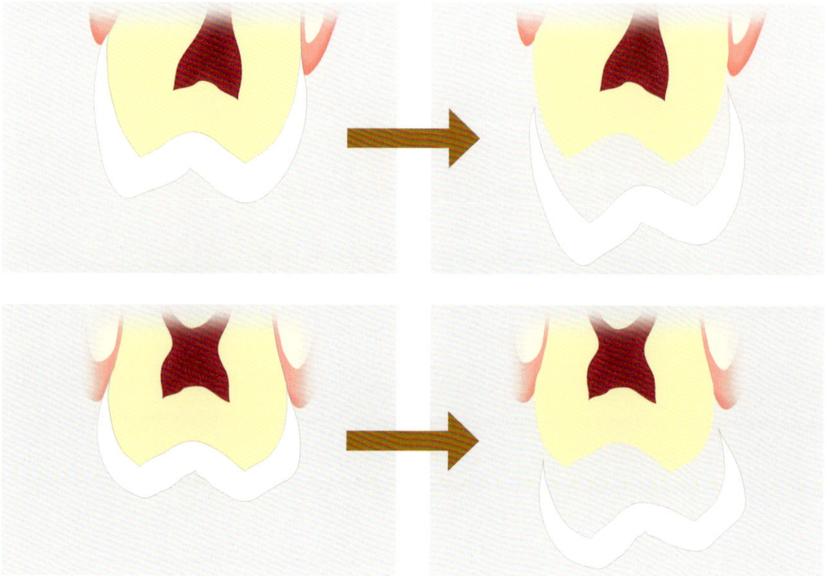

a | b
c | d

図３a〜d　近遠心的にも頬舌側的にも，エナメル質の下部にある象牙質は歯冠外形と類似している．咬頭頂直下の象牙質は高く，最大豊隆部付近の象牙質は厚い．理想的な支台歯形態をイメージする際には，エナメル質を全部除去した形態を参考にするとよい．

臼歯部咬合面のガイドグループ形成に使用するバー

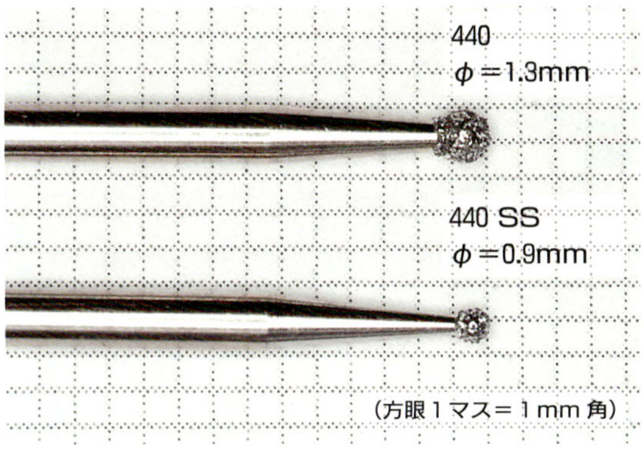

図４　歯種を問わず，ガイドグループ形成に適するバーはその刃部のサイズがわかりやすいものである．本稿ではダイヤモンド・ラウンドバー(#440，#440 SS)を用いる．ペアシェイプ・カーバイドバーを使用してもよい．

バーの太さ１本分が沈み込むように形成する

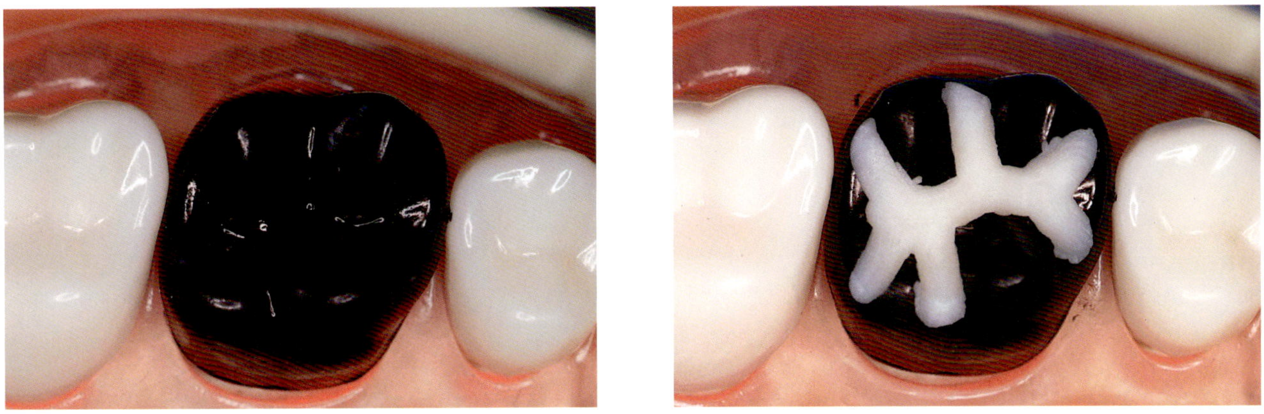

図５a，b　#440のラウンドバーの直径は1.3mm であるが，そのすべてが完全に沈み込み，均一な深度を維持したまま主溝に沿ってガイドグループを形成する．起始点は近遠心いずれかの辺縁隆線もしくは中心窩とする．ついで，頬側および舌側溝が完全に抜けるまで形成する．　a｜b

【POINT】シリコーンインデックスに理想的な歯冠形態をコピーして支台歯形態の参考にしよう！

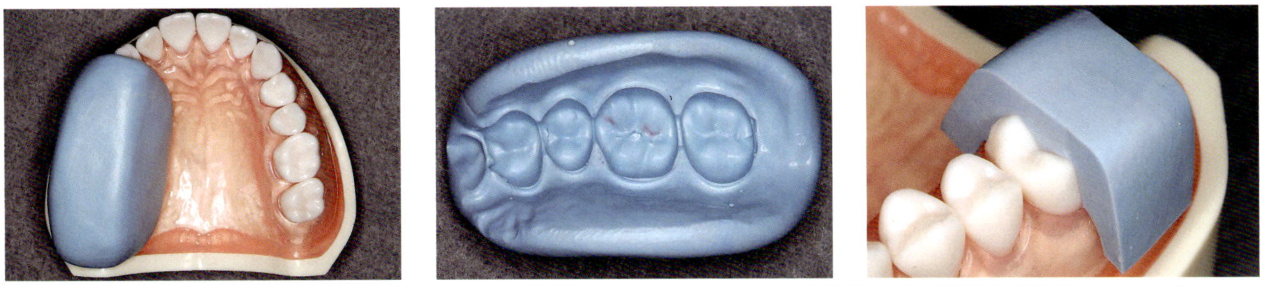

図６a〜c　支台歯形成を行う前には，天然歯もしくは診断用ワックスアップによる理想的な歯冠形態を印象用パテでコピーして，割型(形成用シリコーンインデックス)を製作するとよい．具体的には，①支台歯形成前の天然歯，もしくは診断用ワックスアップに対し，練和したパテを圧接して印象を採得し(a，b)，②該当歯の中央部分から切断して，歯質の削除量を確認するために使用する．余剰部分も切除し，適合性のよいインデックスにすることが望まれる．　a｜b｜c

3) 咬合面の削除

咬合面削除および臼歯部の支台歯形成全般に使用するバー

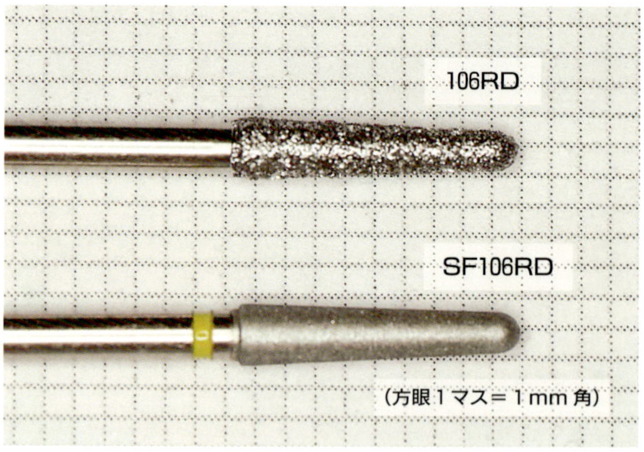

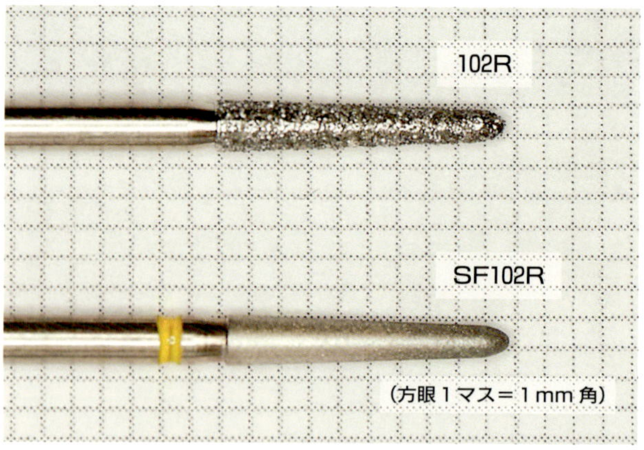

図7a, b 切削効率を考慮すると，咬合面や軸面の支台歯形成には太目のバーを使用することが望ましい．ここでは全部鋳造冠のフィニッシュラインのシャンファーを明瞭に形成するために，#106のバーを使用する． a|b

支台歯形成時のバーの当て方

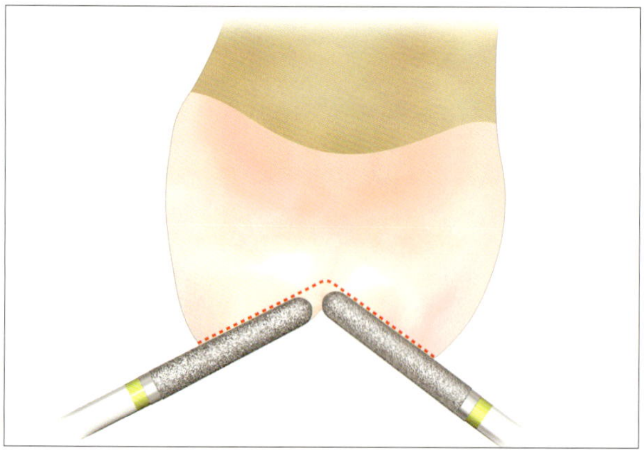

図8 咬合面削除は解剖学的形態に一致させる．#102Rもしくは#106RDのダイヤモンドポイントを咬合面の解剖学的形態に一致させて斜面状に削除を行う(図9参照)．

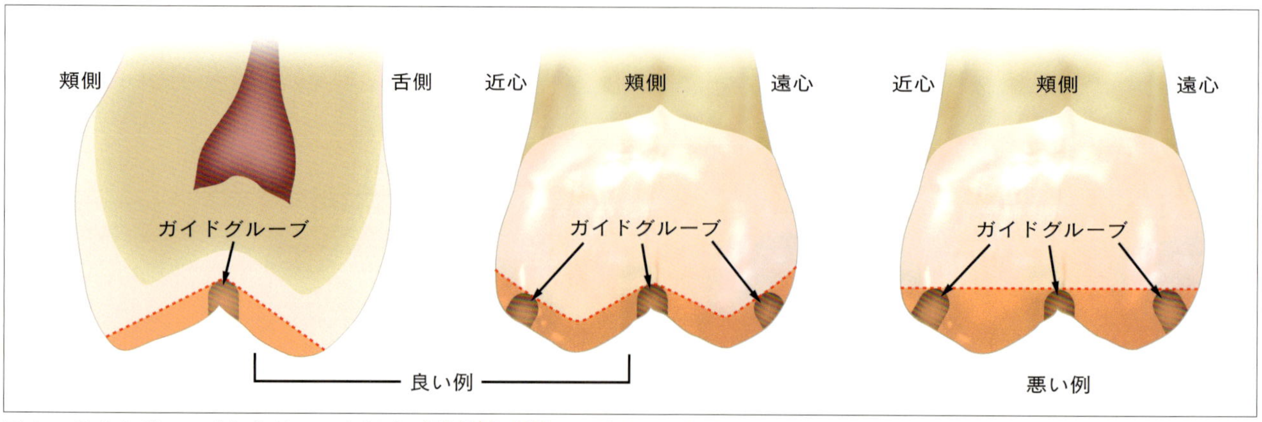

図9 ガイドグルーブを参考に，咬合面の解剖学的形態に一致させるように斜面形成を行う．各咬頭の内斜面にある隆線の傾斜に合わせて均一の厚みで歯質を削除することが重要である(図10参照)．右端の図のように咬合面を平坦に削除することは絶対に避けたい(本図は参考文献16より引用・改変)．

咬合面形態に一致するよう均一の厚みで削除する

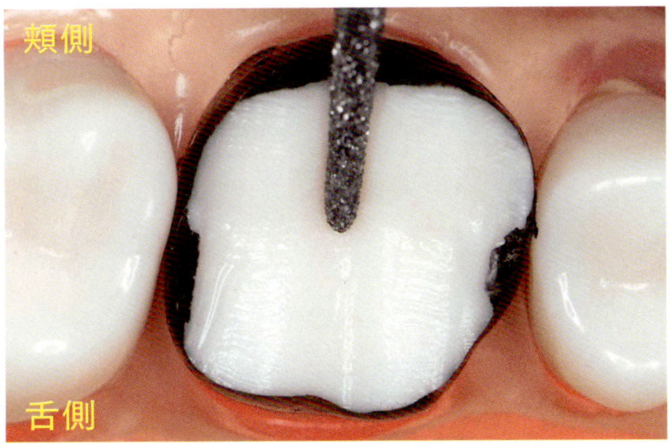

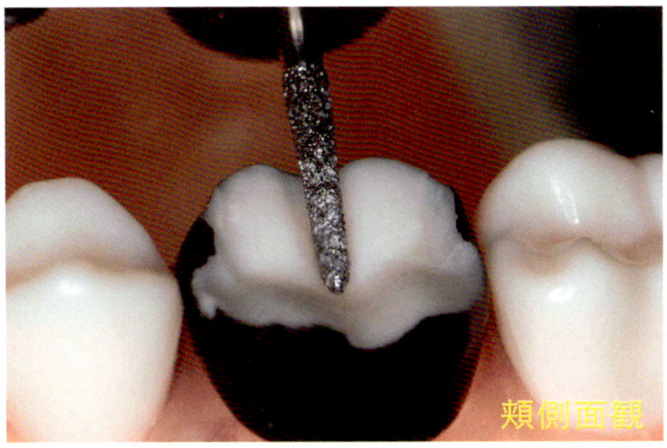

図10a, b　ガイドグルーブをつなぐように，均一の厚みをもって咬合面歯質を削除する．この際，咬合面形態に一致するように凹凸をつけ，平坦にならないように注意する(図3のイメージ)．形成時にはバーの角度に十分に注意し，咬頭の内斜面傾斜にほぼ平行に，バーの先端1/2程度で均等に切削することを心がける．　a|b

隣接部のエナメル質は残しておく

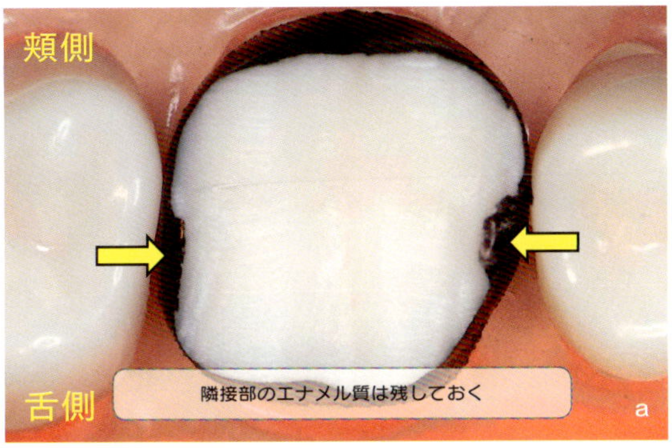

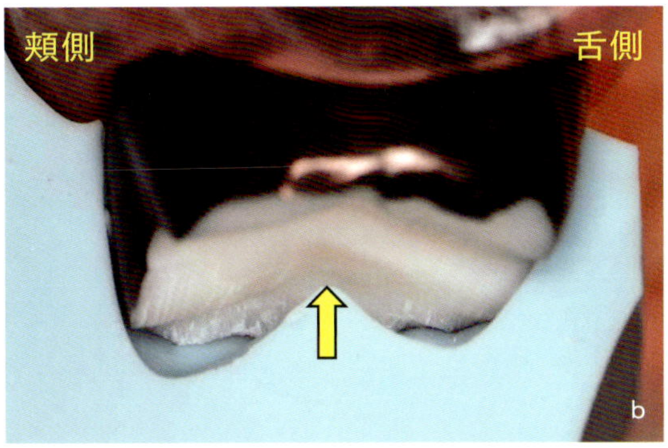

図11a, b　臼歯部の支台歯形成では，隣接部のエナメル質を残すよう心がける．また，主溝付近は削除量が不足しやすいため，形成前の歯冠形態を反映したシリコーンインデックスを利用してこの時点で形成量をチェックしておく．形成不足の解消には，咬頭傾斜角よりも若干強めにバーを倒すことで，バー先端付近を上手に使用する．

【POINT】バーの先端部による過熱に注意！

図12　黄色の矢印で示した部位は，過熱による焦げ付きである．ガイドグルーブのみならず，隣接面の形成などにおいても，バーの先端部による火傷が発生しやすい．実習用の人工歯は焦げやすいという事情もあるが，臨床においても同様の現象が発生している可能性は高い．これは歯質深部や隣接面など，タービンヘッドからの注水が十分に到達しない場所で発生しやすい．予防措置は，①新品の，切れ味のよいバーの使用，②介助者からの追加注水(シリンジからのスプレー注水)，③タービン圧のコントロール，などである．

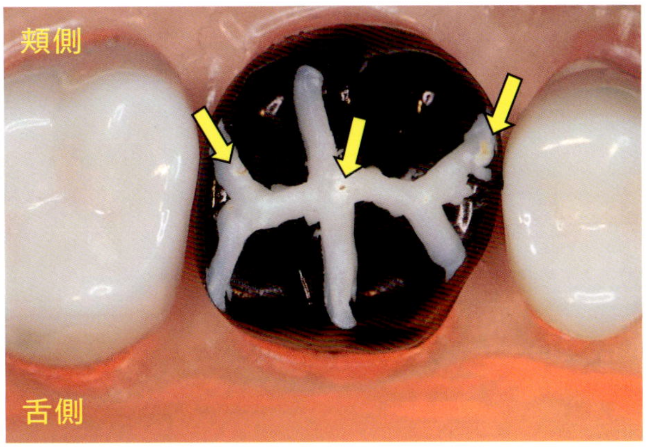

4) 頬舌側軸面のガイドグルーブ形成と歯質削除

頬側は１軸で均一に削除する

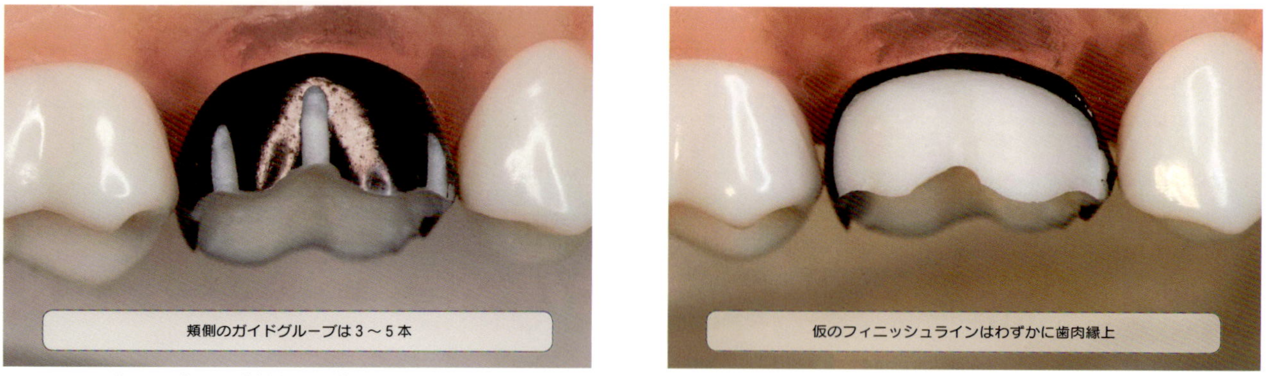

頬側のガイドグルーブは３～５本
仮のフィニッシュラインはわずかに歯肉縁上

図13a, b　上顎臼歯は，頬側が１軸になっている．ガイドグルーブの深さは #102または #106のバーの太さの約１/２とし，近遠心の頬側面溝などを利用して３～５本のガイドグルーブを形成する(a)．その後，ガイドグルーブ間に残存した歯質を削除して軸面形成する(b)．この際は頬側面のカーブに合わせ，ガイド間の歯質を幅広い面で均一に形成する．仮のフィニッシュラインはわずかに歯肉縁上とし，近遠心的な形成限界は隣接面直前にとどめる．　a|b

舌側軸面に対しては２軸形成を行う

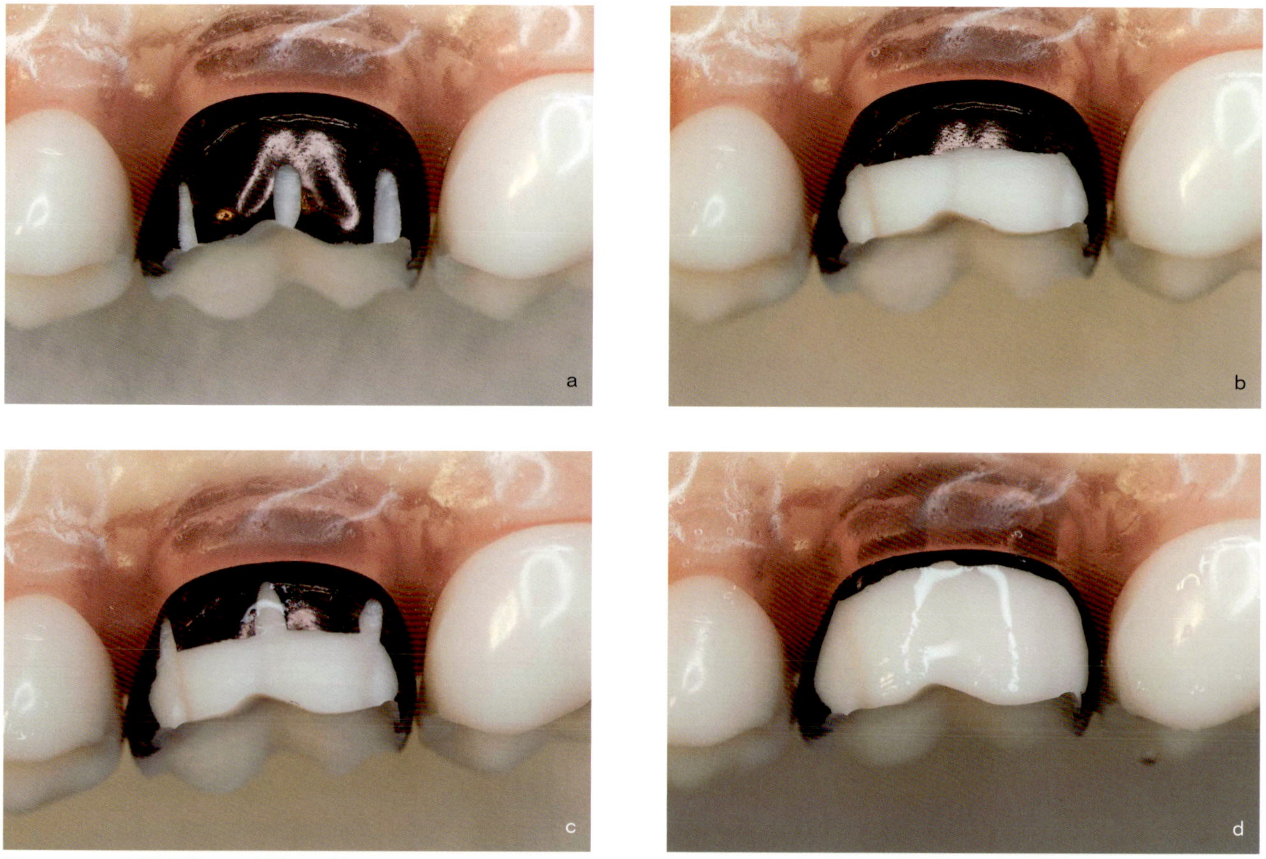

図14a～d　上顎臼歯は，舌側が２軸になっている．そのため，ガイドグルーブおよび軸面の形成は上下２分割した面で形成する．軸面削除の注意点およびフィニッシュラインの設定位置は頬側面と同様である(臼歯部の機能咬頭には大きな咬合力がかかるため，十分な材料の厚みが求められる．そのために，咬合面側１/２の削除量は十分に確保しなくてはならない．同部位の形態はファンクショナルカスプベベルと呼ばれることもある[図15の舌側２軸形態を参照])．

頬側軸面はわずかに２軸様に仕上げる

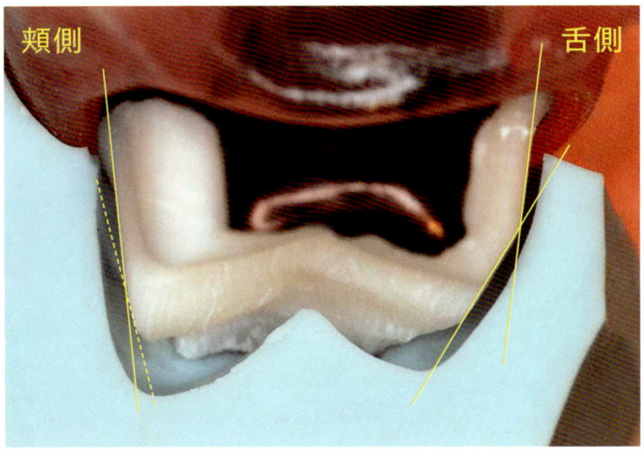

図15　基本的に上顎臼歯の頬側は１軸であるが，①同部位のオーバーカントゥアの防止，②前装冠の前装材料の厚みの確保，などの観点からわずかに２軸様に仕上げる（図中黄色の点線部）．

5) 隣接面のスライスカット

隣接面のスライスカットに使用するバー

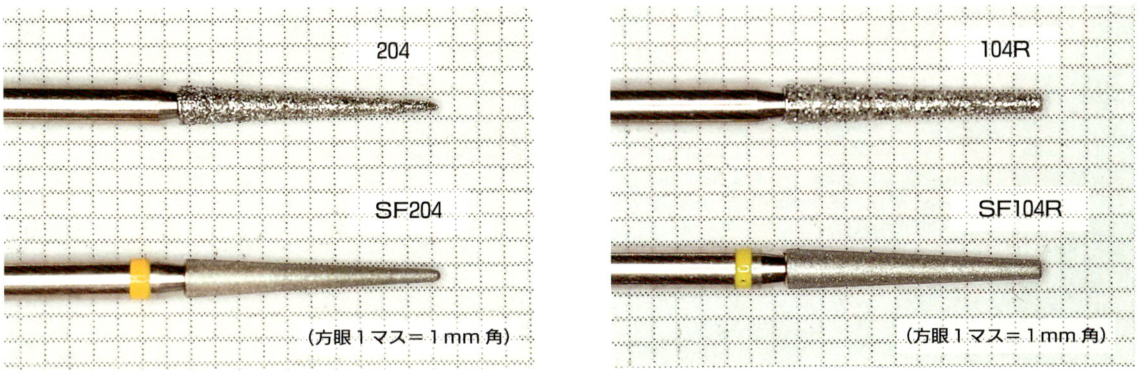

図16a, b　支台歯形成において隣接面のスライスカットはもっとも困難な作業であり，臨床においては隣在歯の存在により近遠心軸面にテーパーがつきすぎている場合が多い．また，隣在歯のエナメル質損傷によるう蝕の誘発も少なくない．こうしたことから，隣接面のスライスカットには #204，#104R を使用する．とくに #204は先端が尖っており，バー自体のテーパーも強いために作業しやすい．
a|b

隣接面スライスカットのイメージ

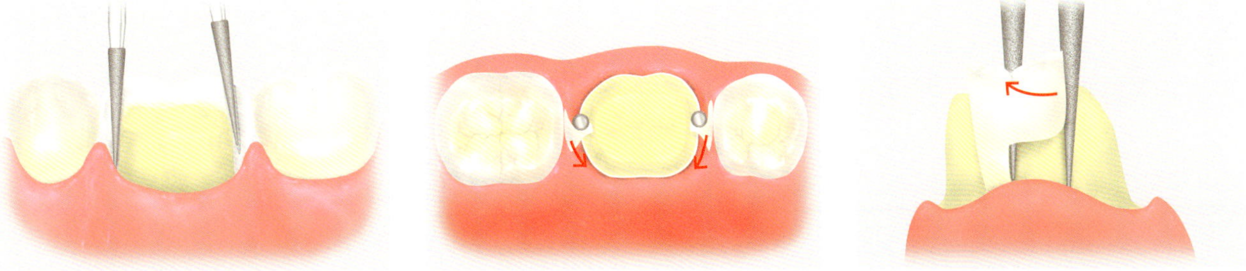

図17a～c　隣接面スライスカットに対するアドバイスとしては，①よく切れるバーを使用する，②可及的に歯軸と平行にバーを動かす，③レストを形成歯の近くに，かつ強固においてバーのブレを予防する，の３点が挙げられる（第11章より再掲）．
a|b|c

近遠心ともに頬舌側の隅角部まで細いバーを完全に抜く

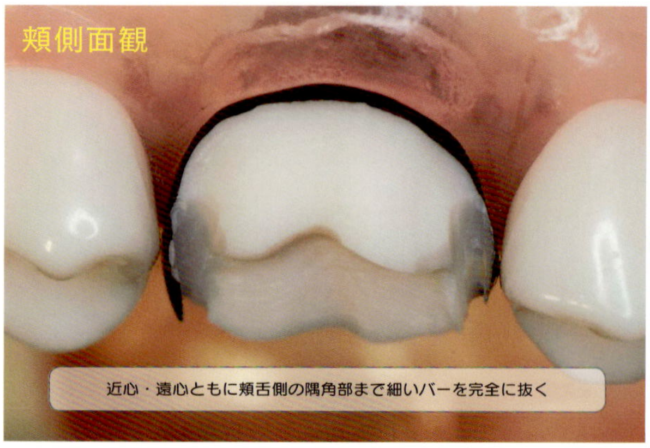

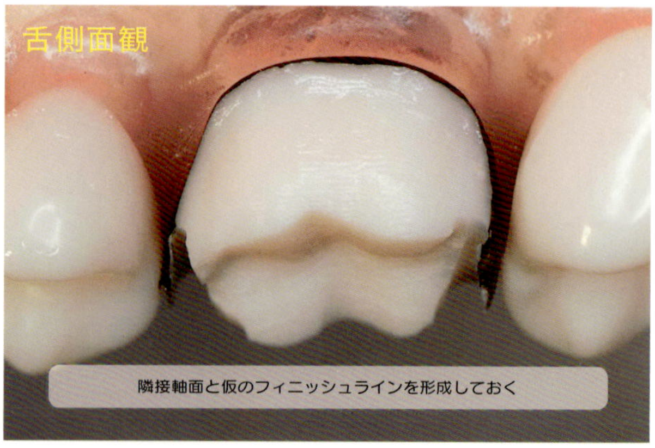

図18a, b　隣接面スライスカット時にはバーの先端を使用して，細いガイド溝を咬合面側に形成する．ついで，可及的に隣在歯と歯肉縁の損傷を避け，近心・遠心ともに頬舌側の隅角部まで細いバーを完全に抜く．また，隣接面のスライスカット後に，#106よりも若干細めの #102を使用して隣接軸面と仮のフィニッシュラインを形成しておくとよい(太いバーが隣在歯に接触しないだけの幅を確保する)．

a|b

6 全周にわたる軸面・フィニッシュラインの形成

軸面とともにフィニッシュラインを形成する

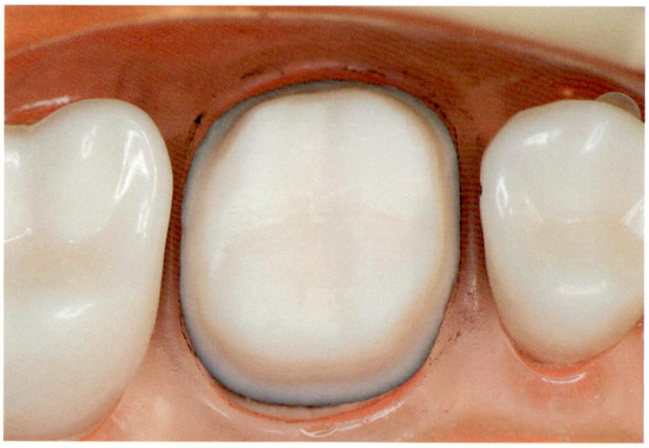

図19a～c　図18で隣接軸面と仮のフィニッシュラインを形成した後，#106のバーを用いて全周の軸面形成を行う．この際にはフィニッシュラインの形成も同時に行うため，必要に応じて歯肉圧排を行う．全部鋳造冠の場合，フィニッシュラインの設定はカリエスリスクや歯周疾患の状況などを参考にする．

a
b|c

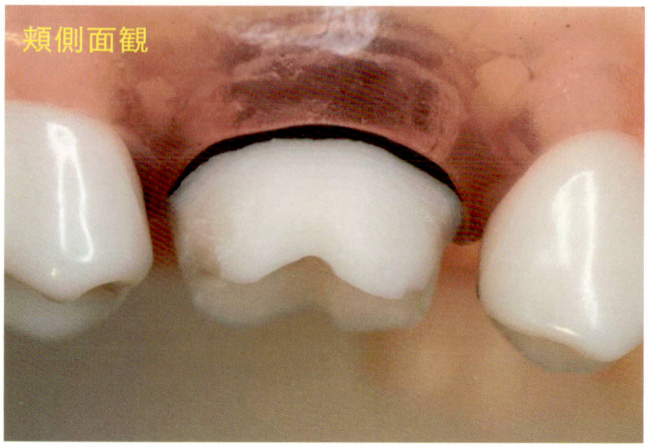

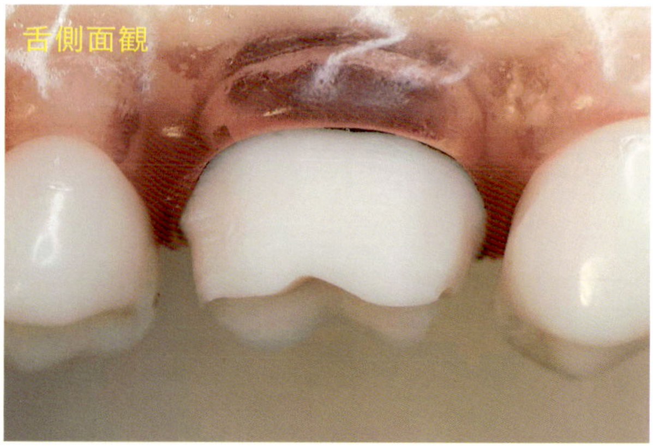

7) 仕上げと研磨

研磨は理想的な形態が完成した後に行う

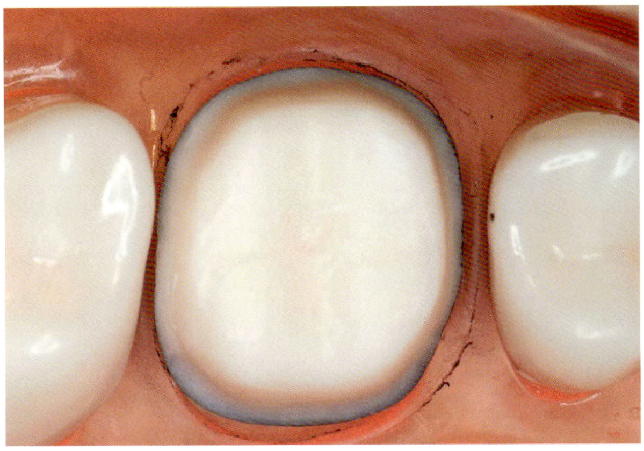

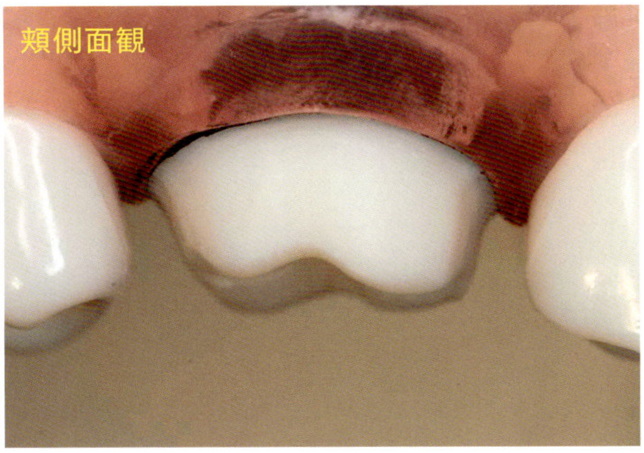

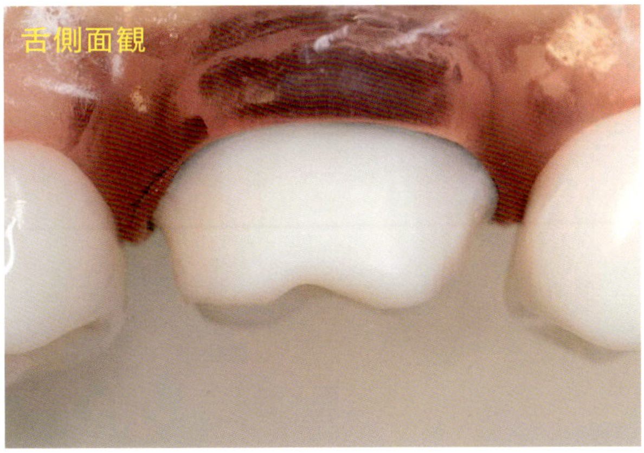

a|b
c

図20a〜c　最終研磨の終了した支台歯．研磨用のバーは切削効率が低いため，通常のダイヤモンドバーで理想的な支台歯形態を完成させた後に仕上げ研磨を行う．この際の形態のチェックポイントは，①均一で連続性をもったシャンファー形態か，②軸面の近遠心的な平行性が得られているか，③歯肉組織との調和が生物学的に容認できるものか，などである．

クリアランスと前方・偏心運動の関係を確認する

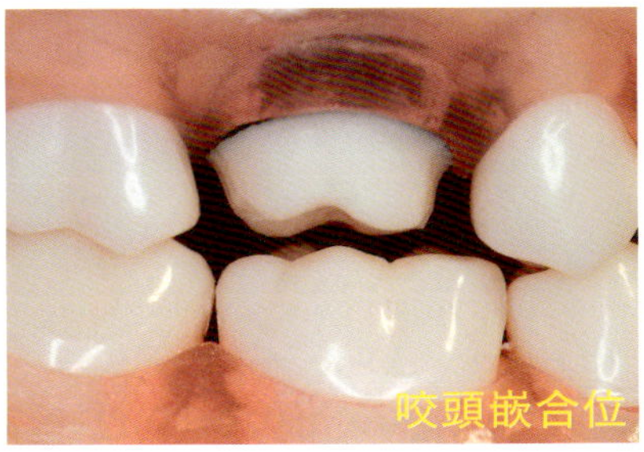

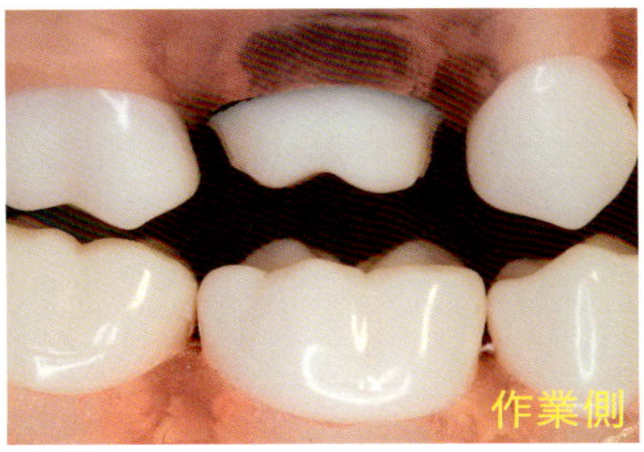

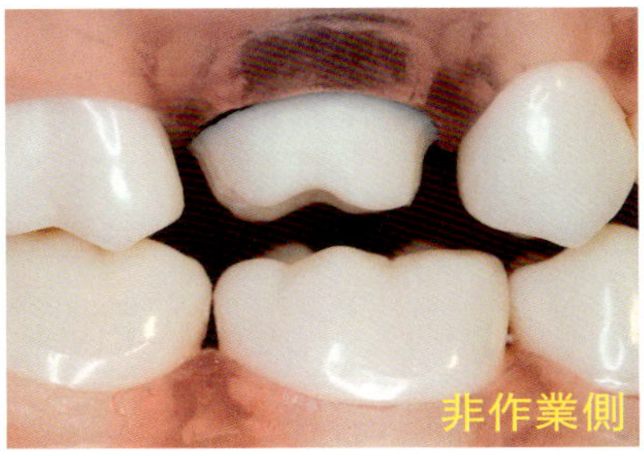

図21a〜c　支台歯形成中は咬頭嵌合位におけるクリアランスのみを確認することが多い．しかし，実際には偏心運動時における対合歯とのスペースも重要であることを忘れてはならない．　a|b|c

上顎大臼歯における全部鋳造冠の支台歯形成の完了

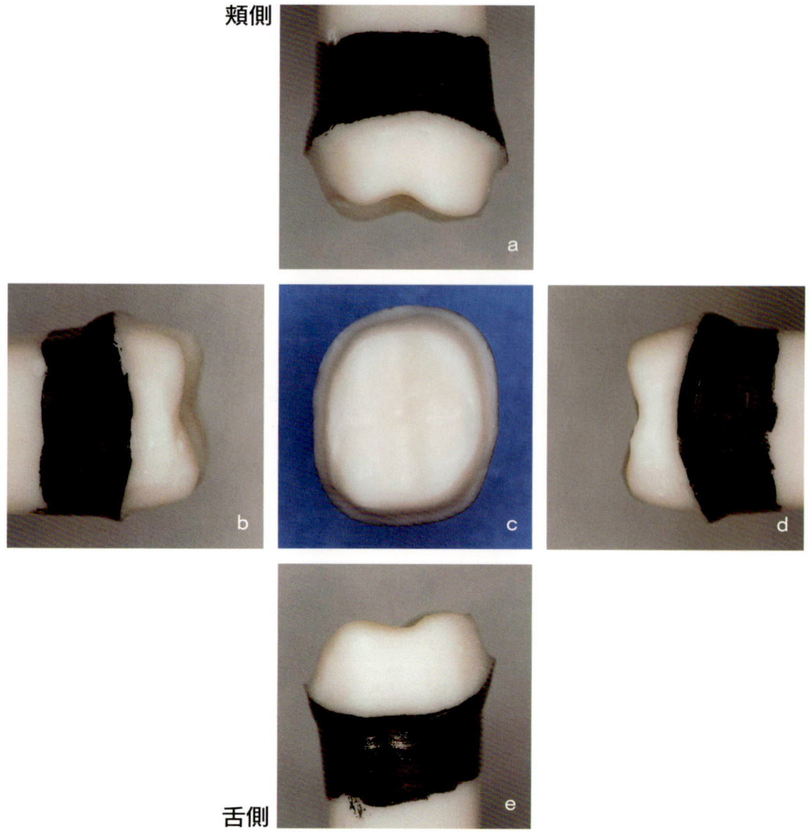

図22a～e　全部鋳造冠のための支台歯形成が終了した上顎大臼歯の咬合面観(c)，近遠心面観(b, d)，頬舌側面観(a, e)を示す．観察のポイントは，テーパー，フィニッシュラインの連続性，削除量などである．

Summary
本章のまとめ

上顎臼歯部に対する支台歯形成は，下顎のそれに比べて唾液や舌の影響を受けないという意味で容易にみえる．しかし，上顎大臼歯遠心部は直視が不可能であり，器具を到達させることが困難なためテーパーがつきやすいという問題点がある．

また，すべての歯種において，支台歯形成後には基本的に暫間被覆冠(テンポラリークラウン・プロビジョナルクラウン)を製作しなくてはならない．ここにおいて，マージンの適合性が良好かつ強度や審美的な要件を満たす暫間被覆冠を製作するためには，ある程度の削除量および連続性と明確性をもったフィニッシュラインの形態が求められる．もちろん，暫間被覆冠は治療用の装置としてのみならず支台歯形態の客観評価に有効である．

本書の下巻で詳細に解説を加えることになるが，「暫間被覆冠が満足に製作できて，さらに装着期間中に良好な経過をたどる症例の支台歯形態は適切である」と評価できるのである．

CHAPTER 13

前歯部陶材焼付鋳造冠の支台歯形成

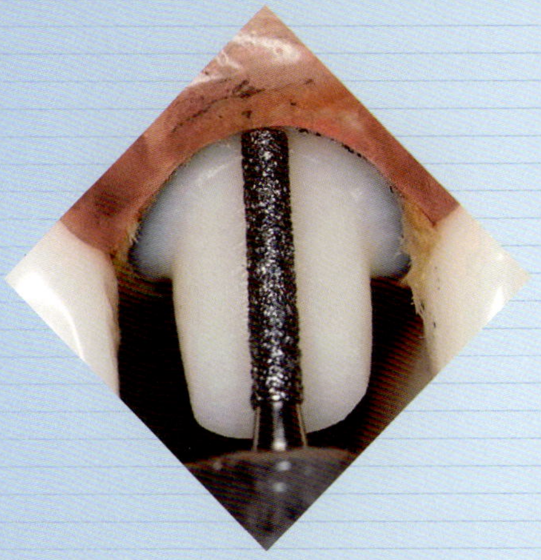

1 前歯部陶材焼付鋳造冠の支台歯形成の実際

本章で学べるポイント

支台歯形成に関する……

①上顎前歯部における陶材焼付鋳造冠の支台歯形成の実際

1　前歯部陶材焼付鋳造冠の支台歯形成の実際

陶材焼付鋳造冠は審美的な補綴装置の基本である．最近では高フィラーコンポジットレジン(いわゆるハイブリッドセラミックス)前装冠も多くみられるようになってきたが，この両者の支台歯形態は大きく異なるものではない．

日常臨床における前装冠の支台歯形成で問題となるのは，ショルダー幅の不足と唇側面切縁側 1/2 の形成量不足である(唇側面における 2 軸形成)．不十分な支台歯形態は前装材料の厚みを規制し，十分な色調再現の妨げとなったり，適切な歯冠豊隆の付与を困難にしたり(オーバーカントゥアになりやすい)するため，必要かつ十分な削除量を確保することが求められる(図 1，2)．

以下に，陶材焼付鋳造冠の臨床的意義および長所・短所(表 1)，支台歯形成の手順(表 2)とそのステップ(図 3 ～26)を示す．

陶材焼付鋳造冠のためには充分な形成量が必要！

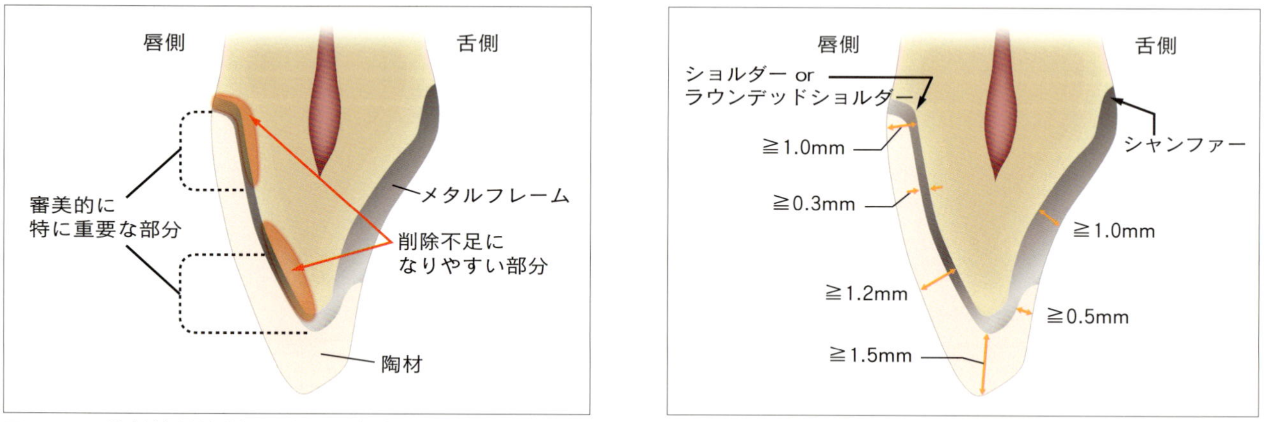

図 1 a, b　陶材焼付鋳造冠で十分な審美性を獲得するためには，とくに前装部の支台歯形成量が重要となる．一般的に削除不足となりやすい部位は，①唇側ショルダー幅，②唇側切縁側 1/2 の軸面である．唇側切縁側 1/2 の削除量の確認は，下巻で取り上げる暫間補綴装置の形態および厚みを確認することで修正が可能である(a)．強度と審美性を兼ね備えた前装冠に求められる基本的寸法から，十分量の歯質削除が求められることが理解できる(b)．前装冠の支台歯形成ではショルダー幅は1.0mm 以上(できれば1.2～1.5mm)必要であり，軸面削除量は歯頸側で1.0～1.2mm，切縁側で1.2～1.4mm である．切縁部分は切端の透明性を再現するためにも1.5mm 程度は必要である．本図はパーシャルベイクのものであるが，フルベイクの場合は舌側の削除量不足に注意が必要となる(b は参考文献17より引用・改変)．

a | b

オールセラミッククラウンに必要な形成量(参考)

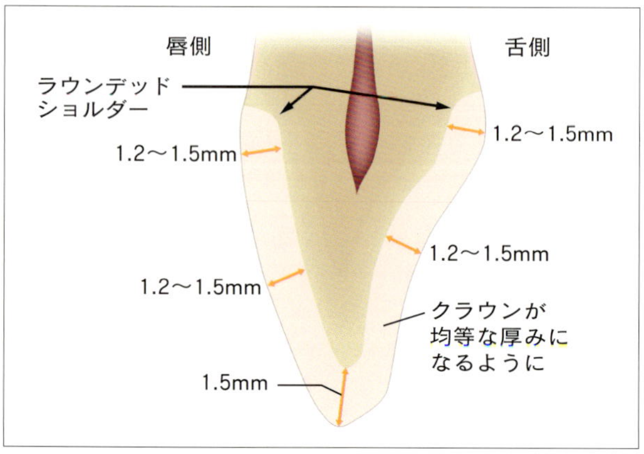

図 2　オールセラミッククラウンに求められる支台歯形成量を示す．使用材料(含むコア材の種類)により異なるが，ショルダー幅・軸面削除量は1.2～1.5mm，切縁は1.5～2.0mm 程度は必要である．また，フィニッシュラインの形態は，応力の集中を避けるためにラウンデッドショルダーかディープシャンファーにする．全体的なフォルムも丸みを帯びた滑らかな形態が望ましい．

陶材焼付鋳造冠の臨床的意義および長所・短所

臨床的意義・特徴・適応症	長所	短所
・すべての部位(歯種)における審美的補綴装置の基本 ・ブリッジの支台装置になる ・う蝕歯，広範囲の歯質崩壊 ・再治療歯 ・大きな維持力や強度が求められる歯 ・歯冠形態，咬合平面の修正が必要な場合	・審美性が要求されるすべての部位に適応可能 ・歯の全面(軸面)を被覆するため，維持力が大きい．冠構造としては変形しにくい ・部分被覆冠に比較して抵抗形態として有利で，形成が容易である ・歯の全体的な色調および形態変化が可能	・一般的に歯質削除量が多くなる ・フィニッシュラインは基本的に歯肉縁下に設定するため，歯周組織との調和が求められる ・支台歯形態の不備は陶材前装部の厚みに影響を及ぼし，破折の原因となり得る ・部分床義歯の鉤歯としては望ましくない ・カリエスリスクが高い患者，あるいは中程度以上の歯周疾患患者は禁忌 ・ブラキシズムなどの悪習癖には注意を要する

表１　陶材焼付鋳造冠の臨床的意義および長所・短所を示す．

上顎前歯部の形成手順

形成手順	器具，バーの種類，材料など	ポイント／注意点
①切縁(咬合面)のガイドグルーブ(図４，５)	・中太＋先端の丸いテーパー状ダイヤモンドバー ・中太＋テーパーがなく，フラットエンドのシリンダー状ダイヤモンドバー	・切縁の中央と左右の３ヵ所に1.3〜1.5mm程度のガイドグルーブを入れる ・白歯部に関しては全部鋳造冠に準ずるが，ガイドグルーブの深さは1.3〜1.5mm程度とする
②唇(頬)側軸面のガイドグルーブと形成(図５，６)	・中太＋先端の丸いテーパー状ダイヤモンドバー ・中太＋テーパーがなく，フラットエンドのシリンダー状ダイヤモンドバー	・ガイドグルーブはバーの太さの2/3〜１本分程度(バーの直径により異なる．前装部分はメタルコーピング＋陶材の厚みを考慮して1.5mm程度の削除量は必要) ・フィニッシュライン部分では，ショルダー幅が最低1.5mm程度は必要⇔ショルダーもしくはラウンドショルダーが基本となる．現在はベベルの付与はほとんど行わない ・テーパーのつきすぎに注意(対側との平行性を確保)
		ウイングの有無 ・現在では明確なウイングを付与することは少なく，パーシャルベイクの場合でも，ショルダーからシャンファーに緩やかに移行する
③隣接面のスライスカット(図８〜11)	・細いテーパー状ダイヤモンドバー(先端が丸くても可)	・隣在歯を可及的に傷つけない ・歯間乳頭を傷つけない ・前歯部の場合には，隣接面部が歯肉縁下深くなりやすいので注意を要する ・テーパーのつきすぎに注意(対側との平行性を確保)

④舌側軸面のガイドグルーブと形成(図12～15)	・中太＋先端の丸いテーパー状ダイヤモンドバー ・中太＋テーパーがなく，フラットエンドのシリンダー状ダイヤモンドバー	フルベイクの場合 ・ガイドグルーブはバーの太さの2/3～1本分程度(バーの直径により異なる．前装部分はメタルコーピング＋陶材の厚みを考慮して1.5mm程度の削除量は必要) ・フィニッシュライン部分では，ショルダー幅が最低1.5mm程度は必要⇔ショルダーもしくはラウンドショルダーが基本 パーシャルベイクの場合 ・舌側のフィニッシュラインはシャンファー形態に仕上げる 前歯の場合 ・舌側の基底結節部分の立ち上がりを残すように形成する(日本人の場合はシャベル歯が多く，基底結節の張り出しが弱く困難ではあるが)⇒前歯部ではクラウンの維持力は近遠心のテーパーに依存するが，同部位の立ち上がりはクラウンの唇側への転覆防止に不可欠
⑤リンガル・コンキャビティ(前歯舌面の凹面形態)の形成(図17～19)	・蕾状ダイヤモンドバー ・カーボランダムポイント(円盤状)	・歯の大きさやリンガル・コンキャビティの湾曲状態などにより，カーボランダムポイントの形態(直径)を適度に形態修正(ドレッシング)する ・上顎歯のリンガル・コンキャビティは下顎切歯のガイドに関与する．削除量不足はクラウン舌側の厚みを増し，下顎切歯の滑走路に影響を与えるので，十分な注意を要する
⑥全周にわたる軸面形成(図20～22)	・中太＋先端の丸いテーパー状ダイヤモンドバー ・中太＋テーパーがなく，フラットエンドのシリンダー状ダイヤモンドバー	・遠心舌側の隅角がもっとも困難 ・全体的に移行的かつ滑らかに全周をつないでいく ・テーパーのつきすぎに注意(対側との平行性を確保)
⑦フィニッシュラインの形成(図20～22)	・中太＋テーパーがなく，フラットエンドのシリンダー状ダイヤモンドバー ・ホワイトポイント(形態をドレッシングしたもの)	・唇(頬)側中央部は歯肉縁下の形成深さが不足しやすい ・隣接面(特に前歯歯間乳頭部)は深くなりすぎる傾向がある
⑧形態の評価(図14～16, 19, 25)	・ユーティリティーワックス⇒咬合面クリアランスの確認 ・印象用石膏⇒支台歯の全体的形態の把握 ・印象用パテによる形態インデックス⇒前装部分の厚みを考慮した支台歯形成のガイドに(図14)	・咬合面クリアランスを確認 ・支台形態の全体像をチェックし，アンダーカットやフィニッシュラインの不連続性に注意 ・フルベイクの場合には,全周にわたり均一な幅をもつショルダー形成が重要 ・スナップ印象と印象用石膏によりチェアサイドで模型を製作し，支台歯形態を口腔外で評価する ・必要に応じて補助的維持装置(グルーブ・ボックス・ピンホール)を付与
⑨仕上げ＋研磨(図23～26)	・基本的に軸面・フィニッシュライン形成に用いたものと同形態でファインまたはスーパーファイン ・ホワイトポイント(形態をドレッシングしたもの．図23)	・フィニッシュラインの連続性 ・ショルダー幅の均一性 ・ラインアングル・隅角に丸みをもたせる

表2　上顎前歯部の形成手順を示す．

1) 診療姿勢の確認

上顎前歯部の支台歯形成を行う場合のアプローチ方向は11時から１時の位置

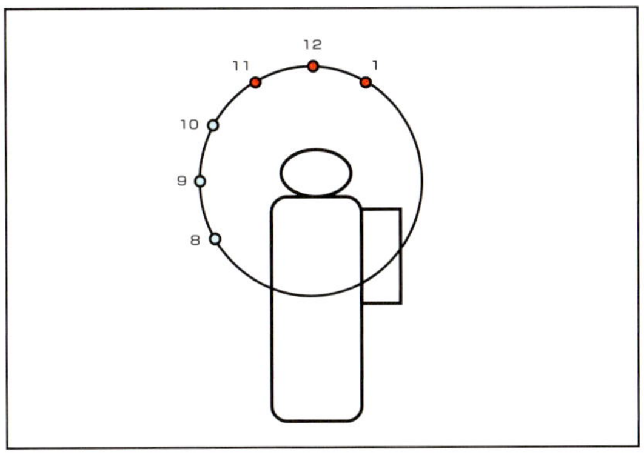

図３　上顎前歯部の支台歯形成を行う場合のポジションは11時から１時である.

2) 切縁のガイドグルーブ形成

切縁のガイドグルーブ形成および前歯部の支台歯形成全般に使用するバー

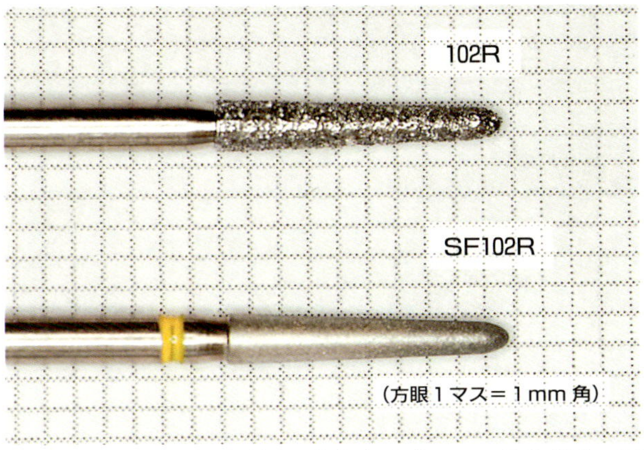

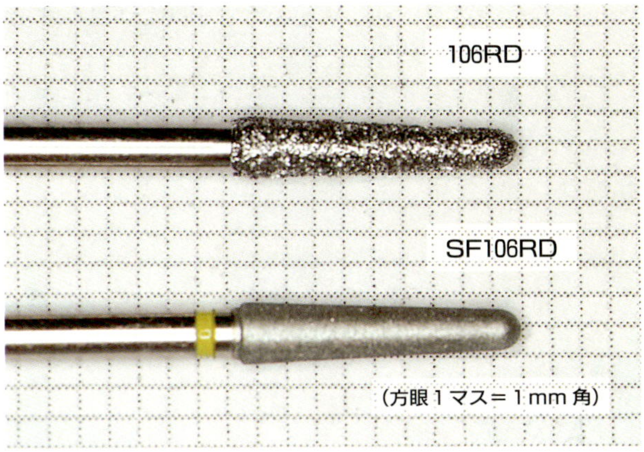

図４a, b　陶材焼付鋳造冠の支台歯形成では，前装部分の厚みを確保することが重要である．よって，切削効率やフィニッシュライン形成の明瞭化を考慮すると，おもに使用するバーは太めのものが望ましい．とくに前歯部では，形成のしやすさや確実な削除量の確保の観点から，本章では＃106のバーをおもに使用する．　a｜b

バーの太さの２/３～１本分が沈み込むように形成する

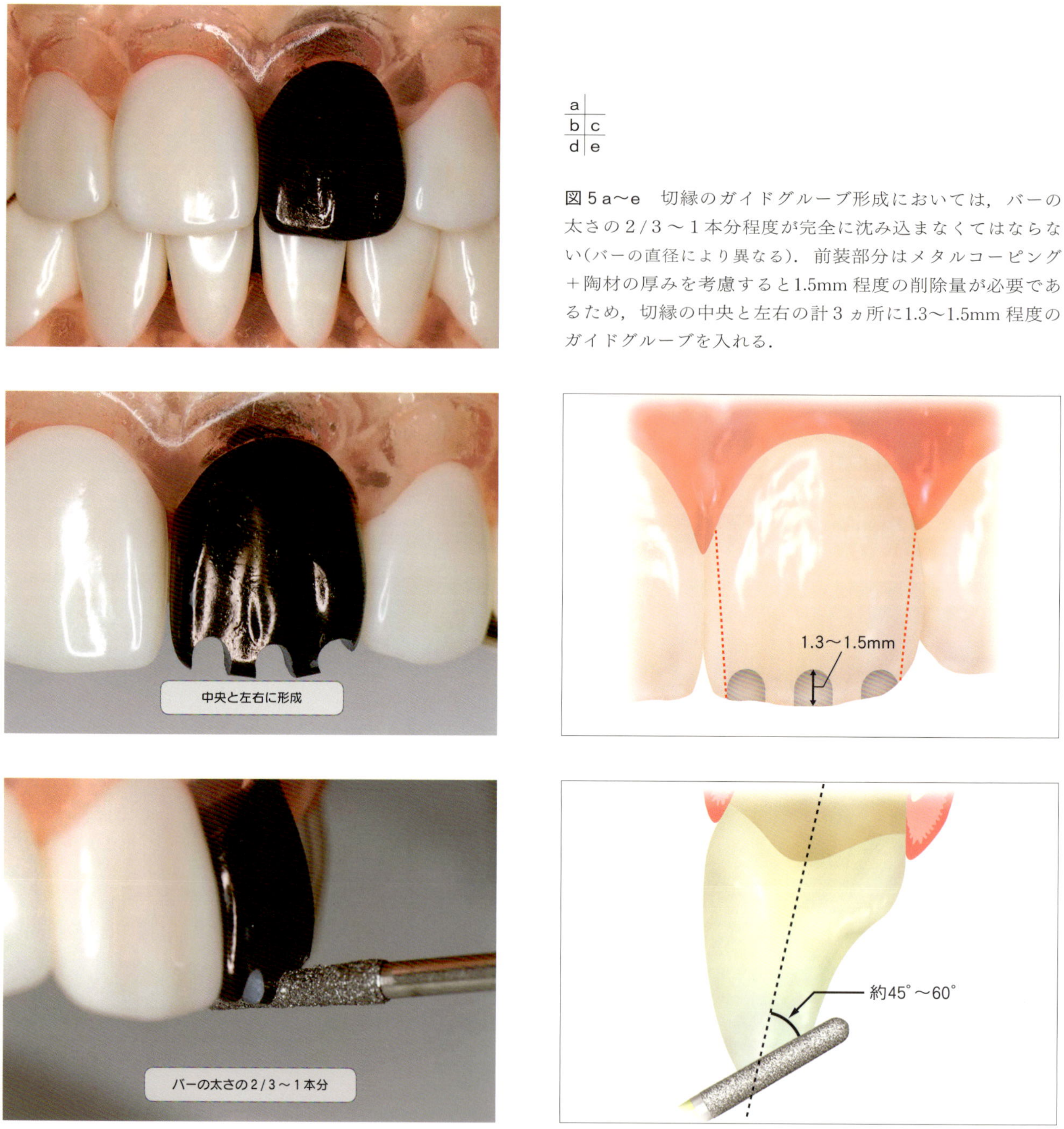

図５a～e　切縁のガイドグルーブ形成においては，バーの太さの２/３～１本分程度が完全に沈み込まなくてはならない（バーの直径により異なる）．前装部分はメタルコーピング＋陶材の厚みを考慮すると1.5mm 程度の削除量が必要であるため，切縁の中央と左右の計３ヵ所に1.3～1.5mm 程度のガイドグルーブを入れる．

3) 唇側軸面のガイドグルーブ形成と歯質削除

唇側軸面では2軸形成を意識する

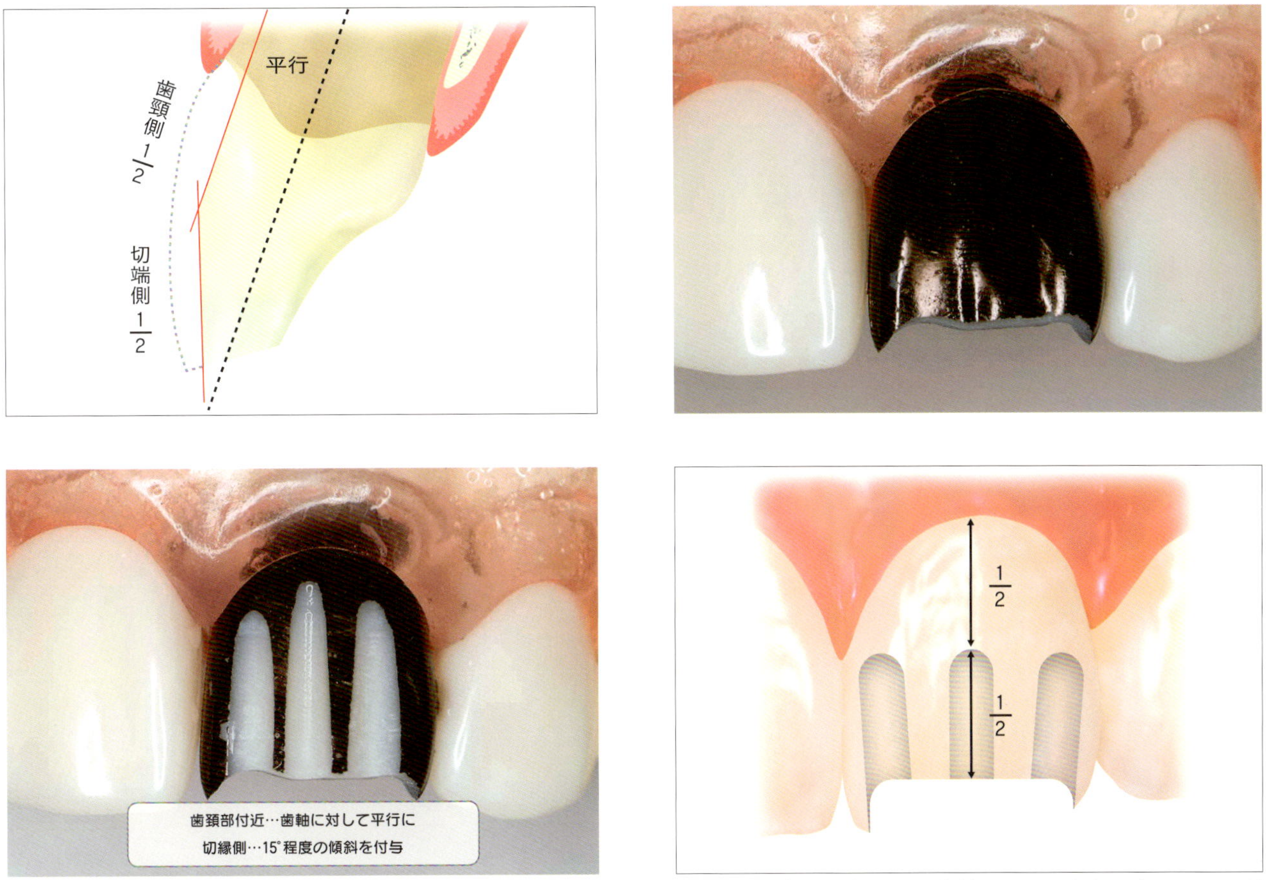

図6a～d　上顎前歯部は基本的に2軸に仕上げなくてはならない(a)．今回は歯面を上下に2分割することなく1度にガイドグルーブを形成したが，2分割してもよい(d)．ガイドグルーブの深さは＃106のバーの太さの約2/3とし，3本形成する．歯頸部付近では歯軸に対して平行に，切縁側では15°程度の傾斜を付与するように意識する．

a | b
c | d

唇側面のカーブに合わせて幅広い面で歯質を削除する

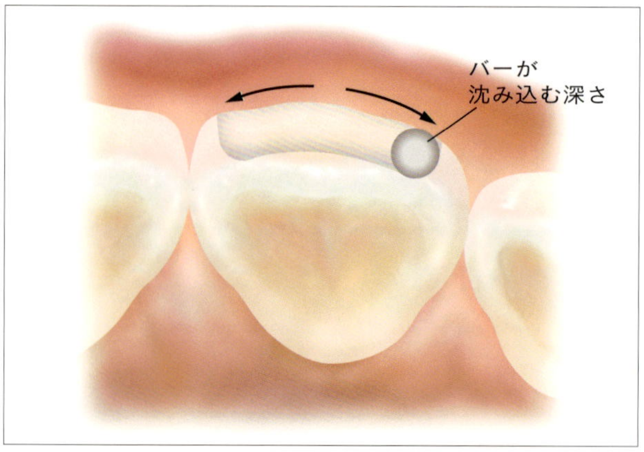

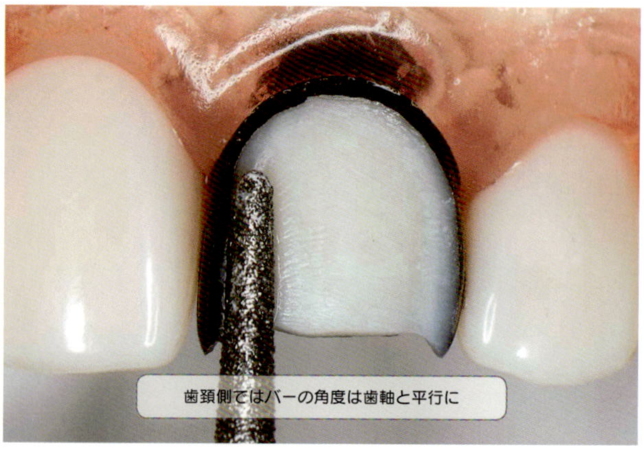

歯頸側ではバーの角度は歯軸と平行に

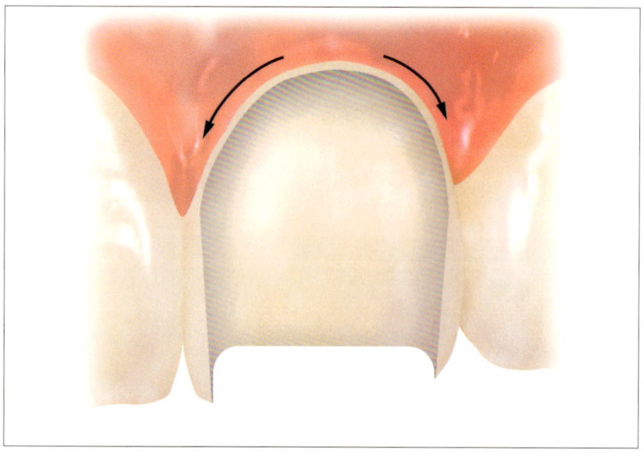

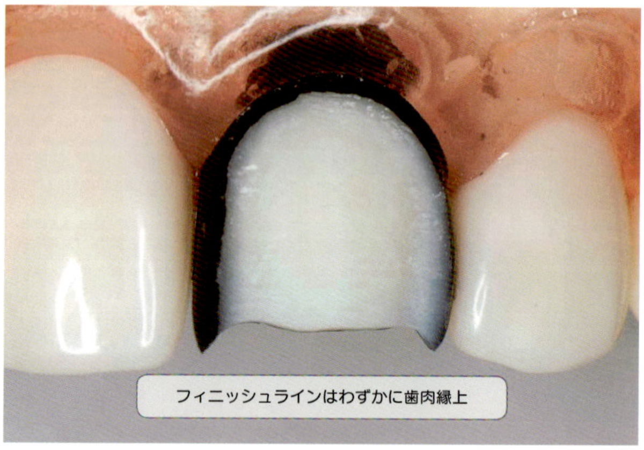

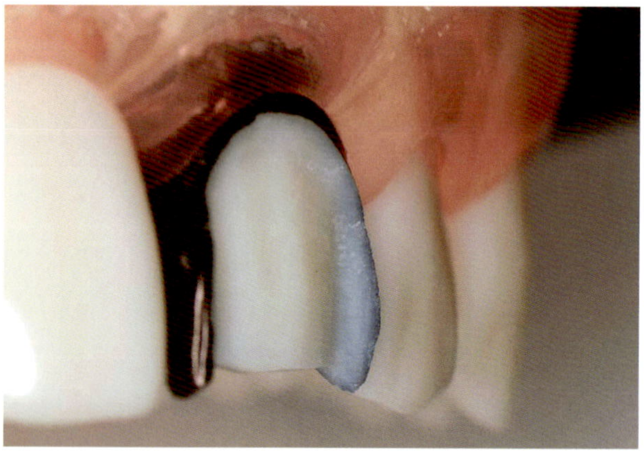

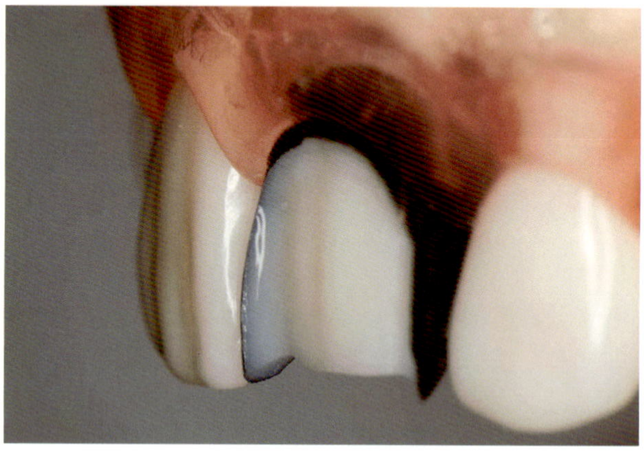

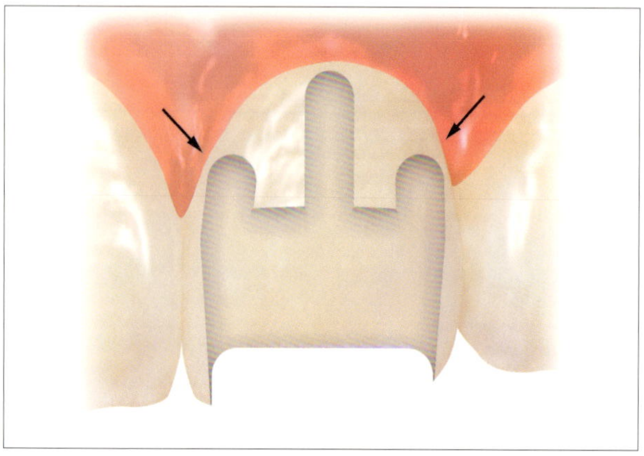

a	b
c	d
e	f
g	

図7a〜g　その後，ガイドグルーブ間に残存した歯質を削除する(a, b)．唇側面のカーブに合わせ，幅広い面で均一に形成する．歯頸側においては，バーの角度は歯軸と平行とする．ここで仮に設定するフィニッシュラインはわずかに歯肉縁上とし，近遠心的な形成限界は隣接面直前にとどめる．２分割形成の場合は，切縁側１/２の軸面形成後に歯頸側１/２のガイドグルーブ・軸面形成を行う．

4) 隣接面のスライスカット

隣接面のスライスカットに使用するバー

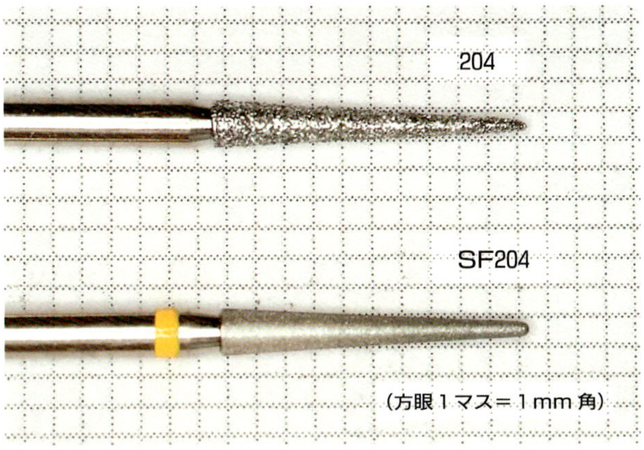

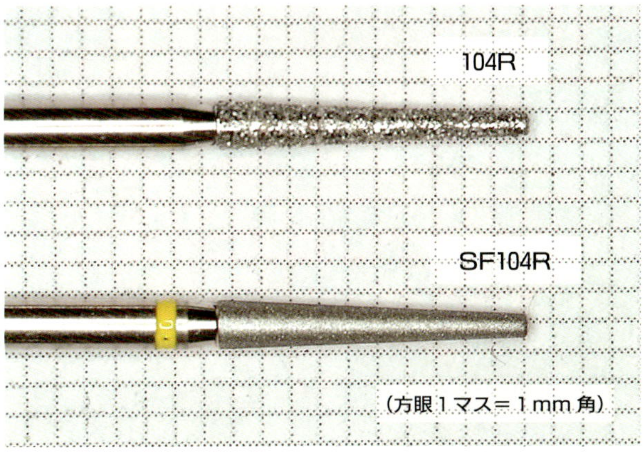

図8a, b　隣接面のスライスカットには＃204，＃104R のバーを使用する．とくに＃204は先端が尖っており，バー自体のテーパーも強いため作業しやすい．
a|b

頬舌側の隅角部まで細いバーを完全に抜くことを意識する

a
b|c

図9a〜c　前歯部では，直視下で隣接面スライスカットを行うことができる．よって，臼歯部に比較してバーの移動や角度の補正が行いやすいのが特徴である．隣在歯と歯肉縁の損傷を避け，近心・遠心ともに頬舌側の隅角部まで細いバーを完全に抜くことを意識する．

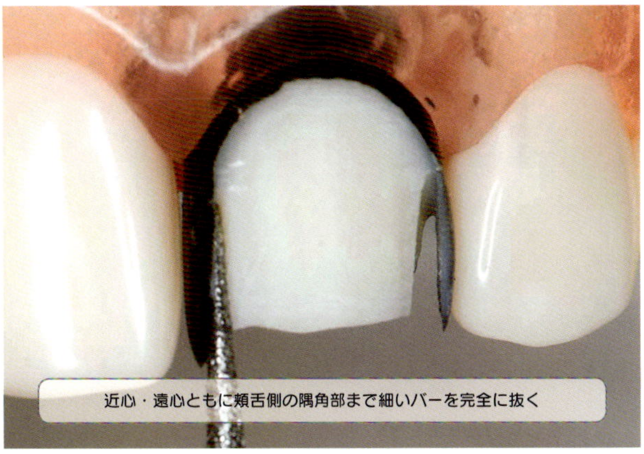

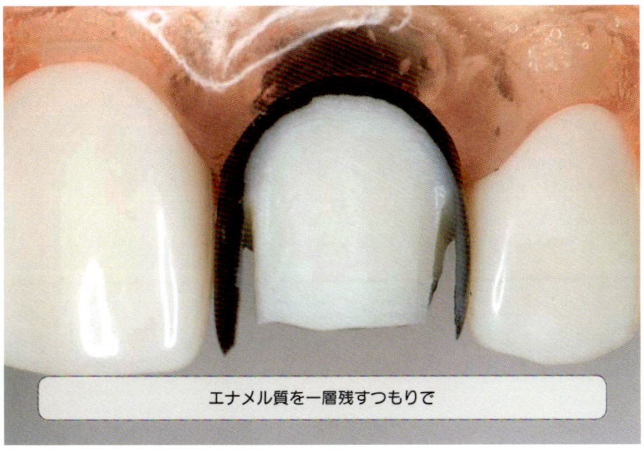

エナメル質を一層残すつもりで

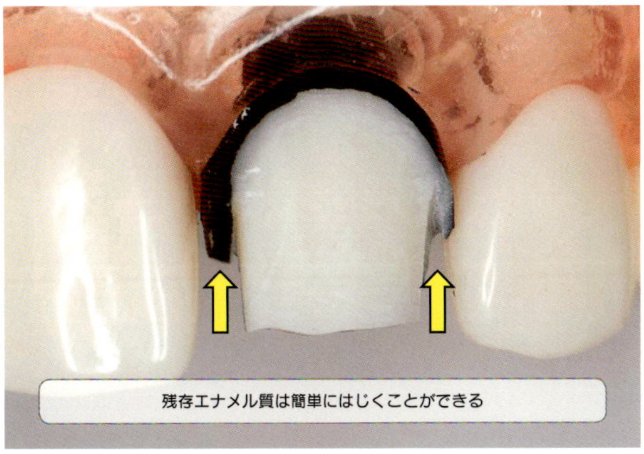

残存エナメル質は簡単にはじくことができる

隣接面スライスカットのイメージ

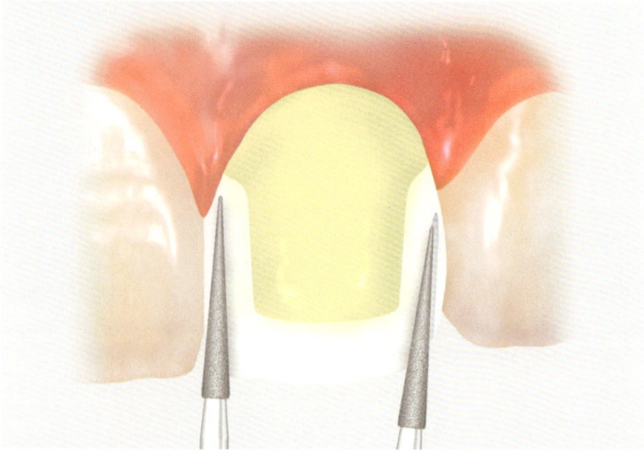

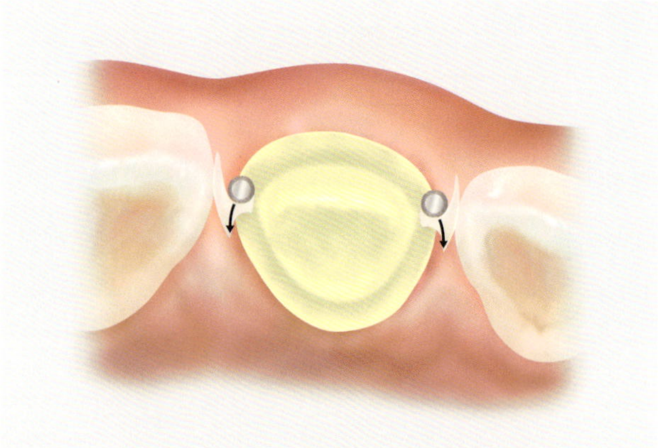

図10a, b 隣接面のスライスカットでは，①唇側から形成を開始する，②バーを上に抜くような動きを基本とする，③コンタクトポイントの歯質を一層残すつもりで形成する，④歯間乳頭の高さ・状況に注意を払い，歯肉への損傷を可及的に避ける，⑤近心・遠心ともに舌側の隅角部は丸みに沿って，バーを矢印方向に内転させる，という5つの点がポイントである． a|b

隣接面スライスカットの完了

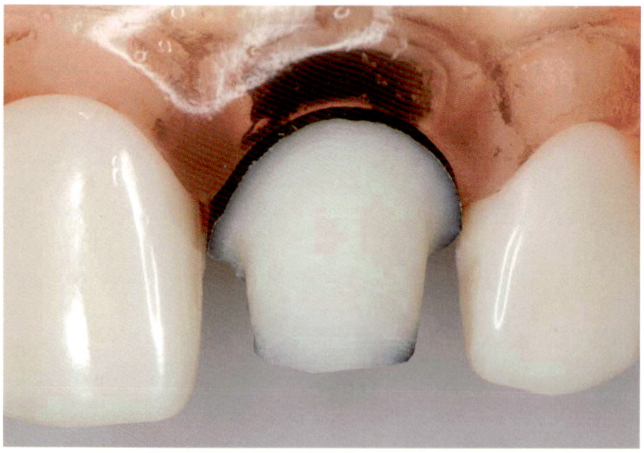

図11a〜c 隣接面のスライスカット終了後，＃106のバーで形態を整える．舌側基底結節部分を残し，軸面の3/4が形成された状態をゴールとする．

a
b|c

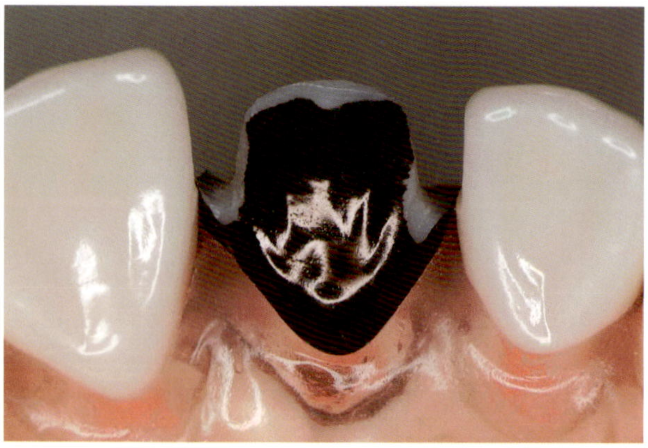

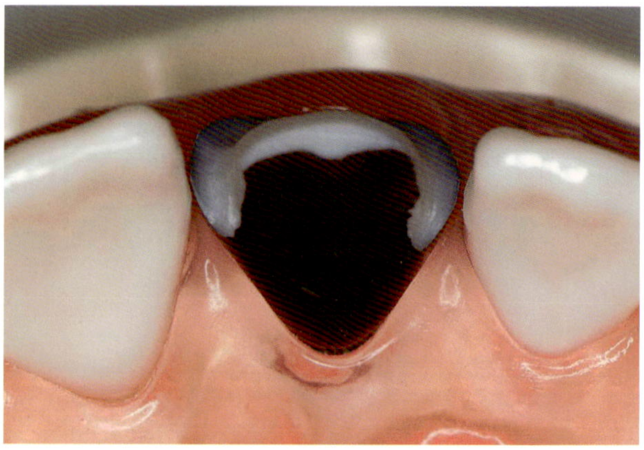

5) 舌側軸面のガイドグルーブ形成と歯質削除

舌側基底結節部分のガイドグルーブは唇側軸面と可及的に平行に形成する

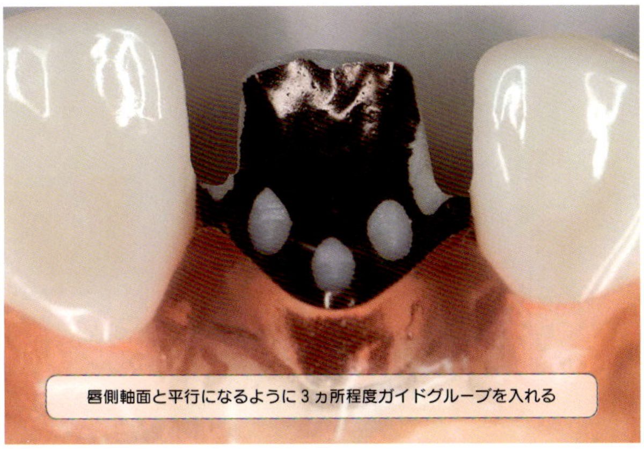

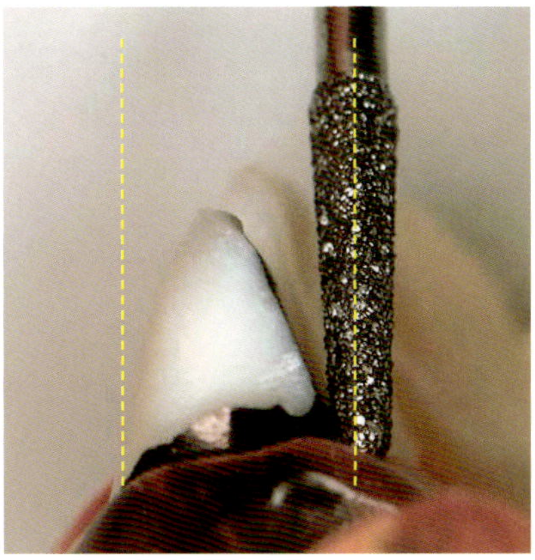

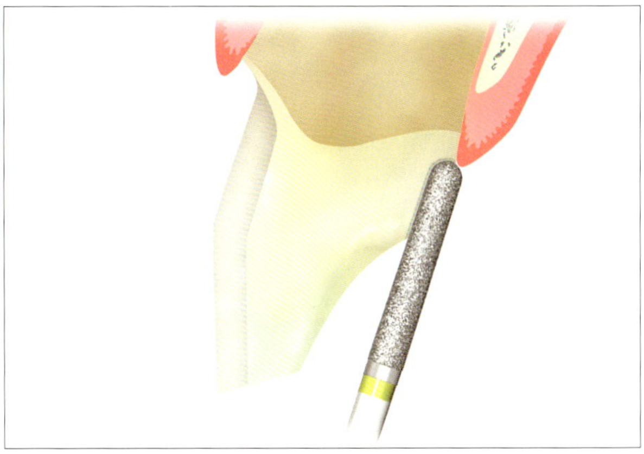

a | b
c

図12a～c　＃106のバーを用いて，唇側軸面と可及的に平行になるように３ヵ所程度ガイドグルーブを入れる．深さは＃106のバーの太さの約１/２～２/３で，フィニッシュラインの形態（シャンファーもしくはショルダー）やパーシャルベイク・フルベイクにより異なる．

可及的に唇側と平行に形成する

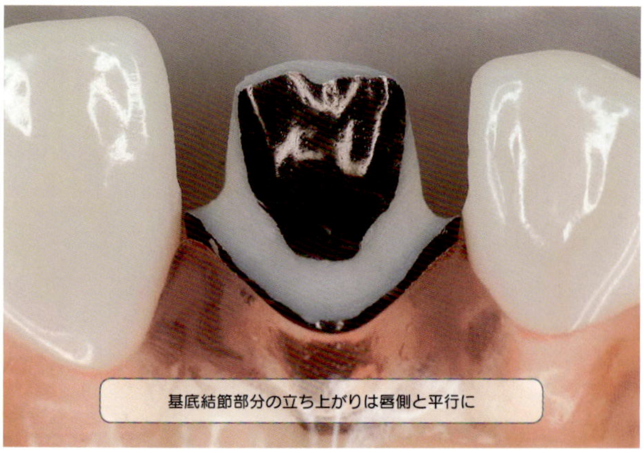

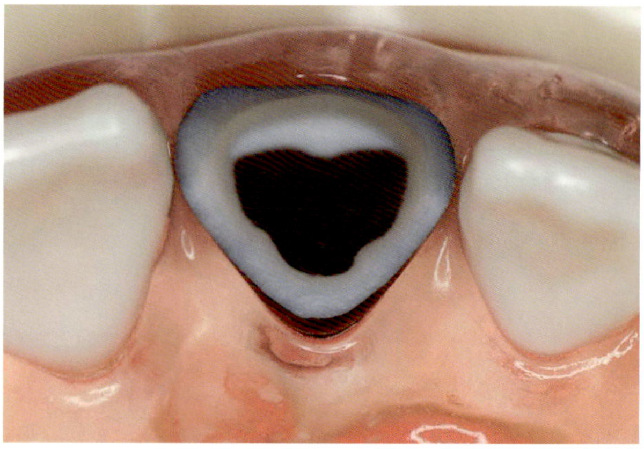

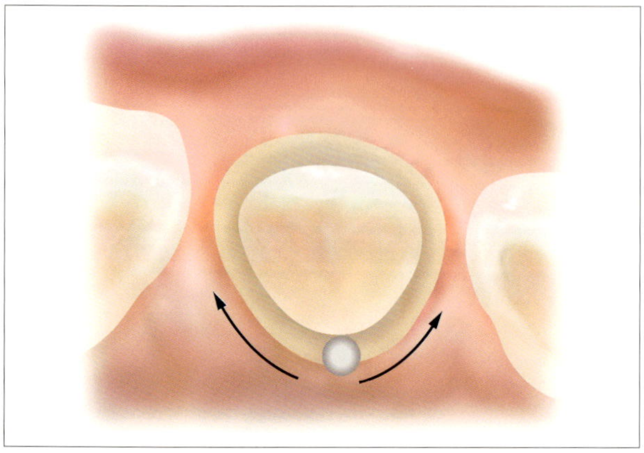

a|b
c|

図13a〜c　ガイドグルーブ間に残存した歯質を削除する．日本人の基底結節は発達していないため，同部位の軸面形成ができない場合があるが，基底結節部分の立ち上がりはクラウンの転覆防止のために必要であり，可及的に唇側と平行に仕上げる（この段階では最終的にリンガル・コンキャビティ［前歯舌面の凹面形態］のみが削除されずに原型をとどめている⇒図中黒色部分）．

シリコーンインデックスを活用して支台歯形成の過不足を確認する

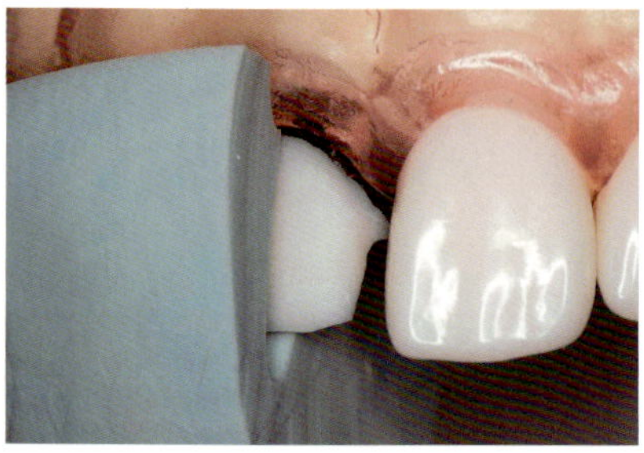

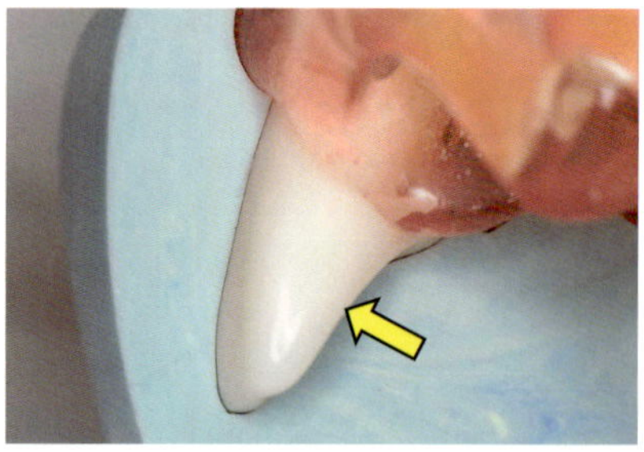

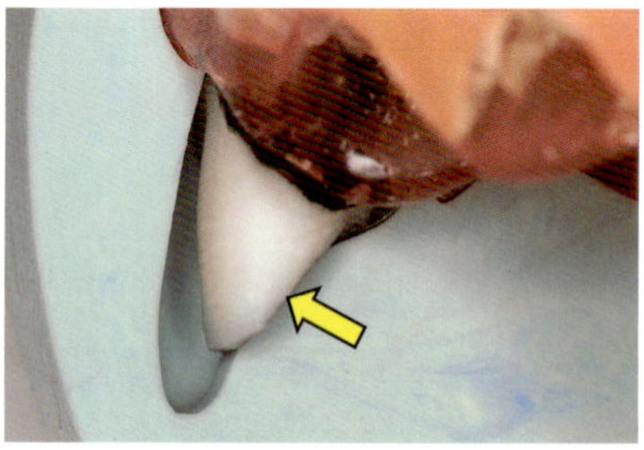

図14a〜c　舌側基底面の形成が終了した支台歯にシリコーンインデックスを適応させる．形成前後の状態を比較すると支台歯削除の過不足が分かりやすい（注：図中黄色の矢印は，この段階で支台歯形成していないリンガル・コンキャビティである）．　a|b|c

シリコーンインデックスから支台歯形成の指標線を知る

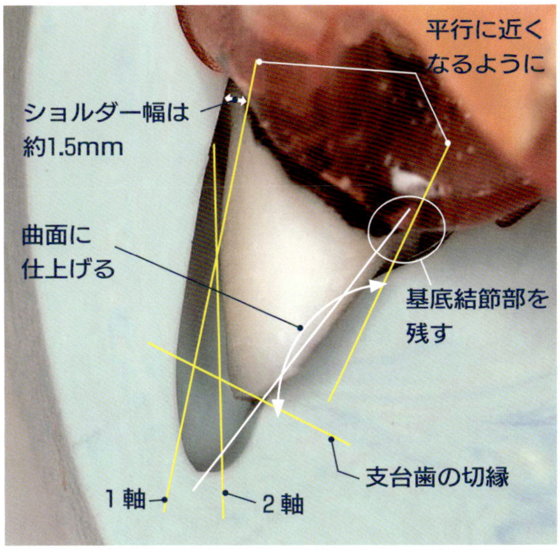

図15　シリコーンインデックスに印記された理想的な最終歯冠形態から，支台歯形成を完成させるための指標線を示す．このように，シリコーンインデックスを使用すると，客観的に支台歯形態を評価することができる．

【POINT】前歯部シリコーンインデックスの製作

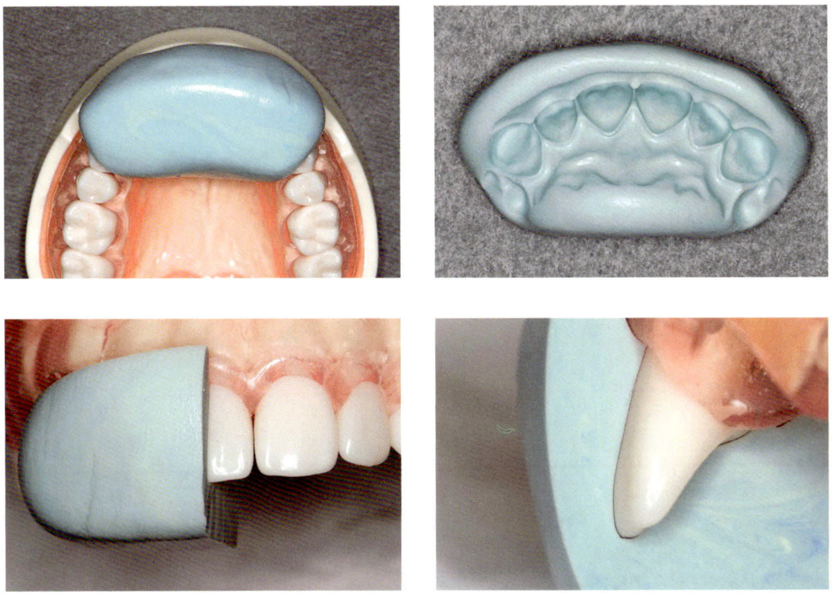

a｜b
c｜d

図16a～d　支台歯形成を行う前には，天然歯もしくは診断用ワックスアップによる理想的な歯冠形態を印象用パテでコピーして，割型(形成用シリコーンインデックス)を製作しておくとよい．ここでは第12章にひきつづき，前歯部用に製作した．具体的には，練和したシリコーンパテを天然歯列または模型に圧接して印象を採得し(a, b)，該当歯の中央部から切断して使用する(c, d)．

6) リンガル・コンキャビティの形成

リンガル・コンキャビティの形成に使用するバー

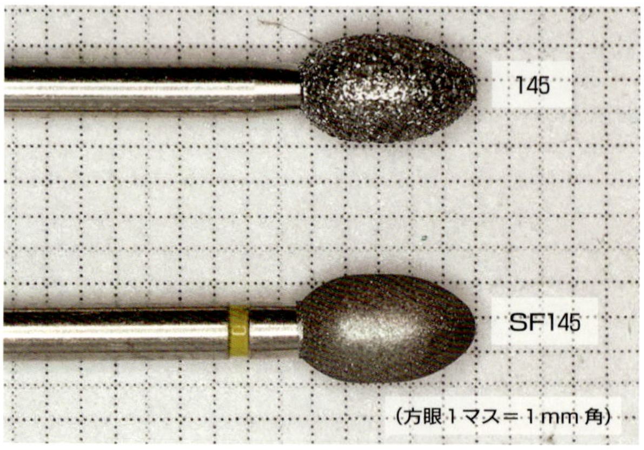

図17　リンガル・コンキャビティの形状に合ったバーとしては，蕾状の形態をもつ＃145が使用しやすい．

カーボランダムポイントも併用して適度な湾曲を得る

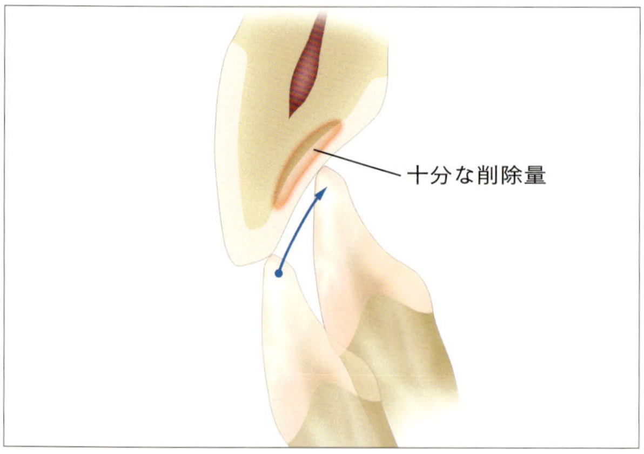

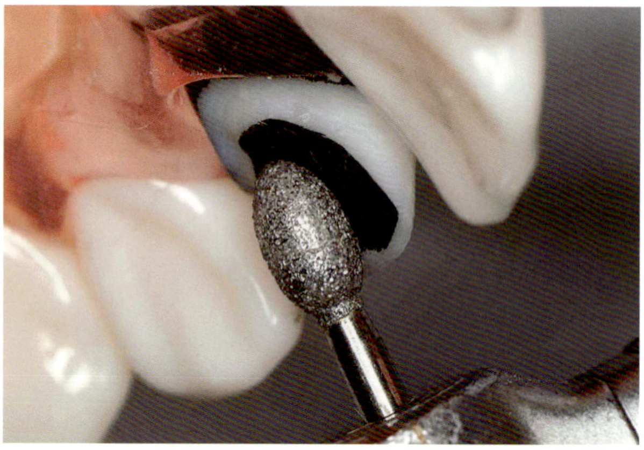

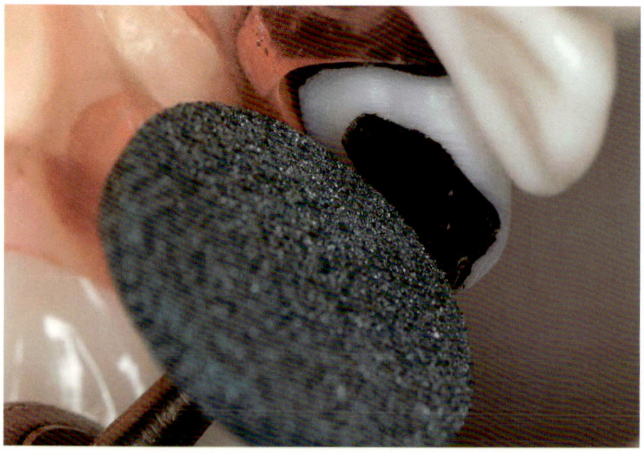

a|b
c|

図18a〜c　リンガル・コンキャビティの形成にあたっては，下顎切歯の滑走運動(アンテリアガイダンス)を阻害せず，必要かつ充分量の修復材料による厚みを確保しなくてはならない．バー以外にも＃11のカーボランダムポイント(ホイール)をコントラアングルあるいはストレートハンドピースに装着し，注水下で使用するとよい．歯の大きさやリンガル・コンキャビティの湾曲状態などにより，カーボランダムポイントの形態(直径)は適度に形態修正(ドレッシング)する．

リンガル・コンキャビティの形成には下顎切歯ガイドへの考慮が必要

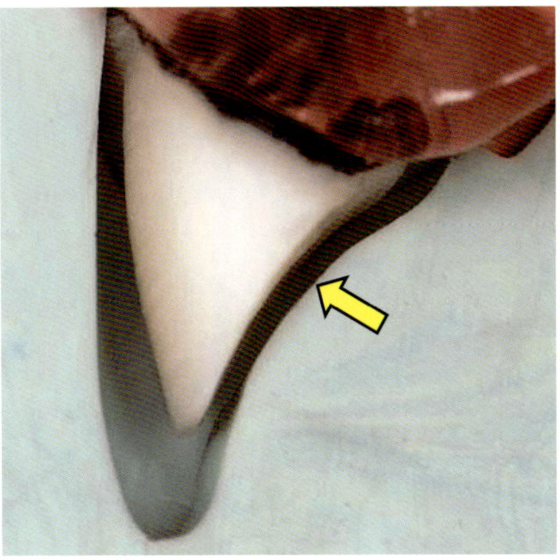

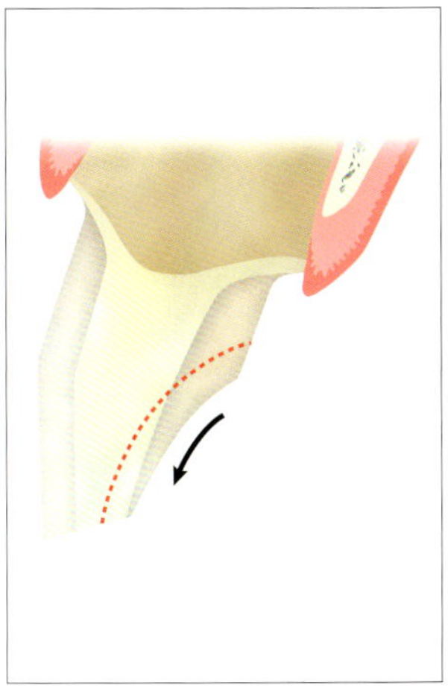

a|b

図19a, b　上顎前歯のリンガル・コンキャビティは下顎切歯ガイドに関与する．そのため，この部分の厚みや角度，形態付与の自由度は少ない．削除量不足を予防するためにも，ガイド(シリコーンインデックス)の使用は有効である．

7　全周にわたる軸面・フィニッシュラインの形成

まずは確実な歯肉圧排が必須

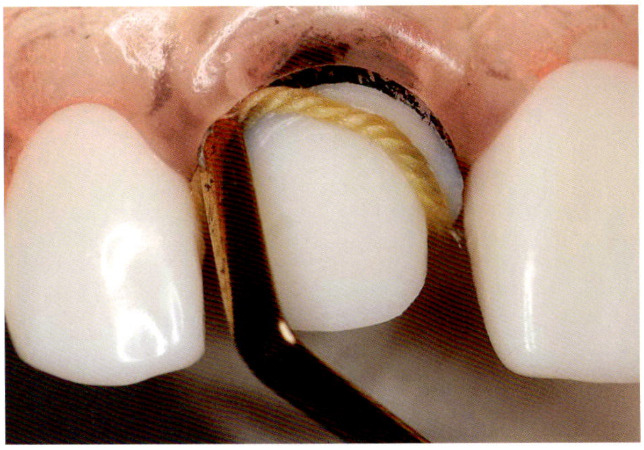

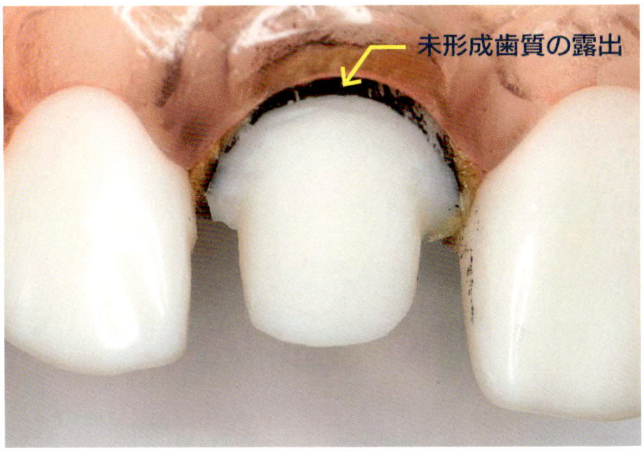

図20a, b　前装冠ではフィニッシュラインが歯肉縁下に位置する．圧排糸の太さや歯肉の状態により異なるが，歯周組織の保護と未形成の歯質を露出させる意味でも，最終形成時には歯肉圧排が必須である(歯肉圧排に関しては下巻で解説する)．　a|b

フィニッシュラインの形成に使用するバー

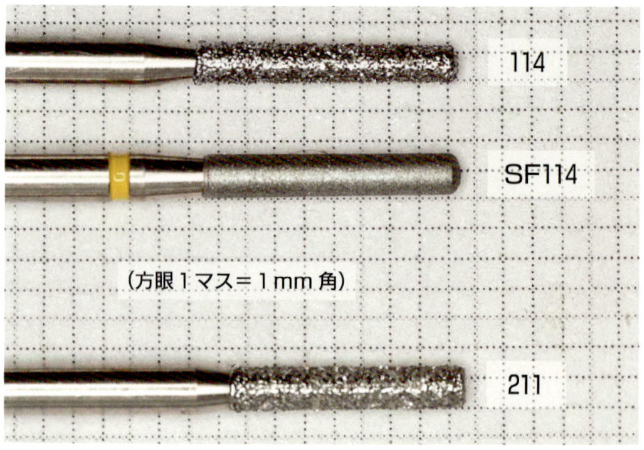

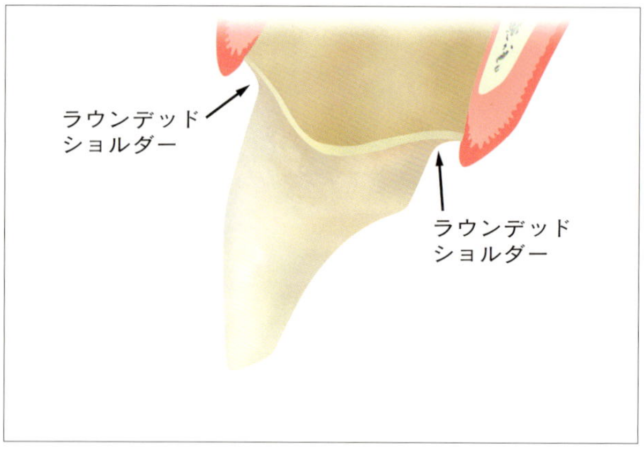

図21a, b　テーパーが付与されていないシリンダー状のバー(＃114, ＃211)はショルダーの形成に適しており，筆者はフィニッシュラインの形成と歯頚側の軸面形成仕上げにこのバーを使用することを推奨する．その際，可能であれば5倍速のマイクロモーターを使用するとよい．なお，本ステップで使用してきた＃106の代わりに，最初からこの種のバーを使用することも可能であるが，バー自体にテーパーが付与されていないことから初心者が使用すると軸面にアンダーカットを生じやすいので注意が必要である．

a|b

唇(頬)側中央部の形成深さの不足に注意しながら形成する

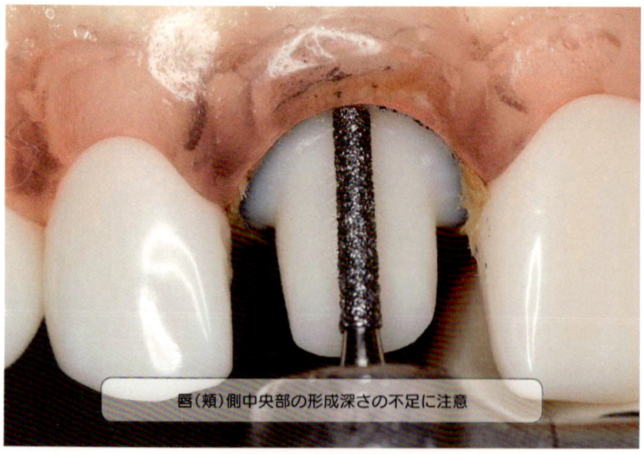

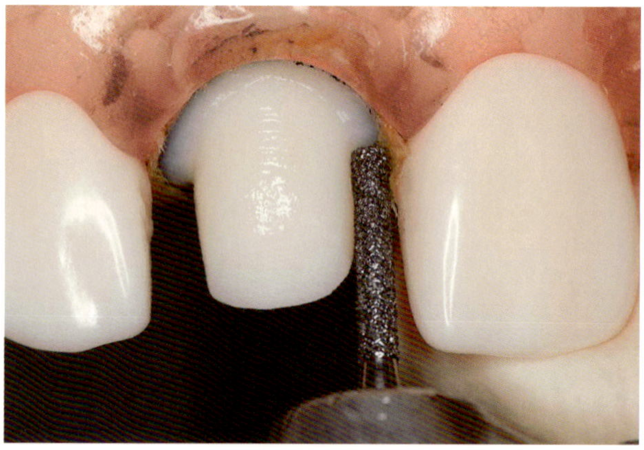

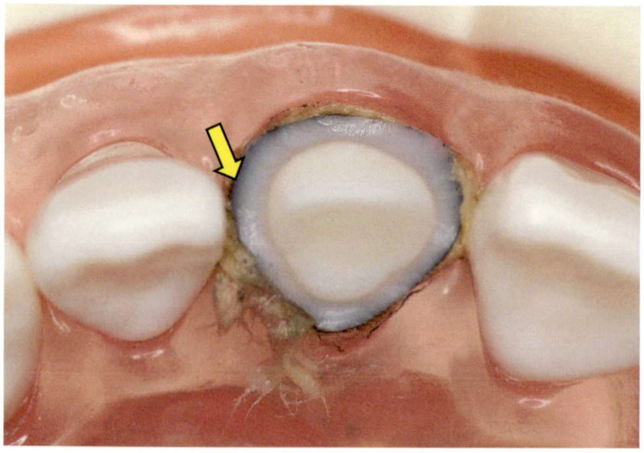

a|b
c|

図22a〜c　前歯部に限らず，唇(頬)側中央部では歯肉縁下の形成深さが不足し，逆に隣接面では深くなりすぎる傾向がある．よって，隣接面部の形成深さの決定は，スライスカット時に十分に注意して行わなくてはならない．しかし，唇側部分は最終段階でペリオプローブを用いながら形成深度を決定していくことができる．シリンダー状バー(先端が直角なタイプ，＃211)ではエッジ部分による「うろこ状」のステップが生じやすい(図中矢印部)．この部分は仕上げ時に研磨する．

8) 仕上げと研磨

仕上げに使用するホワイトポイント

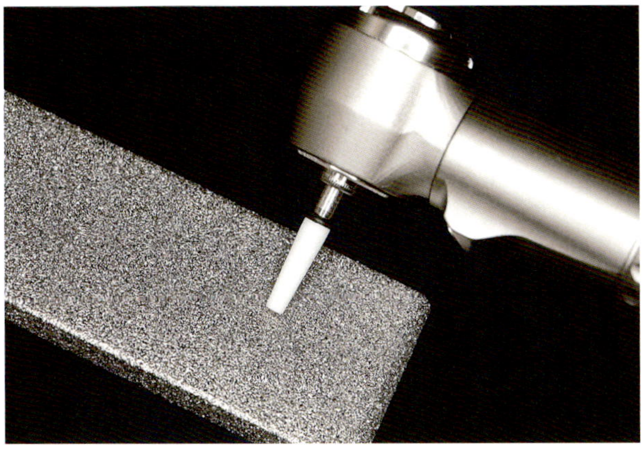

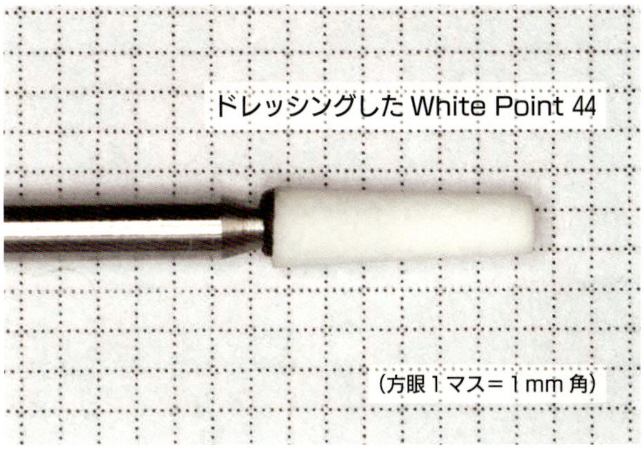

図23a, b　図21で紹介したシリンダー状のバー(#211)でフィニッシュラインを形成すると，バーのエッジ部分による「うろこ状」のステップが生じやすい．遊離エナメル部分の削除も含め，最終的な仕上げには，5倍速のマイクロモーターと形態修正(a)を施したタービン用ホワイトポイント(b)を使用する．
a|b

仕上げ研磨の終了した支台歯

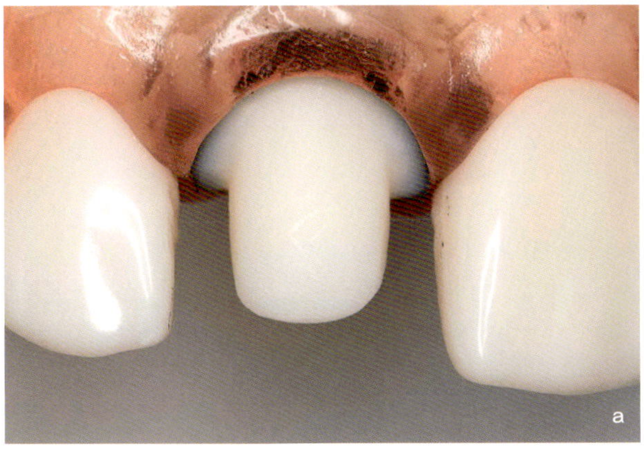
a

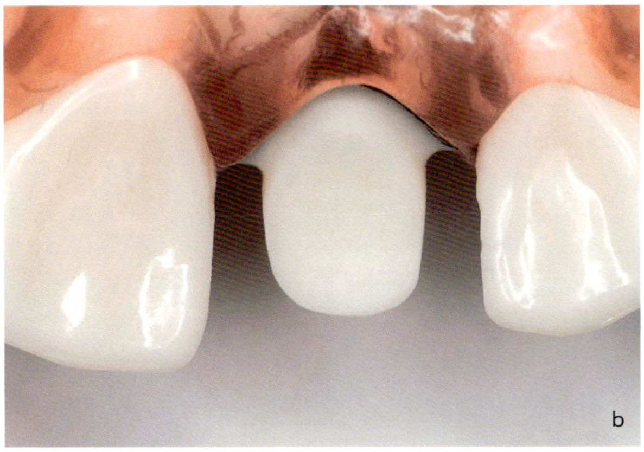
b

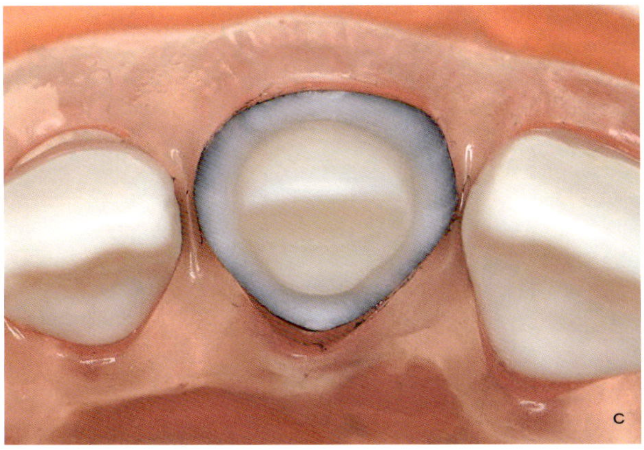
c

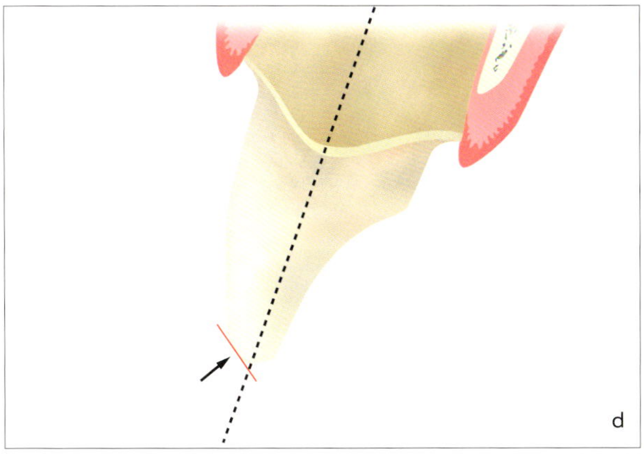
d

図24a〜d　ホワイトポイントや研磨用のバーは切削効率が低いため，仕上げ研磨は通常のダイヤモンドバーで理想的な支台形態を完成させた後に行う．この際には，①可及的に均一なショルダー幅(フルベイクの場合)が確保されていること，②近遠心的な軸面の平行性が確保されていること，③生物学的に容認できる歯肉縁下形成が行われていること，などが頬舌的・咬合面的なチェックポイントとなる．なお，切縁に残った鋭角な部分も最後に研磨する(d)．

シリコーンインデックスによる最終確認

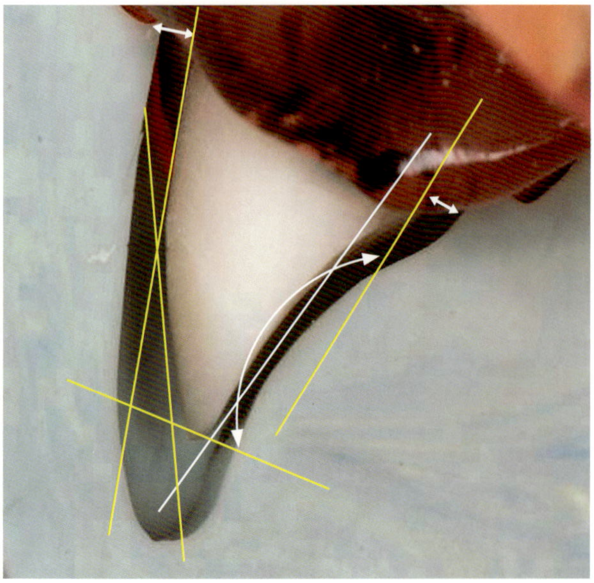

図25　シリコーンインデックスにより，支台歯形態の最終確認を行う．理想的な歯冠形態を補綴装置で回復するためには，①唇側は2軸で，とくに切縁側1/2に十分な削除量が確保されていること，②切縁の透明性を出すための十分な削除量が確保されていること，③適切なリンガル・コンキャビティの削除量が確保されていること，④十分なショルダー幅が確保されていること，⑤基底結節部にある程度の立ち上がりがみられ，なおかつ唇側軸面とある程度平行性を有すること，などがチェックポイントである．

クリアランスと前方・偏心位運動との関係を確認する

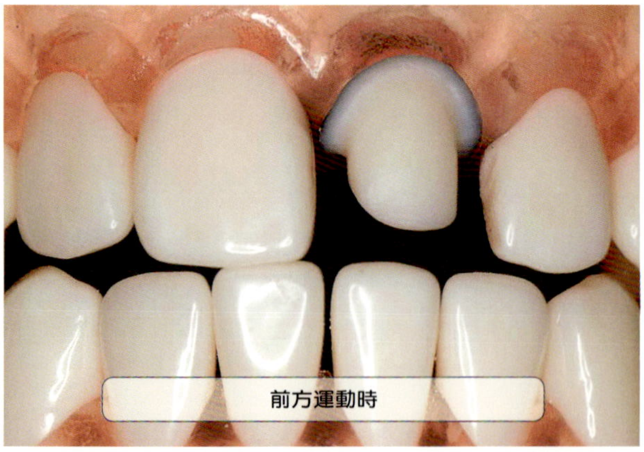

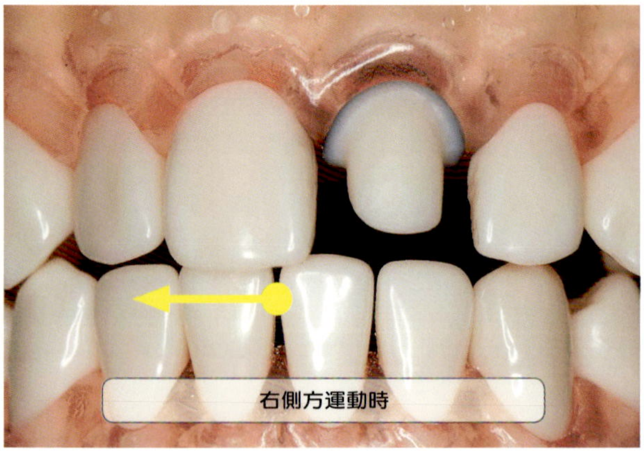

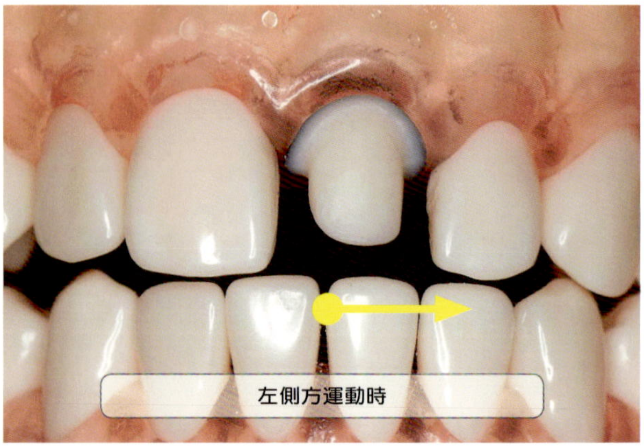

図26　支台歯形成中は咬頭嵌合位におけるクリアランスのみを確認することが多いが，実際には偏心運動時における対合歯とのスペースも重要であることを忘れてはならない．とくに上顎前歯部は下顎切歯との関係においてガイドの一翼を担うことが多いため，運動経路とクラウンの厚みを考慮しなくてはならない．

a |
b | c

Summary

本章のまとめ

上顎前歯部に対する陶材焼付鋳造冠(前装冠)の支台歯形成は日常臨床で多く応用されている．しかし，材料学的要件を満足し得る前装冠を製作するためには，十分な削除量を有する支台歯形態が不可欠である．

一般的に前装冠の支台歯形成は，以下に挙げる項目が問題とされることが多い．これは，歯科技工士の立場からみると前装冠製作の弊害となる項目である．

①ショルダー部の削除量不足
②唇側中央部分の形成深さの不足
③生物学的幅径を無視した歯肉縁下形成
④切縁側 1/2 の削除量不足
⑤リンガル・コンキャビティの削除量不足(下顎切歯の運動経路阻害)
⑥基底結節部の形成不備(時にアンダーカット)

チェアサイドにおいて歯科医師は，プロビジョナルレストレーションの製作・装着を通して上記の項目を確認する機会がある．プロビジョナルレストレーションの脱離や破折のみならず，マージンおよび軸面部の厚みや歯肉のレスポンスなど，注意深い観察により支台歯形態と補綴装置の調和を見る目を養いたい．

CHAPTER 14

上顎小臼歯部陶材焼付鋳造冠(フルベイク)の支台歯形成

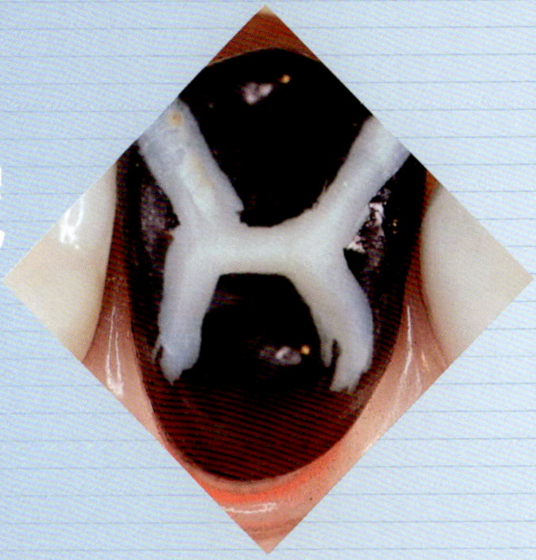

1 上顎小臼歯部の陶材焼付鋳造冠(フルベイク)の支台歯形成の実際

本章で学べるポイント

支台歯形成に関する……

①上顎小臼歯部における陶材焼付鋳造冠(フルベイク)の支台歯形成の実際

1 上顎小臼歯部の陶材焼付鋳造冠(フルベイク)の支台歯形成の実際

本章では，上顎小臼歯部の陶材焼付鋳造冠(フルベイク)の支台歯形成について解説したい．

ここでの基本的な形成ステップは前章までに解説したものとほぼ同様であるが，歯種や補綴装置の種類により若干異なる．小臼歯部は大臼歯部に比較して審美的要求が強いため，日常臨床では陶材焼付鋳造冠(前装冠)が選択されることが多い．また，このほかにも①全部被覆型メタルフリー(オールセラミック)修復，②全部鋳造冠，が選択されることもある．

ちなみに，陶材焼付鋳造冠も全部被覆型メタルフリー修復も，必要とされる支台歯形態に大きな差はなく(図１，２)，基本的な形成手順とチェックポイントを習得することで幅広い応用が可能である．一般的に削除不足に陥る部位は，①咬合面中央，②頬側の咬合面側１/２の軸面，③頬側中央付近のフィニッシュライン，である．また，歯肉縁下におけるフィニッシュラインの設定位置と隣接面の削除過多にも注意を要する．

なお，小臼歯は咬合様式によっては側方運動のガイドに関与するために，運動経路と調和した歯冠形態が求められる．審美性と機能的な形態を兼ね備えた補綴装置のためには，適切な支台歯形態が必須である．

以下に，上顎小臼歯部の陶材焼付鋳造冠(フルベイク)の支台歯形成の手順(表１)とそのステップ(図３～21)を示す．

上顎小臼歯部における陶材焼付鋳造冠(フルベイク)の形成手順

形成手順	器具，バーの種類，材料など	用途
１．咬合面のガイドグルーブ(図３，４)	・ダイヤモンド・ラウンドバー ・蕾状カーバイドバー	・咬合面全体のクリアランスは可及的に均一かつメタルコーピング＋前装材料の厚みを考慮する(中心窩相当部の削除が不足する傾向あり) ・基本形態は逆屋根型 ・ファンクショナルカスプベベル ・天然歯の解剖学的形態に類似(主溝と主隆線)
２．咬合面の削除(図５，６)	・中太＋先端の丸いテーパー状ダイヤモンドバー ・中太＋テーパーがなく，フラットエンドのシリンダー状ダイヤモンドバー	
３．軸面のガイドグルーブと形成(１．頬側)(図７)	・中太＋先端の丸いテーパー状ダイヤモンドバー ・中太＋テーパーがなく，フラットエンドのシリンダー状ダイヤモンドバー	・ガイドグルーブはバーの太さ２/３から１本分程度(バーの直径により異なる．前装部分はメタルコーピング＋陶材の厚みを考慮して1.5mm程度の削除量は必要) ・フィニッシュライン部分のショルダー幅は最低1.5mm程度必要⇔ショルダーもしくはラウンドショルダーが基本となる．現在はベベルの付与はほとんど行わない ・テーパーのつきすぎに注意(対側との平行性を確保)
４．軸面のガイドグルーブと形成(２．舌側)(図８)	・中太＋先端の丸いテーパー状ダイヤモンドバー ・中太＋テーパーがなく，フラットエンドのシリンダー状ダイヤモンドバー	・ガイドグルーブはバーの太さ２/３から１本分程度(バーの直径により異なる．前装部分はメタルコーピング＋陶材の厚みを考慮して1.5mm程度の削除量は必要) ・フィニッシュライン部分のショルダー幅は最低1.5mm程度必要⇔ショルダーもしくはラウンドショルダーが基本

5．隣接面のスライスカット(図9，10)	・細いテーパー状ダイヤモンドバー(先端が丸くても可)	・隣在歯を可及的に傷つけない ・歯間乳頭を傷つけない
6．全周にわたる軸面形成(図11，12)	・中太+先端の丸いテーパー状ダイヤモンドバー ・中太+テーパーがなく，フラットエンドのシリンダー状ダイヤモンドバー	・遠心舌側の隅角がもっとも困難 ・全体的に移行的かつ滑らかに全周をつないでいく ・テーパーのつきすぎに注意(対側との平行性を確保)
7．フィニッシュラインの形成(図13～17)	・ダイヤモンド・ラウンドバー(ガイドとして) ・中太+テーパーがなく，フラットエンドのシリンダー状ダイヤモンドバー ・ホワイトポイント(形態をドレッシングしたもの)	・一定のショルダー幅を確保できるように，太さのわかっているダイヤモンドラウンドバーをガイドとして使用する ・頬側中央部は歯肉縁下の形成深さが不足しやすい ・隣接面(とくに前歯歯間乳頭部)は深くなりすぎる傾向がある
8．形態の評価	・ユーティリティーワックス⇒咬合面クリアランス ・印象用石膏⇒支台歯の全体的形態の把握 ・印象用パテによる形態インデックス⇒前装部分の厚みを考慮した支台歯形成のガイド	・咬合面クリアランスを確認 ・前方および偏心位でのクリアランスを確認 ・支台歯形態の全体像をチェックし，アンダーカットやフィニッシュラインの不連続性に注意 ・フルベイクの場合には，全周に均一な幅を有したショルダー形成が重要 ・スナップ印象と印象用石膏によりチェアサイドで模型を製作して支台形態を口腔外で評価する ・必要に応じて補助的維持装置(グルーブ)を付与
9．仕上げ+研磨(図18～21)	・基本的に軸面・フィニッシュライン形成に用いたものと同形態のダイヤモンドバー(ファインまたはスーパーファイン) ・ホワイトポイント(形態をドレッシングしたもの)	

表 1　上顎小臼歯部における陶材焼付鋳造冠(フルベイク)の形成手順を示す．

小臼歯部の陶材焼付鋳造冠(フルベイク)に求められる形態

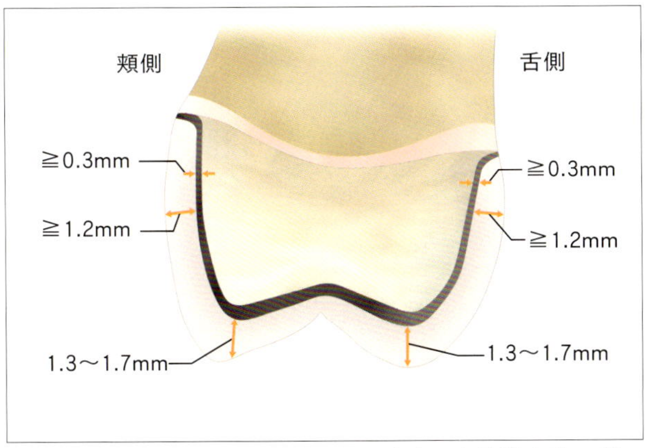

図 1　臼歯部の陶材焼付鋳造冠では十分な審美性の獲得に加え，機能運動に対する強度が重要である．強度と審美性を兼ね備えた前装冠に求められる基本的寸法から，十分量の歯質削除が求められることが理解できる．一般的に削除不足となりやすい部位は ①唇側ショルダー幅，②唇側切縁側 1/2 の軸面，③咬合面中央部である．臼歯部の陶材焼付鋳造冠の支台歯形成ではショルダー幅は1.0mm 以上(できれば1.2～1.5mm)必要であり，軸面削除量は歯頸側で1.0～1.2mm，切縁側で1.3～1.7mm である．咬合面削除量は不足になりがちな中央部分も含めて1.3～1.7mm は確保したい．(注：オールセラミッククラウンに求められる支台歯形成量：臼歯部オールセラミック冠の場合は使用材料〔含むコア材の種類〕により異なるが，ショルダー幅・軸面削除量が1.2～1.5mm，切縁は1.5～2.0mm 程度は必要である．また，フィニッシュラインの形態は，応力の集中を避けるためにラウンデッドショルダーかディープシャンファーにする．全体的なフォルムも丸みを帯びた滑らかな形態が望ましい)

1) 診療姿勢の確認

上顎小臼歯部の支台歯形成を行う場合のアプローチ方向は10時から１時の位置

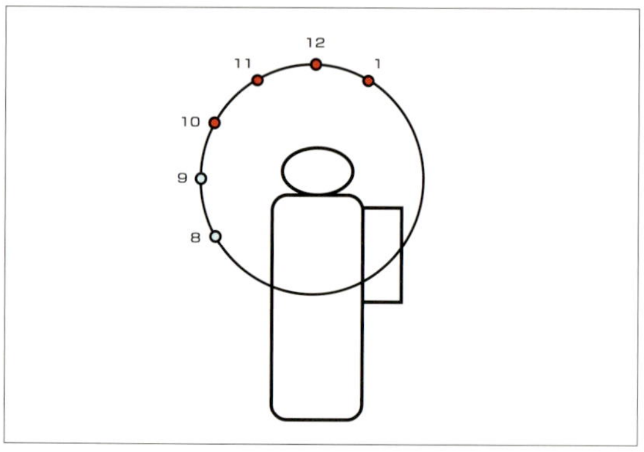

図２　上顎小臼歯部の支台歯形成を行う場合のポジションは10時から１時である．

2) 咬合面のガイドグルーブ形成

小臼歯部咬合面のガイドグルーブ形成に使用するバー

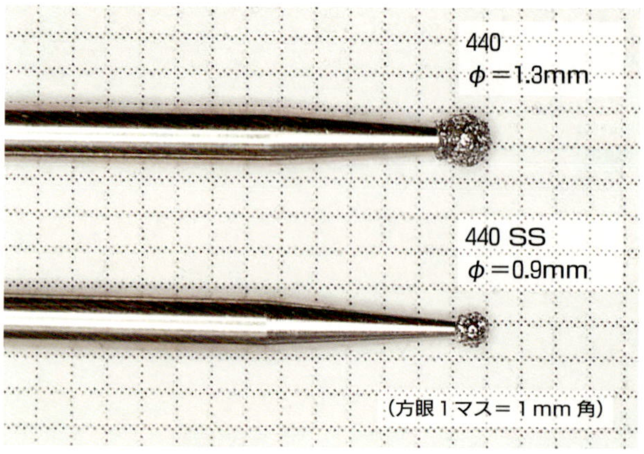

図３　ガイドグルーブの形成に適するバーは，その刃部のサイズがわかりやすいものである．ここでは前章の大臼歯部と同様のダイヤモンド・ラウンドバー(#440，#440 SS)を用いるが，ペアシェイプ・カーバイドバーを使用してもよい．

#440のバー１本分が沈み込むように均一な深さで形成する

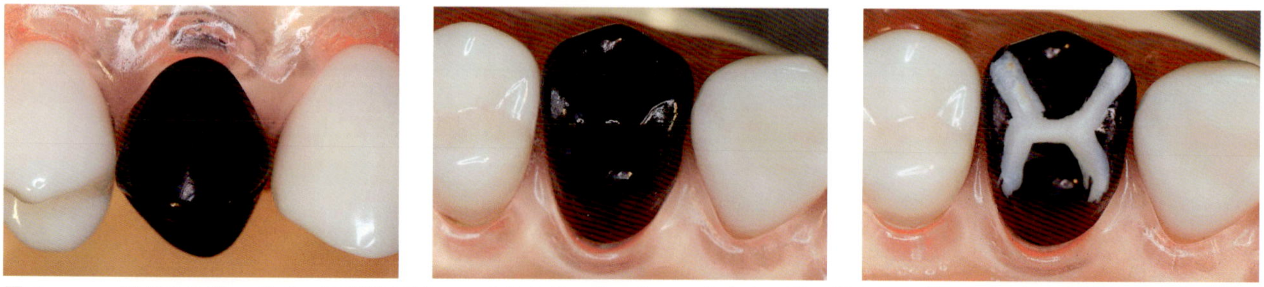

図４ a〜c　#440のラウンドバーは直径が1.3mm であるが，そのすべてを完全に沈み込ませ，均一な深度を維持したまま主溝に沿うようにガイドグルーブを形成する．起始点は近遠心いずれかの辺縁隆線もしくは中心窩とする．次いで，頬側および舌側溝が完全に抜けるまで形成する．この点も前章の大臼歯部と同様である．
a|b|c

3) 咬合面の削除

咬合面削除および全部鋳造冠支台歯形成全般に使用するバー

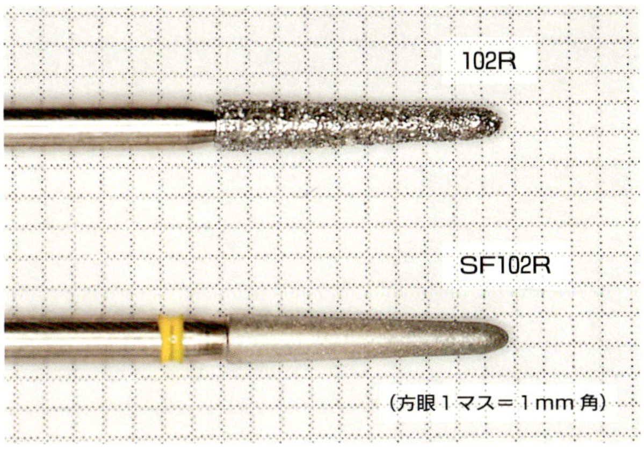

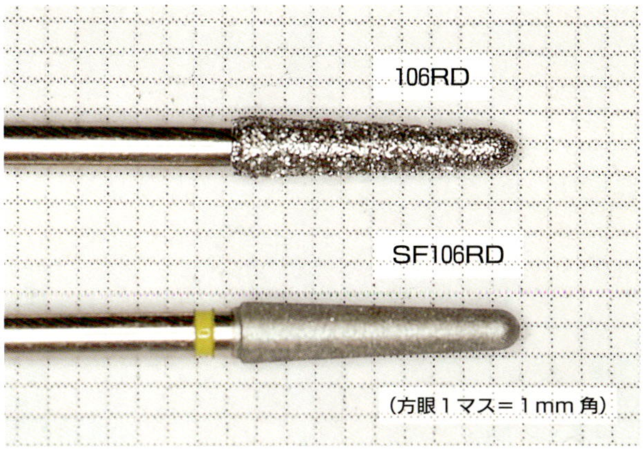

図5a, b　咬合面や軸面の形成には，切削効率を考えて太めのバーを使用する．こちらも前章の大臼歯部と同様である．なお，陶材焼付鋳造冠（前装冠）のフィニッシュラインの基本はショルダーであるが，支台歯形態をおおまかに形成していく場合には＃106のバーが使いやすい．
a｜b

咬合面形態に一致するよう均一の厚みで削除する

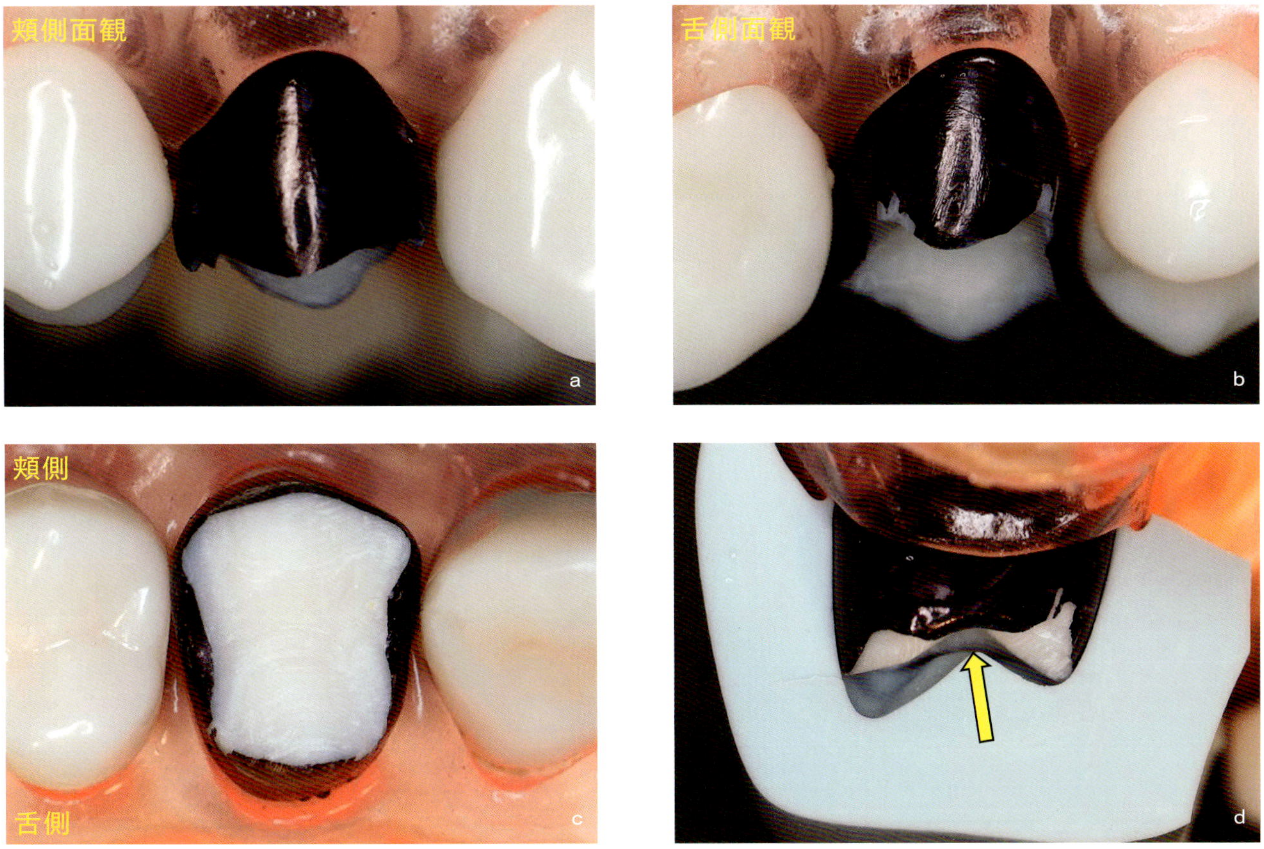

図6a〜d　ガイドグルーブをつなぐように，均一の厚みをもって咬合面の歯質を削除する．この際，咬合面形態に一致するように凹凸をつけ，平坦にならないように注意する．形成時にはバーの角度に十分に注意し，咬頭の内斜面傾斜にほぼ平行でバーの先端1/2程度で均等に切削することを心がける．角度がつきすぎるとバー先端のみで切削するために，主溝周囲を「ほじくる」ような形成になる．また，角度が浅いと中心窩付近の形成量が不足して，全部鋳造冠の主溝研磨時に穴が開く（dの矢印部）．

4) 類側軸面のガイドグルーブ形成と歯質削除

前装冠の審美性確保のために２軸形成を行う

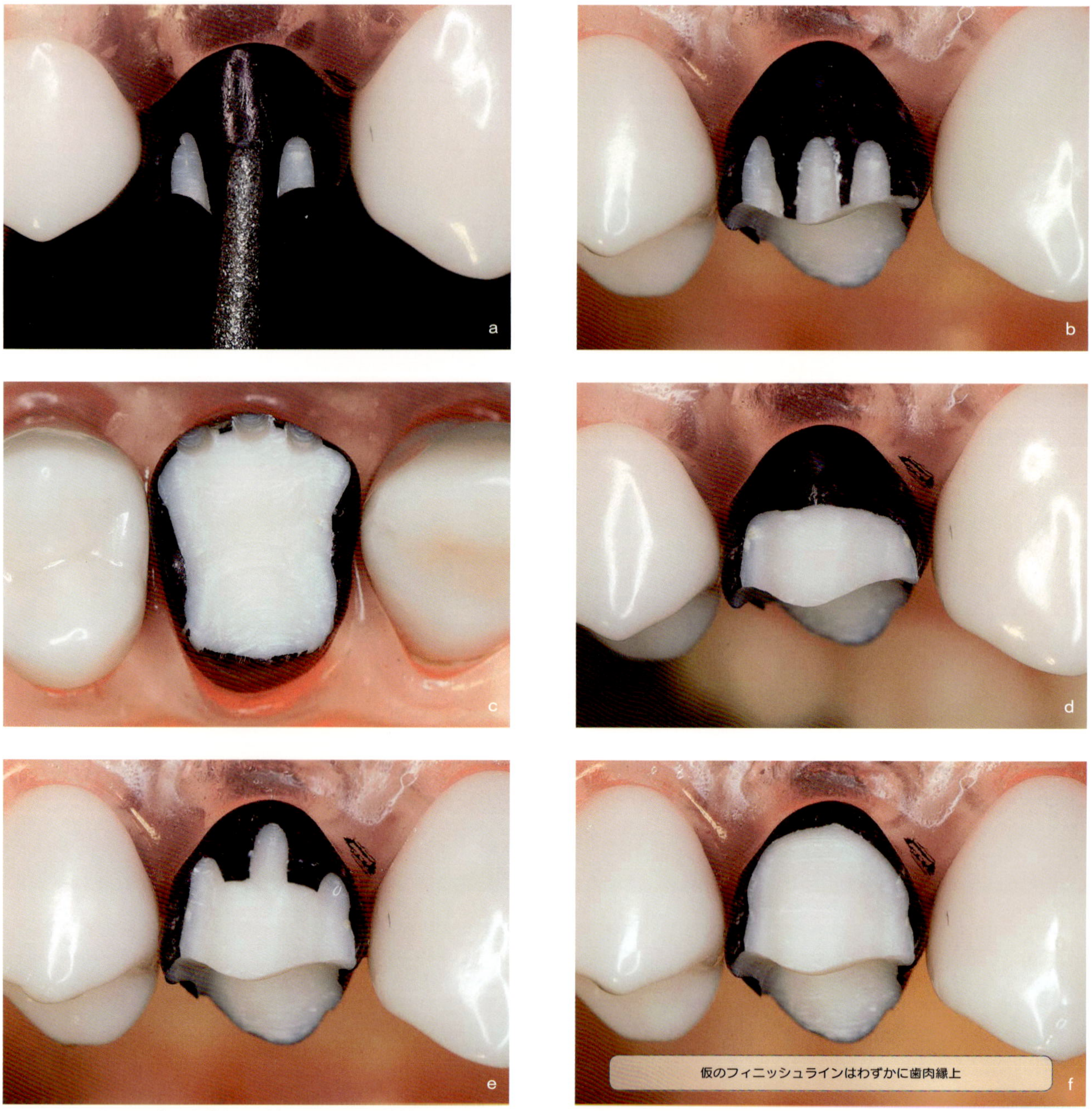

図７a〜f　上顎臼歯の頬側は１軸であるが，前装冠のための支台歯形成では材料の厚みを確保して審美性を向上させるために２軸形成を行う．仮のフィニッシュラインはわずかに歯肉縁上とし，近遠心的な形成限界は隣接面直前にとどめる(f)．同部は仕上げの段階で形成修正を行うために，唇側であってもこの段階ではシャンファーあるいはディープシャンファーでよい．

5) 舌側軸面のガイドグルーブ形成と歯質削除

ファンクショナルカスプベベルの厚みを確認しておこう

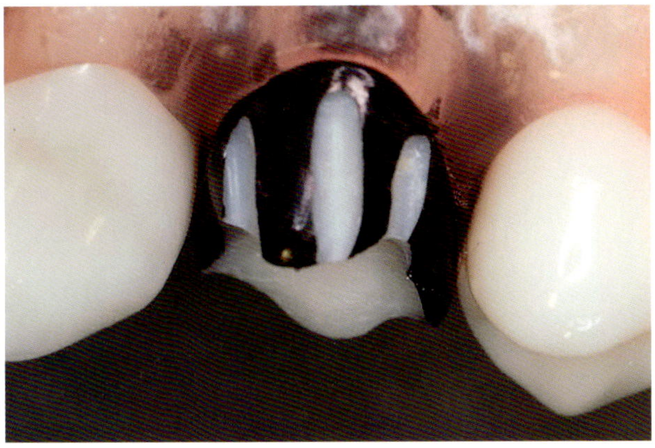
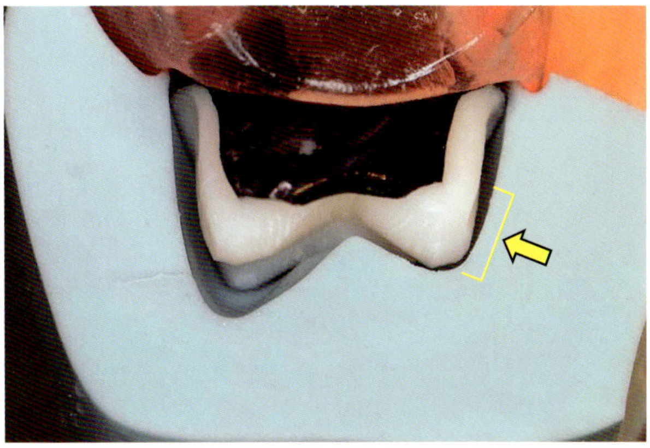

図 8 a, b　上顎舌側に関しては，基本的な 2 軸形成を理解している場合には必ずしも 2 分割面で形成しなくてもよい．できればシリコーンインデックスを利用して，ファンクショナルカスプベベルの厚みを確認する(b の矢印部では舌側咬合面側軸面 1/2 の削除量が若干不足した状態を観察することができる)．　a|b

6) 隣接面のスライスカット

小臼歯部隣接面のスライスカットに使用するバー

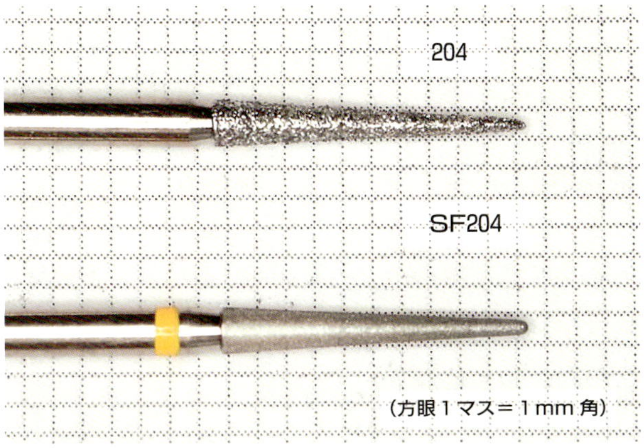

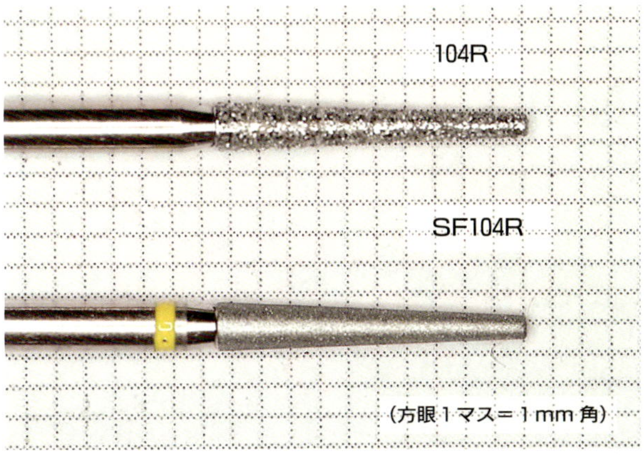

図 9 a, b　隣接面のスライスカットには，大臼歯部などと同様に＃204，＃104R のバーを使用する．　a|b

近遠心ともに頬舌側の隅角部まで細いバーを完全に抜く

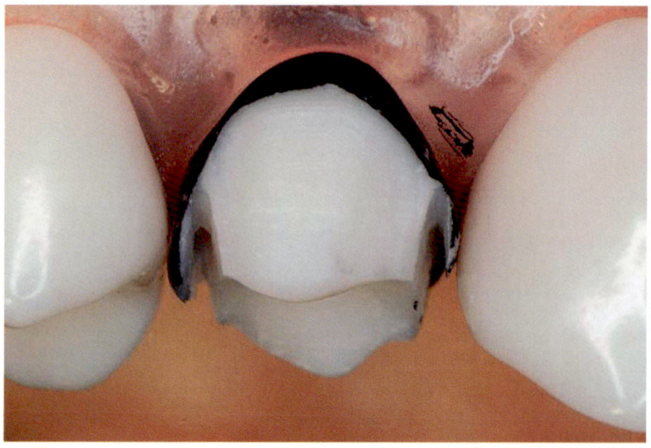

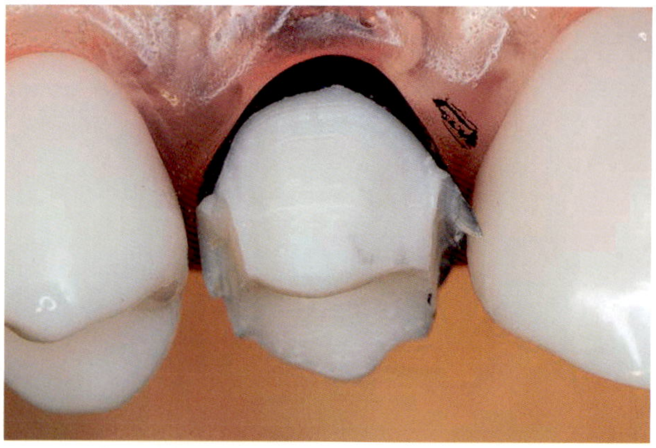

図10a, b 隣接面スライスカット時にはバーの先端を使用して，細いガイド溝を咬合面側に形成する．次いで，可及的に隣在歯と歯肉縁の損傷を避け，近心・遠心ともに頬舌側の隅角部まで細いバーを完全に抜く．その際，エナメル質が薄層状に残存することを心がけると，隣在歯の損傷を予防することができる．

a|b

7 全周にわたる軸面形成

基本的な軸面形態の形成

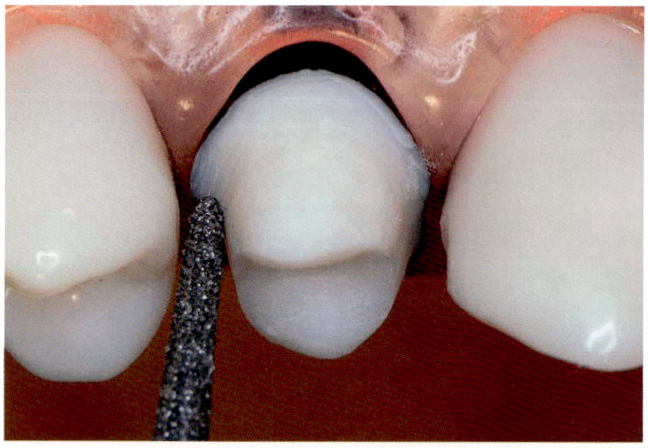

図11a〜c 隣接面のスライスカット後に，＃102，＃106のバーを使用して基本的な軸面形態を形成する．

a
b|c

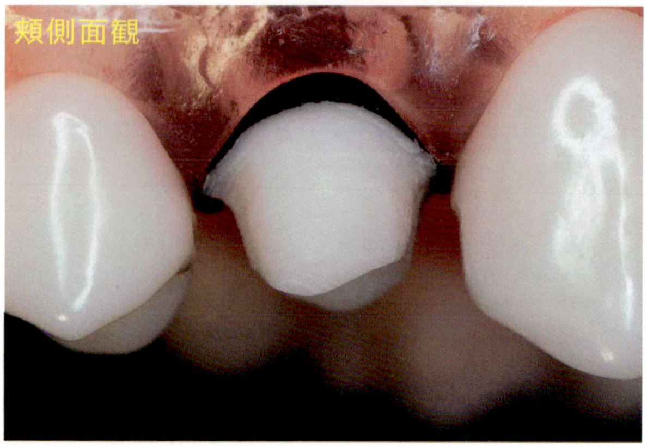

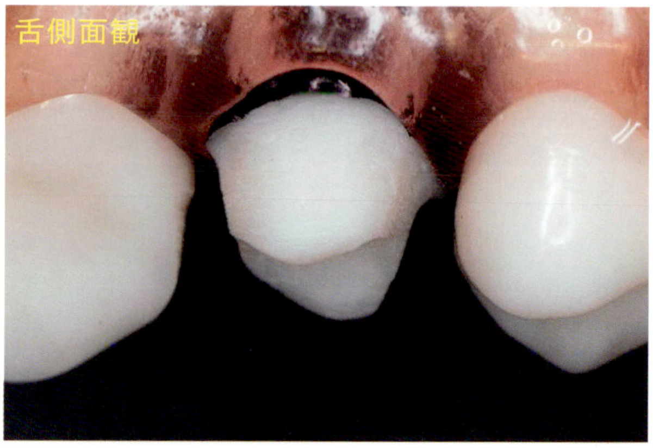

フィニッシュラインの仮設定と軸面の平行性修正は同時に行う

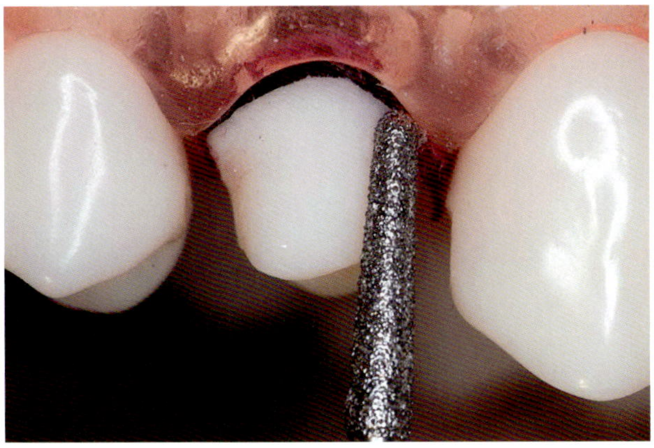

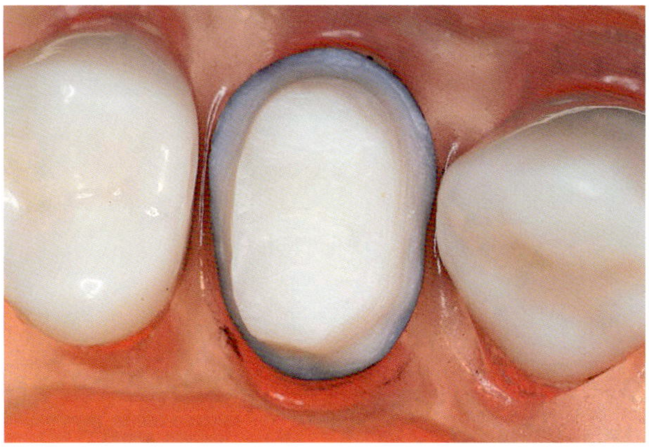

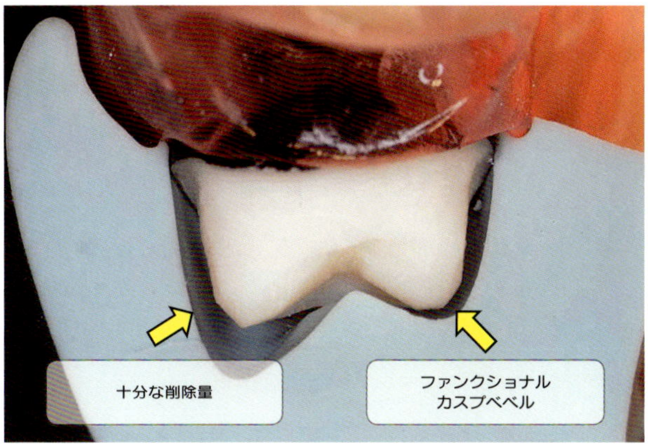

a b
c

図12a〜c　フィニッシュラインをショルダーにするために，シリンダー状のバー(#114，#211)を使用して歯肉頂縁までフィニッシュラインを掘り下げていく(フィニッシュラインの仮設定)．この際，対向する軸面の平行性を修正するつもりで軸面も形成する．

8) フィニッシュラインの形成

ショルダー幅のガイドとして使用するラウンドバー

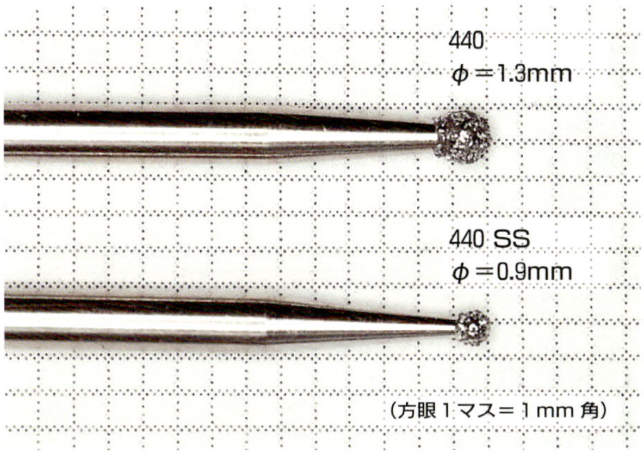

図13　フィニッシュラインの仕上げに際して重要なことは，①均一なショルダー幅の確保，②ステップを作らずに適切な歯肉縁下深さを決定すること，の2点である．その点，咬合面のガイドグルーブ形成に使用したダイヤモンド・ラウンドバー(#440，#440 SS)は刃部のサイズがわかっているため，形成時の幅と深さの目安になる．

ショルダー幅のガイド形成①―均一なショルダー幅の確保―

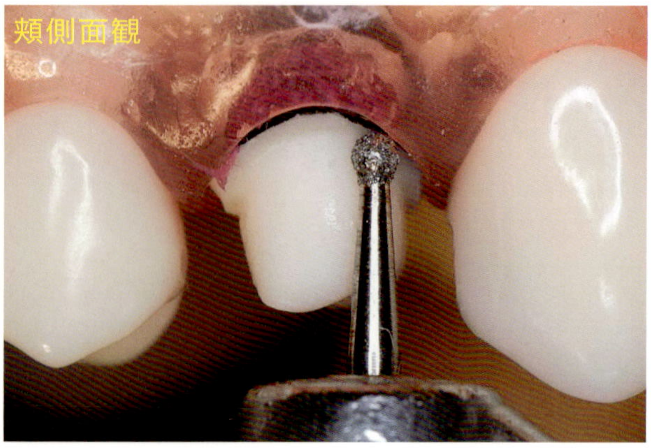

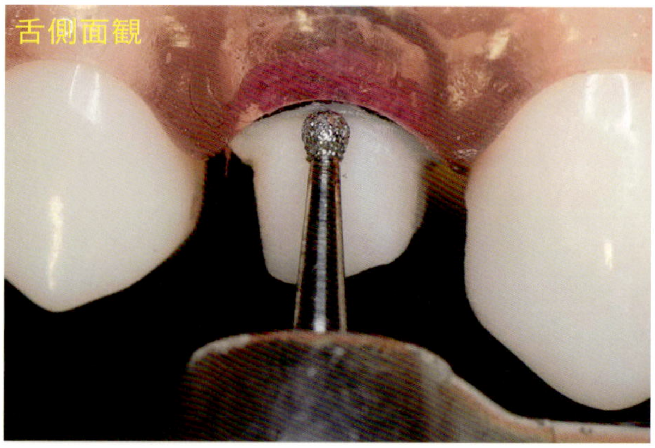

図14a, b　図12で仮に設定したフィニッシュラインに対し，ダイヤモンド・ラウンドバーを用いて均一なショルダー幅を確保していく．また，歯肉縁下にバーを挿入する前にはかならず歯肉圧排(下巻で解説)を行い，軟組織の保護を図る．　a|b

ショルダー幅のガイド形成②―唇・頬側中央部の形成深さ不足に注意―

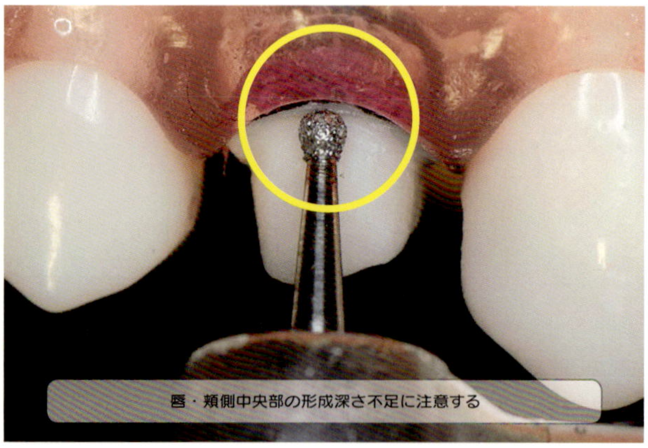

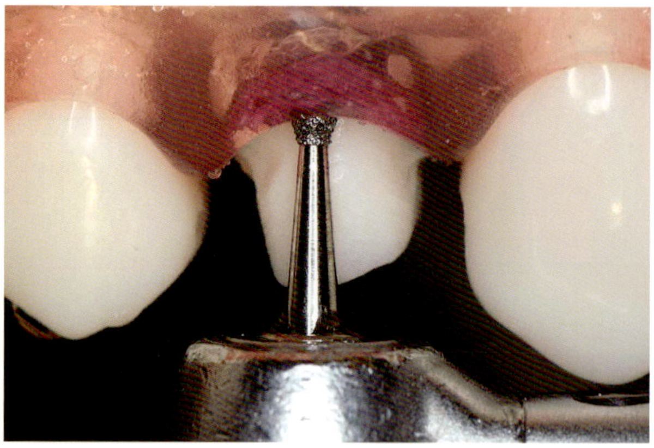

図15a, b　一般的に唇・頬側中央部は形成深さが不足する傾向にある(図中黄色丸部)．よって，同部位を中心として，ダイヤモンド・ラウンドバーの沈み込み量を直視しながら適切な歯肉縁下形成深さを決定する(圧排糸の太さや歯肉の状態により異なるが，歯周組織の保護と未形成の歯質を露出させる意味でも，最終形成時には歯肉圧排が必須である)．　a|b

フィニッシュラインの形成に使用するシリンダー状のバー

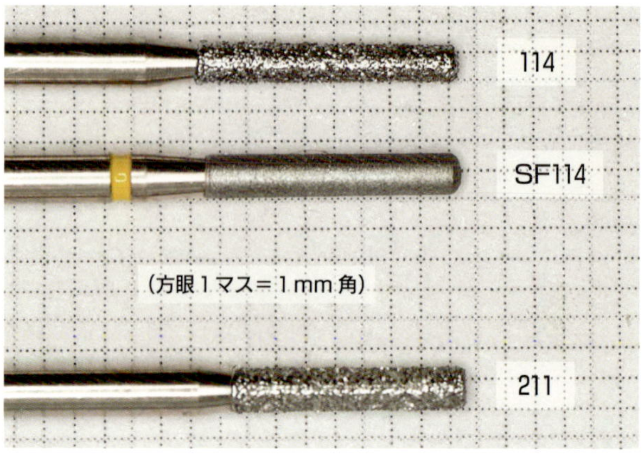

図16　テーパーが付与されていないシリンダー状のバー(#114, #211)は，ショルダーの形成に適している(注：バー自体にテーパーが付与されていないために，軸面にアンダーカットを作りやすい．ラウンドバーによる軸面の凹面を確実に削除しないとアンダーカットを作る)．

最終形成には５倍速マイクロモーターを使用する

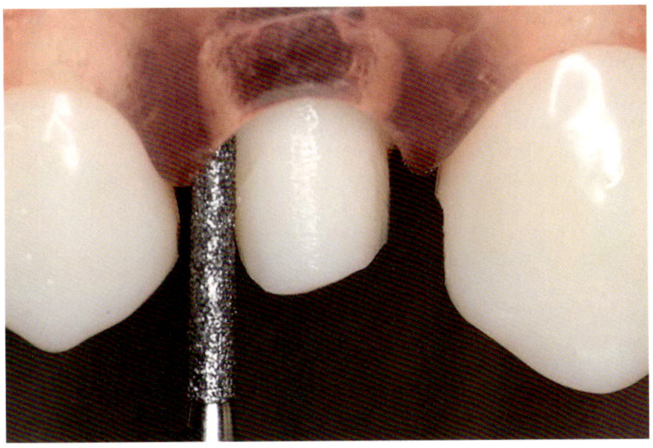

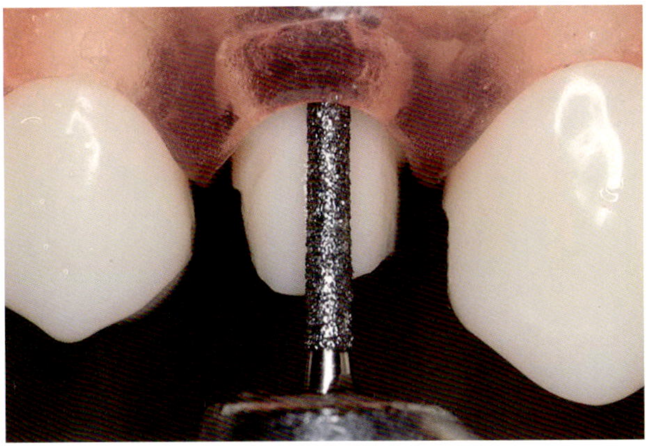

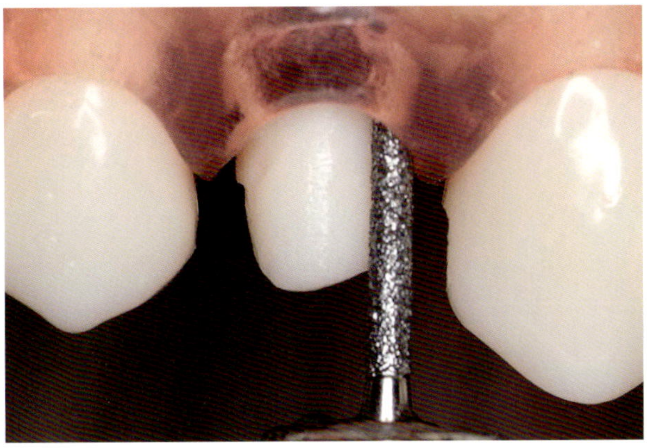

a|b
c

図17a〜c　フィニッシュラインの最終形成には５倍速のマイクロモーターを使用し，ていねいかつ確実に仕上げる．唇（頬）側中央部は歯肉縁下の形成深さが不足し，逆に隣接面は深くなりすぎる傾向があるので注意を要する．

9) 仕上げと研磨

仕上げにはホワイトポイントを使用する

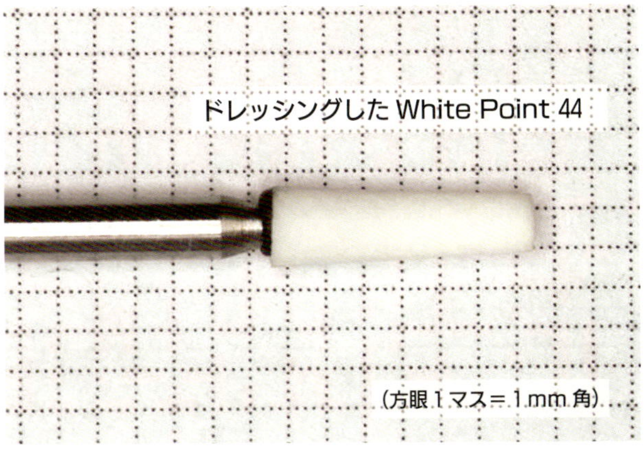

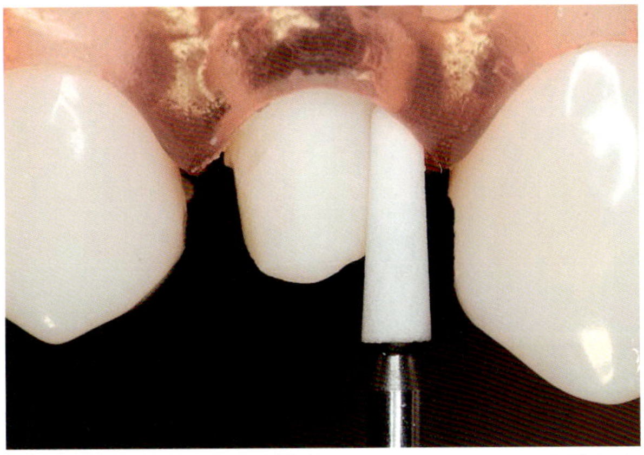

図18a, b　シリンダー状のバーによって生じたうろこ状のステップや遊離エナメルなどは，形態修正（第13章の図23参照）を施したタービン用ホワイトポイント（a）を５倍速のマイクロモーターに装着して修正・研磨する（b）．　a|b

仕上げ研磨の終了した支台歯

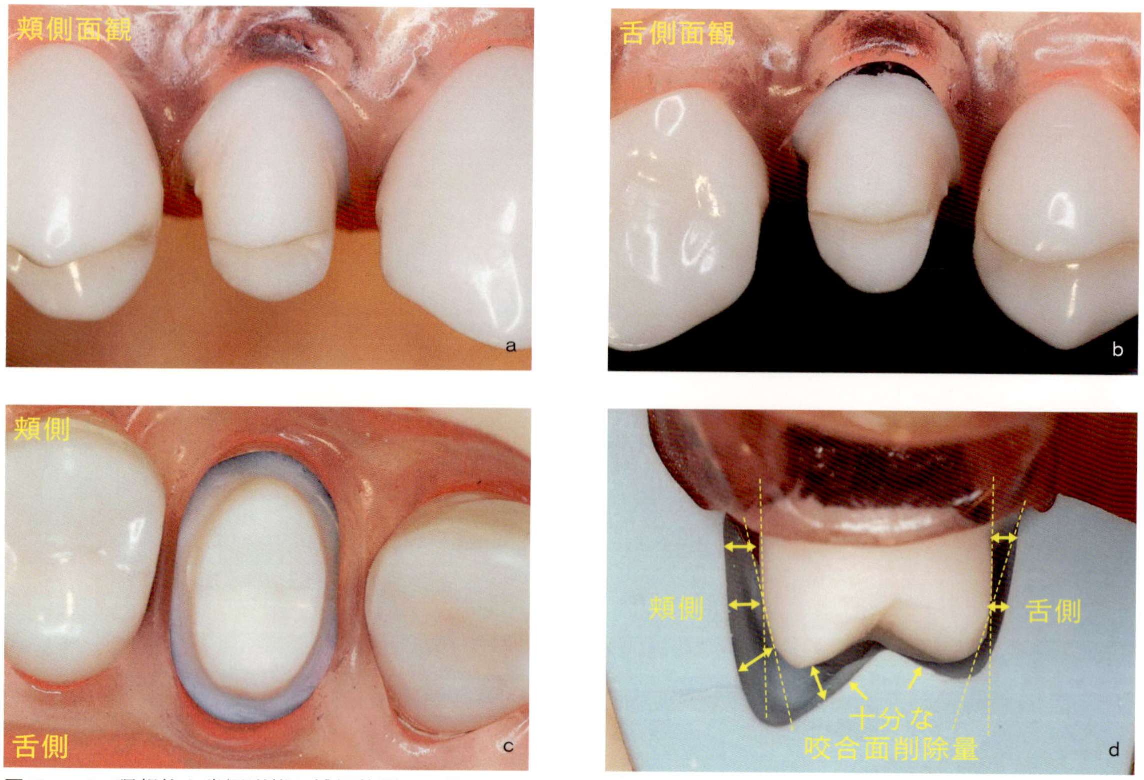

図19a〜d　理想的な歯冠形態を補綴装置で回復するためには，①唇側は2軸で，とくに切縁側1/2の十分な削除量，②切縁の透明性を出すために十分な削除量，③舌側機能咬頭付近の十分な削除量，④均一で連続性をもった十分なショルダー幅，の4点が確保されていることなどが近遠心的なチェックポイントである．

クリアランスと前方・偏心位運動との関係を確認する

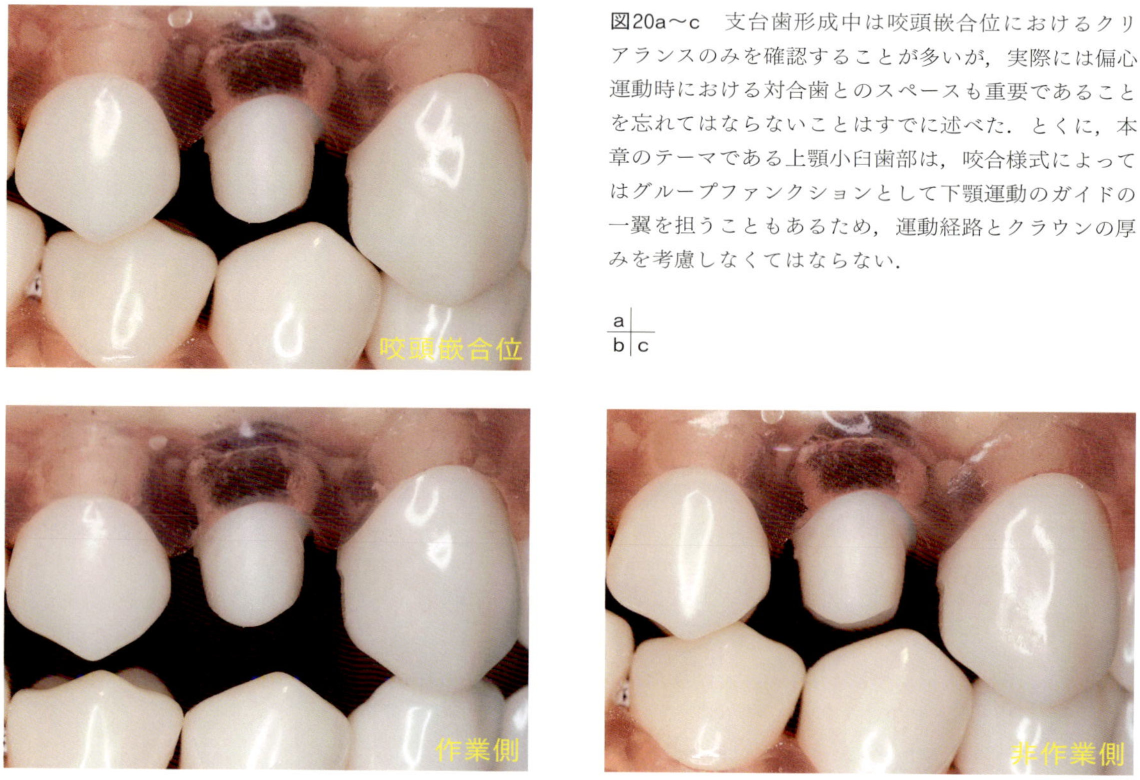

図20a〜c　支台歯形成中は咬頭嵌合位におけるクリアランスのみを確認することが多いが，実際には偏心運動時における対合歯とのスペースも重要であることを忘れてはならないことはすでに述べた．とくに，本章のテーマである上顎小臼歯部は，咬合様式によってはグループファンクションとして下顎運動のガイドの一翼を担うこともあるため，運動経路とクラウンの厚みを考慮しなくてはならない．

a
b | c

上顎小臼歯における陶材焼付鋳造冠(フルベイク)の支台歯形成の完了

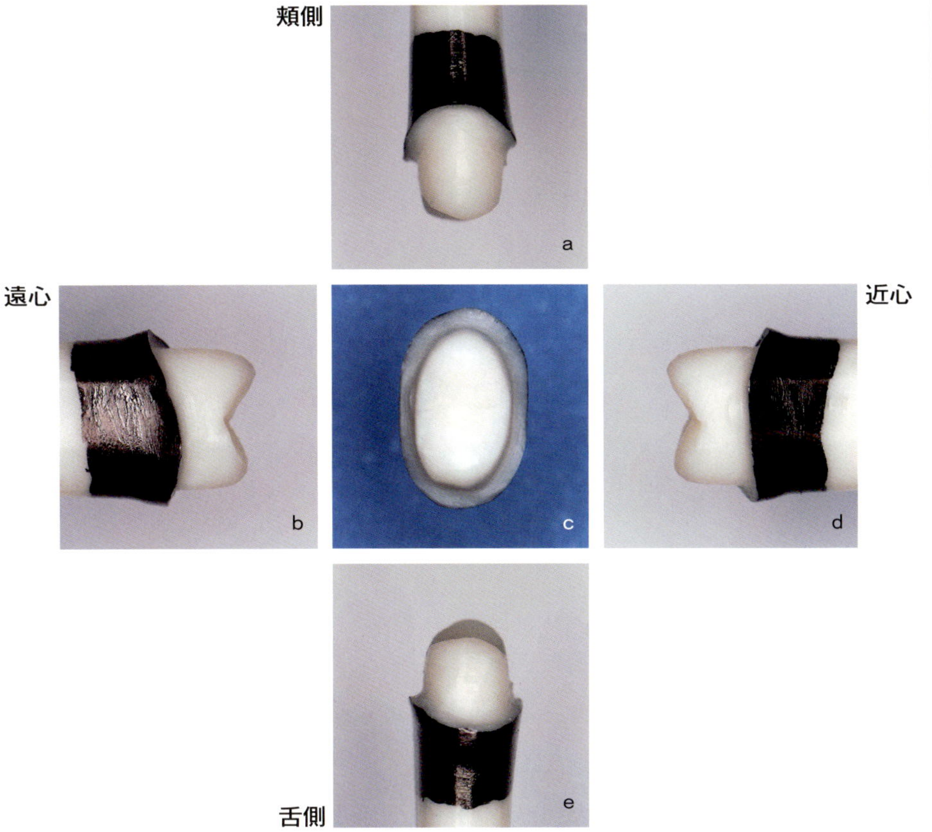

図21a～e　陶材焼付鋳造冠(フルベイク)のための支台歯形成が終了した上顎小臼歯の咬合面観(c)，近遠心面観(b, d)，頬舌側面観(a, e)を示す．観察のポイントは，テーパー・フィニッシュラインの連続性，削除量などである．

Summary

本章のまとめ

上下顎小臼歯部は，大臼歯に比較して審美的要求が強いために前装冠やオールセラミッククラウンが適応される頻度が高い．これらはいずれも全部被覆冠の範疇に含まれ，基本的な形成ステップは類似しているが，とくにフルベイクタイプの前装冠の支台歯形成では全体的に均一かつ十分な削除量(前装材料の厚み)を確保することがポイントである．さらに，オールセラミッククラウンの支台歯形態ではさらに全体的に丸みをもったフォルムが特徴となる．

小臼歯は咬合様式によっては側方運動のガイドに関与するために，運動経路と調和した歯冠形態が求められる．機能・審美・強度を兼ね備えた補綴装置のためには，適切な支台歯形態が求められる．とくにフルベイクタイプ(オールセラミッククラウン)において削除不足に陥りやすい部位は，①咬合面中央，②頬舌側の咬合面側1/2の軸面である．また，歯肉縁下におけるフィニッシュラインの設定位置(頬側中央付近が浅くなりがち)と隣接面の削除過多にも注意を要する．

CHAPTER 15

下顎小臼歯部陶材焼付鋳造冠(パーシャルベイク)の支台歯形成

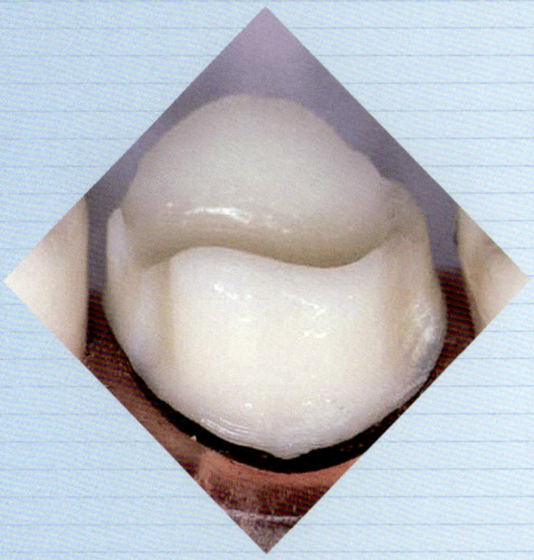

1 下顎小臼歯部の陶材焼付鋳造冠(パーシャルベイク)の支台歯形成の実際

本章で学べるポイント

支台歯形成に関する……

①下顎小臼歯部における陶材焼付鋳造冠(パーシャルベイク)の支台歯形成の実際

1 下顎小臼歯部の陶材焼付鋳造冠(パーシャルベイク)の支台歯形成の実際

本章では，下顎小臼歯部の陶材焼付鋳造冠(パーシャルベイク)の支台歯形成の手順(表１)とその削除量・ステップ(図１～11)を示す．

パーシャルベイク前装冠の支台歯形成は，全部鋳造冠とフルベイク前装冠(あるいはジャケット冠)との混合形であり，基本的には全部鋳造冠の支台歯形成をマスターしていることが重要である．前装部の形成の注意点はフルベイク前装冠と同様である．現在は隣在歯との接触点を前装材料で回復することが一般的であるため，隣接面の削除量と舌側シャンファー形態との移行部分を仕上げるのに若干の注意が必要である．

小臼歯部の陶材焼付鋳造冠(パーシャルベイク)に求められる形態

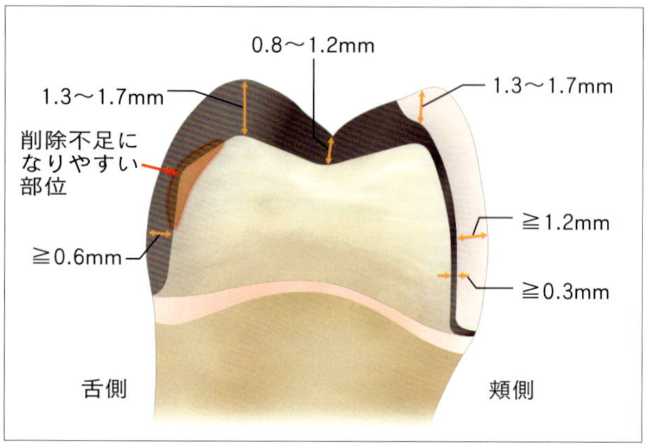

図１　小臼歯部の陶材焼付鋳造冠(パーシャルベイク)に求められる形態を示す．上下顎ともに削除不足となりやすい部位は ①唇側ショルダー幅，②唇側切縁側１/２の軸面，③咬合面中央部である．臼歯部の陶材焼付鋳造冠の支台歯形成ではショルダー幅は1.2～1.5mm，軸面削除量は歯頸側で1.0～1.2mm，切縁側で1.3～1.7mm である．咬合面削除量は陶材前装部で1.3～1.7mm，中央部でも1.0～1.2mmは確保したい．

下顎小臼歯部における陶材焼付鋳造冠(パーシャルベイク)の形成手順

形成手順	器具，バーの種類，材料など	用途
1．咬合面のガイドグルーブ(図3，4)	・ダイヤモンド・ラウンドバー ・蕾状カーバイドバー	・咬合面全体のクリアランスは可及的に均一かつメタルコーピング＋前装材料の厚みを考慮する(中心窩相当部の削除が不足する傾向あり) ・基本形態は逆屋根型 ・ファンクショナルカスプベベル ・天然歯の解剖学的形態に類似(主溝と主隆線)
2．咬合面の削除(図3，4)	・中太＋先端の丸いテーパー状ダイヤモンドバー ・中太＋テーパーがなく，フラットエンドのシリンダー状ダイヤモンドバー	
3．軸面のガイドグルーブと形成(1．頬側)(図5)	・中太＋先端の丸いテーパー状ダイヤモンドバー ・中太＋テーパーがなく，フラットエンドのシリンダー状ダイヤモンドバー	・ガイドグルーブはバーの太さ2/3から1本分程度(バーの直径により異なる．前装部分はメタルコーピング＋陶材の厚みを考慮して1.5mm程度の削除量は必要) ・フィニッシュライン部分のショルダー幅は最低1.5mm程度必要⇔ショルダーもしくはラウンドショルダーが基本となる．現在はベベルの付与はほとんど行わない ・テーパーのつきすぎに注意(対側との平行性を確保)
4．軸面のガイドグルーブと形成(2．舌側)(図6)	・中太＋先端の丸いテーパー状ダイヤモンドバー ・中太＋テーパーがなく，フラットエンドのシリンダー状ダイヤモンドバー	パーシャルベイクにおけるウイングの有無 ・現在は明確なウイングを付与することは少なく，パーシャルベイクの場合でもショルダーからシャンファーに緩やかに移行する パーシャルベイクの場合 ・舌側のフィニッシュラインはシャンファー(ディープシャンファー)形態に仕上げる
5．隣接面のスライスカット(図7)	・細いテーパー状ダイヤモンドバー(先端が丸くても可)	・隣在歯を可及的に傷つけない ・歯間乳頭を傷つけない

6．全周にわたる軸面形成(図8，9)	・中太＋先端の丸いテーパー状ダイヤモンドバー ・中太＋テーパーがなく，フラットエンドのシリンダー状ダイヤモンドバー	・遠心舌側の隅角がもっとも困難 ・全体的に移行的かつ滑らかに全周をつないでいく ・テーパーのつきすぎに注意(対側との平行性を確保)
7．フィニッシュラインの形成	唇側ショルダー ・ダイヤモンド・ラウンドバー(ガイドとして) ・中太＋テーパーがなく，フラットエンドのシリンダー状ダイヤモンドバー ・ホワイトポイント(形態をドレッシングしたもの)	・一定のショルダー幅を確保できるように，太さのわかっているダイヤモンド・ラウンドバーをガイドとして使用する ・頬側中央部は歯肉縁下の形成深さが不足しやすい ・隣接面(とくに前歯歯間乳頭部)は深くなりすぎる傾向がある
	舌側ショルダー ・中太＋先端の丸いテーパー状ダイヤモンドバー	・フィニッシュライン部分でのワックス(金属)の厚みが最低0.5mm 程度は必要⇔同部ではバーの太さ 1/2 以上が沈み込むと遊離エナメル質が生じる
8．形態の評価	・ユーティリティーワックス⇒咬合面クリアランス ・印象用石膏⇒支台歯の全体的形態の把握 ・印象用パテによる形態インデックス⇒前装部分の厚みを考慮した支台歯形成のガイド	・咬合面クリアランスを確認 ・前方および偏心位でのクリアランスを確認 ・支台歯形態の全体像をチェックし，アンダーカットやフィニッシュラインの不連続性に注意 ・フルベイクの場合には，全周に均一な幅を有したショルダー形成が重要 ・スナップ印象と印象用石膏によりチェアサイドで模型を製作して支台形態を口腔外で評価する ・必要に応じて補助的維持装置(グルーブ)を付与
9．仕上げ＋研磨(図10，11)	・基本的に軸面・フィニッシュライン形成に用いたものと同形態のダイヤモンドバー(ファインまたはスーパーファイン) ・ホワイトポイント(形態をドレッシングしたもの)	

表1　下顎小臼歯部における陶材焼付鋳造冠(パーシャルベイク)の形成手順を示す．

1　診療姿勢の確認

下顎小臼歯部の支台歯形成を行う場合のアプローチ方向は 9 時から11時の位置

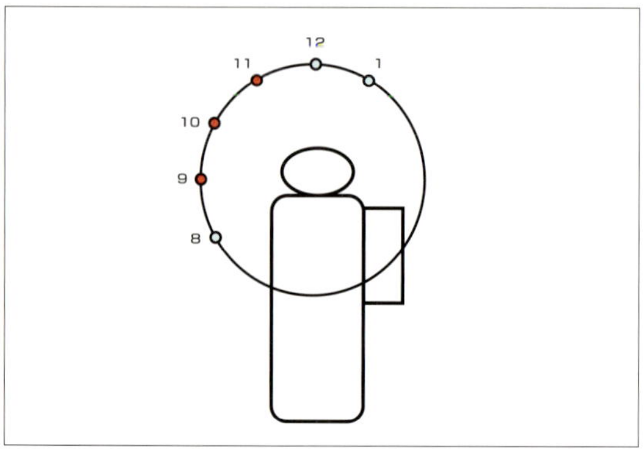

図2　下顎臼歯部の支台歯形成を行う場合のポジションは 9 時から11時である．

2) 咬合面のガイドグルーブ形成と咬合面削除

ガイドグルーブ形成および咬合面，頬舌側軸面削除に使用するバー

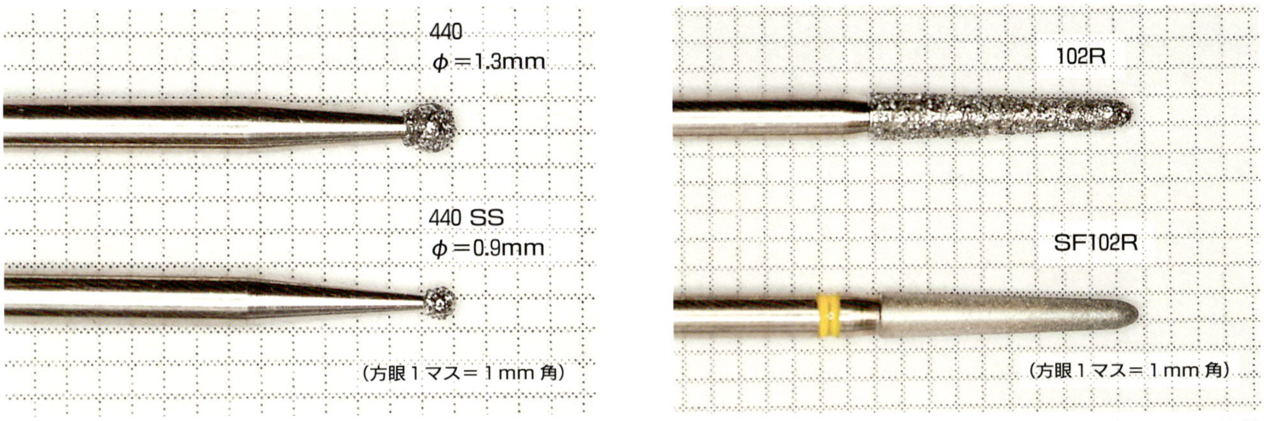

図3a, b　ガイドグルーブ形成に適するバーは，その刃部のサイズがわかりやすいものである．とくに下顎小臼歯のように比較的小さな歯の場合は，ダイヤモンド・ラウンドバー(#440 SS)かペアシェイプ・カーバイドバー(#330)が使用しやすい．また，咬合面や軸面の支台歯形成には＃102R のバーを使用する．今まで使用してきた＃106でもよいが，歯種によっては太すぎる場合もあるため，今回は若干細めのものを使用した．基本的な使用方法に関しては，今まで解説してきたことと同様である．　a|b

咬合面削除は上顎小臼歯部と同様に行う

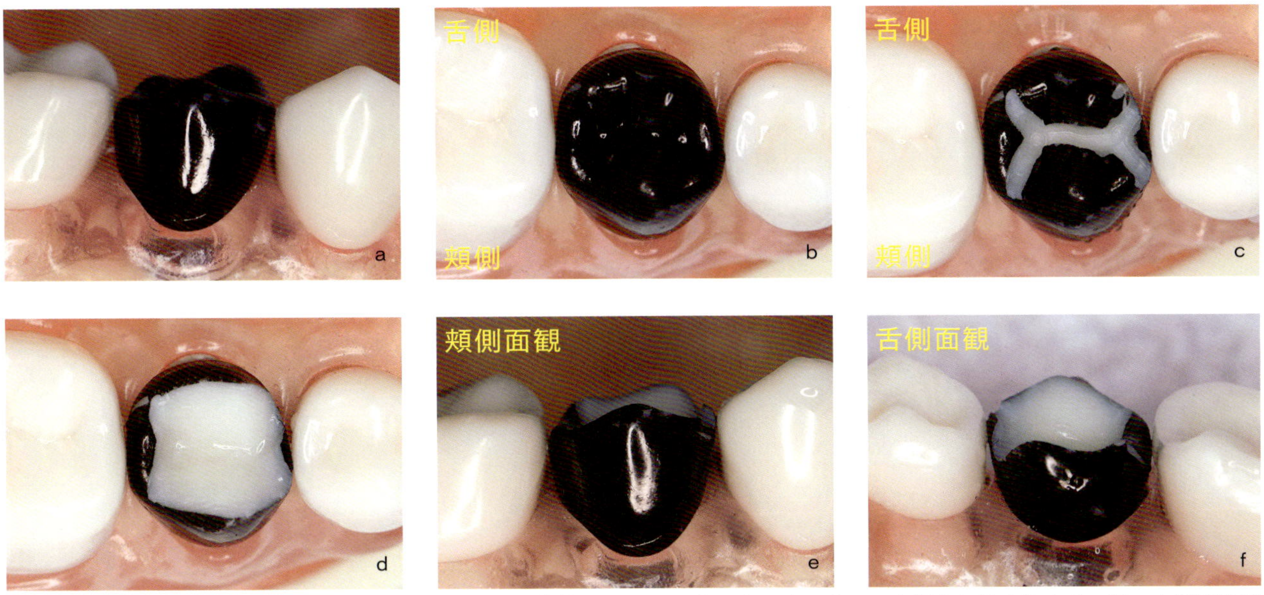

図4a〜f　#440 SS のダイヤモンド・ラウンドバーは直径が0.9mm であるが，そのすべてを完全に沈み込ませ，均一な深度を維持したまま主溝に沿ってガイドグルーブを形成する．起始点は近遠心いずれかの辺縁隆線もしくは中心窩とする．咬合面削除に関しては，基本的に上顎小臼歯と変わらないために第14章の図7を参考とされたい．

3) 頬・舌側軸面のガイドグルーブ形成と削除

頬側軸面は2軸で形成する

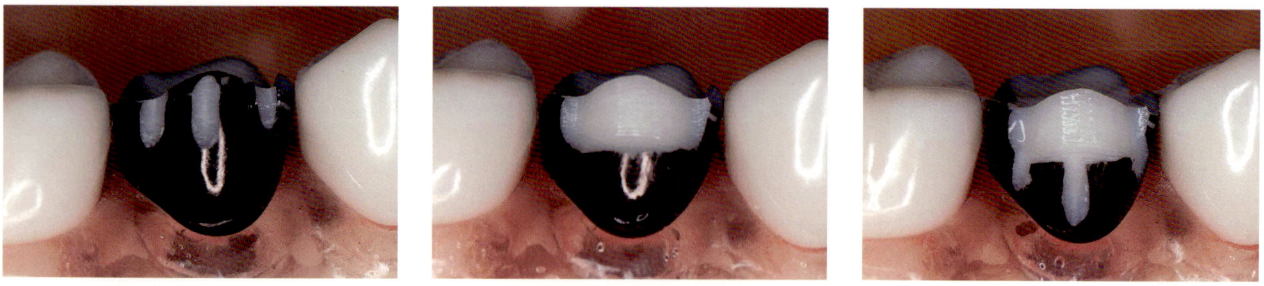

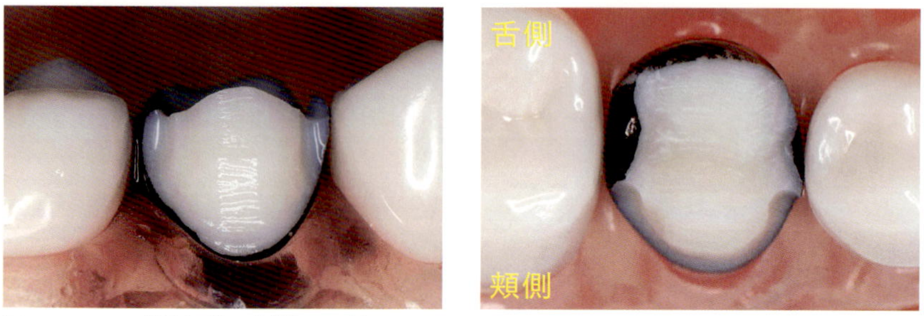

a|b|c
d|e

図5a〜e　下顎臼歯の頬側は2軸である．ガイドグルーブは＃102のバーの太さの約1/2とし，歯軸に対して平行に3本のガイドグルーブを入れる．とくに前装冠の支台歯形成では前装部材料の厚みを確保し，審美性を向上させるために歯冠側1/2の削除不足に注意する．仮のフィニッシュラインはわずかに歯肉縁上とし，近遠心的な形成限界は隣接面直前にとどめる．同部は仕上げの段階で形態修正を行うため，この段階ではシャンファーあるいはディープシャンファーでよい．なお，シャンファー形態は先端が丸みを帯びているバーの形態を反映するため，バーの半分以上の深さで形成を行うと遊離エナメルが残存する（第11章の図14参照）．

舌側軸面のガイドグルーブと歯質削除は上顎小臼歯部と同様に行う

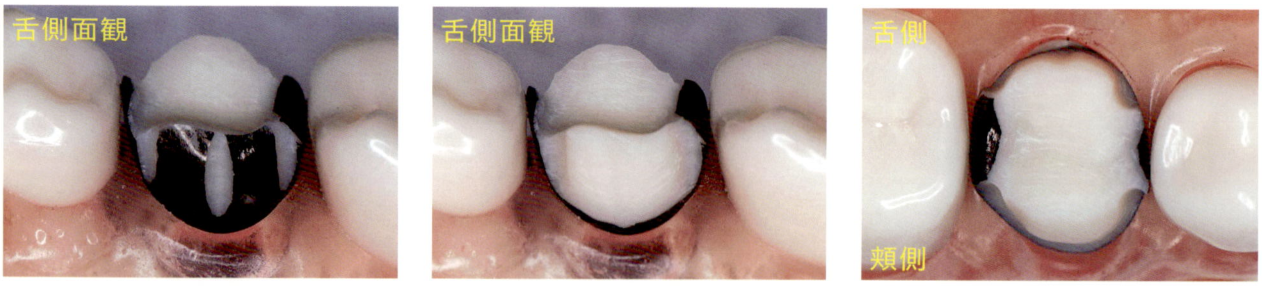

図6a〜c　下顎臼歯の舌側は1軸に形成する．基本的な注意点は唇側軸面の形成と同様である．　a|b|c

4) 隣接面のスライスカット

バーの選択および手技は上顎小臼歯部と同様

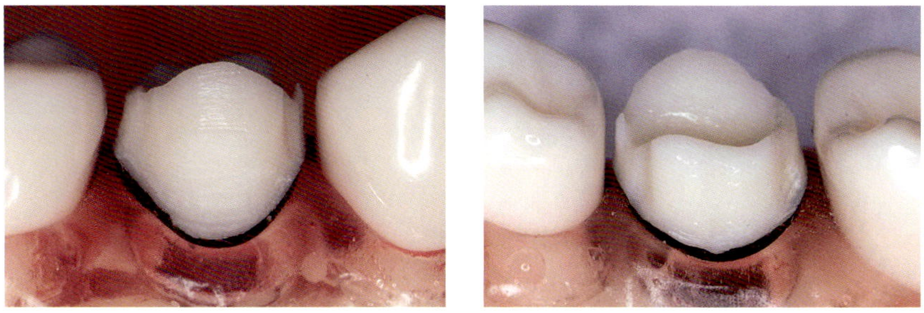

a|b

図7a, b　隣接面のスライスカット．バーは第14章の図9に示した＃204, ＃104Rを使用し，実際の手技についても基本はこれまでに解説してきたことと同様である．

5) 全周にわたる軸面形成と仕上げ

前装部分のショルダー形成に使用するバー

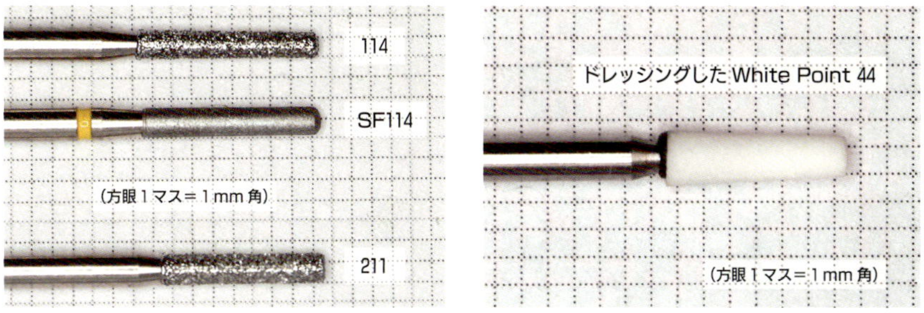

図8a, b　本章では，前章のフルベイクとは異なりパーシャルベイクの支台歯形成について供覧している．ここまでの形成ステップはフルベイクと同様であったが，これ以降の全周にわたる軸面形成時に使用するバーの種類や形成深度をコントロールすることにより，支台歯形態を変化させる．前装部分のショルダー形成にはテーパーがついていないシリンダー状のバー(＃114, ＃211)を使用するが，軸面にアンダーカットを生じやすいため注意を要する．シリンダー状のバーによるうろこ状のステップやフリーエナメルなどは，形態修正を施したタービン用ホワイトポイントを5倍速のマイクロモーターに装着して修正・研磨する．

a|b

最近ではウイングレスタイプの形成が主流

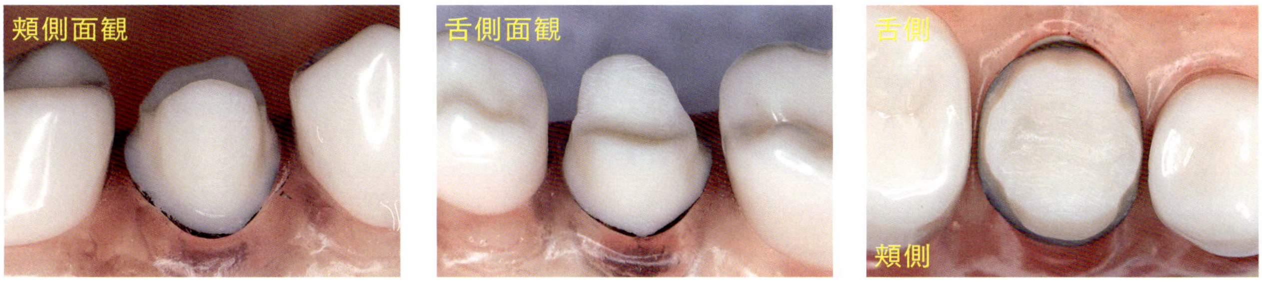

図9a〜c　パーシャルベイクの前装冠では，唇側面と隣接面が前装材料で覆われる．そのため，最低でも1.2〜1.5mm程度の削除量を確保しなくてはならない．以前は前装部分を明確にするために，いわゆるウイングタイプの支台歯形成が教科書に記載されていたが，最近では前装部のショルダー形成から移行的にシャンファー(ディープシャンファー)に移行するウイングレスタイプの形成が多くなっている(本形成もそれに準ずる)．

a|b|c

仕上げ研磨の終了した支台歯

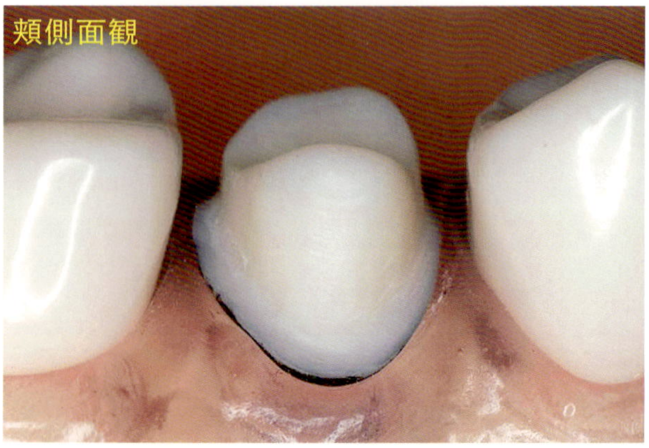

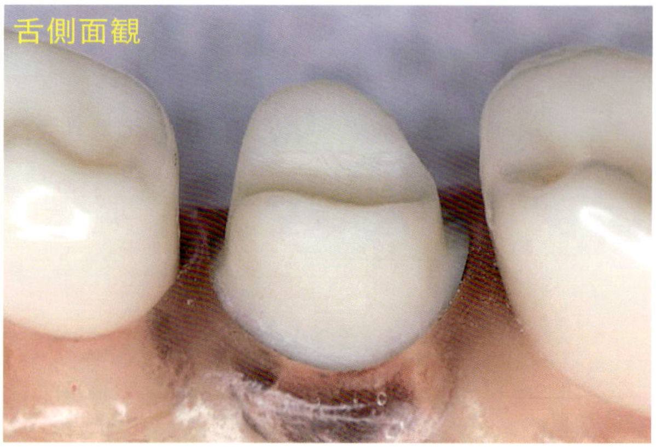

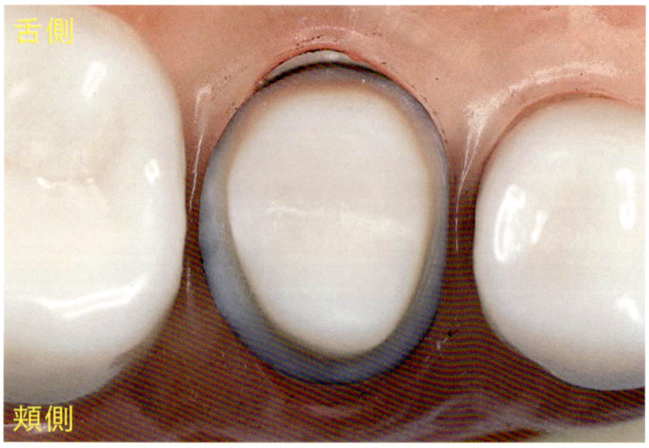

a | b
c |

図10a〜c　補綴装置(パーシャルベイク)で理想的な歯冠形態を回復するための具備条件として，①頬側は2軸で，とくに切縁側1/2の十分な削除量，②切縁の透明性を出すために十分な削除量，③舌側機能咬頭付近の十分な削除量，④均一で連続性をもった頬側のショルダー幅，⑤境界が明瞭でスムーズな連続性を有する舌側のシャンファー形態，の5点が確保されていることなどが近遠心的なチェックポイントである．

【POINT】パーシャルベイクにおける軸面形成の手順

1．隣接面スライスカット後に，#102，#106のバーを使用して基本的な支台歯形態を形成する．
2．フィニッシュラインをショルダーにするために，シリンダー状のバー(#114，#211)を使用して歯肉縁頂までフィニッシュラインを掘り下げていく．唇(頬)側中央部は歯肉縁下の形成深さが不足し，逆に隣接面は深くなりすぎる傾向があるので注意を要する．
3．ダイヤモンド・ラウンドバーにより均一なショルダー幅を確保していく．歯肉縁下に挿入する前に必ず歯肉圧排を行い軟組織の保護を行う(14章の図14，15参照)．
4．ショルダー部分は#114，#211のシリンダー状バーを用い，シャンファー部分は#102，#106のバーを用いてフィニッシュラインを明確に仕上げる．

下顎小臼歯における陶材焼付鋳造冠(パーシャルベイク)の支台歯形成の完了

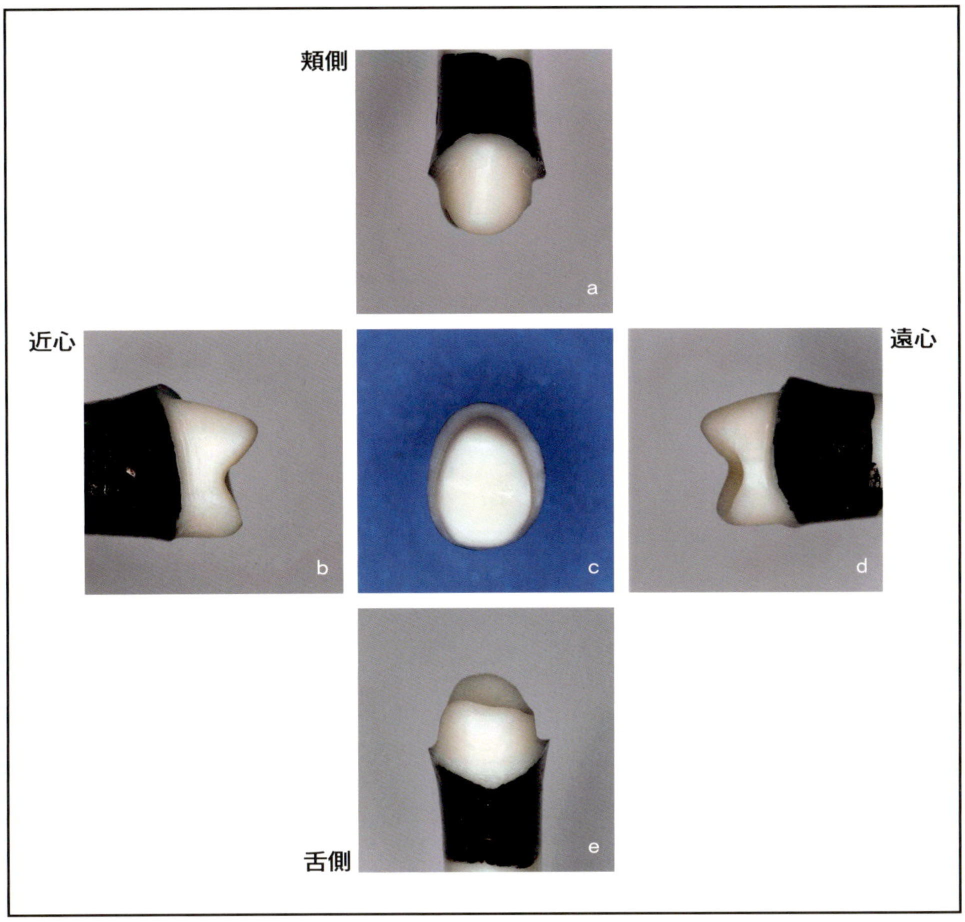

図11a〜e　陶材焼付鋳造冠(パーシャルベイク)のための支台歯形成が終了した下顎小臼歯の咬合面観(c)，近遠心面観(b, d)，頬舌側面観(a, e)を示す．観察のポイントは第14章の図21と同様である．

Summary

本章のまとめ

第14, 15章で解説した陶材焼付鋳造冠(硬質レジン前装冠を含む)はいずれも全部被覆冠の範疇に含まれ，基本的な形成ステップは類似している．

最近はフルベイクタイプの前装冠が多いが，支台歯形成の基本手技や歯質保護の観点からはパーシャルベイクを先にマスターすることが望ましい．

CHAPTER 16

ポーセレンラミネートベニア(PLV)の支台歯形成

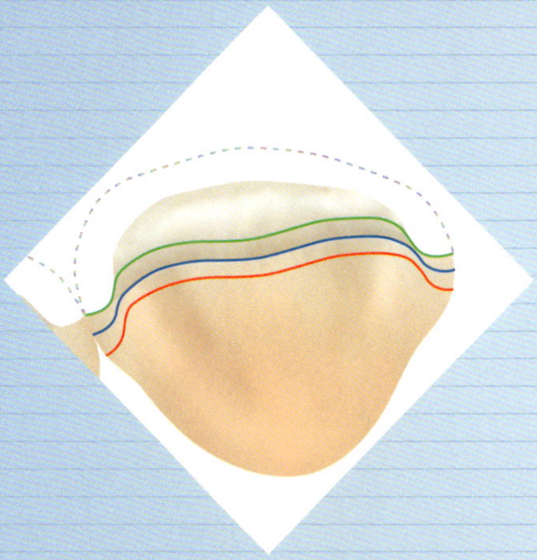

本章で学べるポイント

支台歯形成に関する……

①上顎前歯部における PLV の支台歯形成

1 PLVの概要とその適応症

ポーセレンラミネートベニア(PLV)は，前歯部の変色，形態異常，正中離開，破折などを低侵襲で修復するための補綴手法である．これは，最近広く提唱されているMI(ミニマムインターベンション)にも合致する有効な術式であり，最近では歯とセラミックスの接着技術の向上・安定化にともなって，さまざまな目的に使用されるようになっている．

そもそもPLVは，テトラサイクリン(TC)変色歯の審美性改善のために幅広く導入された経緯をもつ．しかし，TC変色歯の問題が明らかにされて以降この種の変色歯は激減し，PLVの使用目的も少なからず変化してきた．そこで**表1**に，現代におけるPLVの臨床的意義および長所・短所をまとめてみる．

PLVの臨床的意義および長所・短所

臨床的意義・特徴・適応症	長所	短所
・変色歯，形態異常歯(円錐歯，矮小歯)，唇側面の陥凹や小窩の審美的改善 ・正中離開，歯冠形態の改善 ・基本的に上下前歯部・生活歯に適応 ・陶材もしくは高フィラー型コンポジットレジンを使用 ・接着技法の応用	・低侵襲での修復処置が可能 ・隣接面を含んだ歯冠形態の修正も可能 ・接着技術の向上により予知性は高い ・変色・磨耗・咬耗が少ない ・円錐歯や矮小歯などの形態異常歯にも適応可能	・形成量不足によるオーバカントゥアになりやすい ・形成量不足や支台歯の変色が強い場合，歯の透明感が失われる⇒オペーク効果を強くせざるを得ない ・修復物に維持力(形態)がなく，接着に依存する⇒剝離や破折の可能性 ・カリエスリスクが高い患者には禁忌 ・ブラキシズムなどの悪習癖にも注意を要する

表1 PLVの臨床的意義および長所・短所を示す．

2 PLV の支台歯形成の実際

PLV の支台歯形成を成功に導くためには，①適切なガイドグルーブ，②繊細なバーの移動，③明瞭なフィニッシュライン，④削除不足部位の排除，⑤支台歯形態のデザイン，などがポイントである．

以下に，形成手順（表２）と実際のステップ（図１～14）および症例（図15, 16）を示す．

PLV の形成手順

形成手順	器具，バーの種類，材料など	用途
１．唇側面ガイドグルーブ（図４，５）	ダイヤモンド・ラウンドバー PLV 専用ガイドバー	・形成深度が規制されている PLV 専用のガイドバーにて，唇側面に２～３本のガイドグルーブを近遠心的に付与 ・削除の目安として，ガイドグルーブ最深部に鉛筆などでマーキングしておく ・歯頚部の削除量は0.3～0.5mm ・中央部の削除量は0.5～0.7mm ・切縁部の削除量は形成デザインにより異なる
２．唇側面の削除（図６～８）	中太＋先端の丸いテーパー状ダイヤモンドバー	・唇側面の削除時にはバーの1/2～1/3の沈み込み量を目安とする ・唇側形態を参考として，上下的・近遠心的に凸面状に形成する ・この段階では歯肉縁上にフィニッシュラインを設定する ・フィニッシュライン部分の削除量は0.3～0.5mm を目安とする ・隣在歯を傷つけないように，近遠心部分のエナメル質を削除する
３．隣接面の形成（PLV の形態によっては隣接面を削除しない設計もありうる）（図９～11）	中太＋先端の丸いテーパー状ダイヤモンドバー	・隣在歯を可及的に傷つけない ・歯間乳頭を傷つけない ・隣接面コンタクトを PLV で再現する場合には，完全に隣接面歯質を削除する ・唇側から連続したフィニッシュライン＋丸みを帯びた形態に仕上げる
４．形態の評価（図９b，９c，12）	・印象用パテによるシリコーンインデックス⇒唇側部分の削除量を確認	・支台歯形態の全体像をチェックし，アンダーカットやフィニッシュラインの不連続性に注意 ・スナップ印象と印象用石膏によりチェアサイドで模型を製作して支台歯形態を口腔外で評価する ・フィニッシュラインの連続性 ・ラインアングル・隅角に丸みをもたせる
５．仕上げ＋研磨（図13, 14）	中太＋先端の丸いテーパー状ダイヤモンドバー（ファインまたはスーパーファイン，ホワイトポイント）	・アンダーカットが存在すると，試適時に PLV の破折を招くおそれがある

表２　PLV の形成手順を示す．

1) 診療姿勢の確認

上下顎前歯部の支台歯形成を行う場合のアプローチ方向は10時から１時の位置

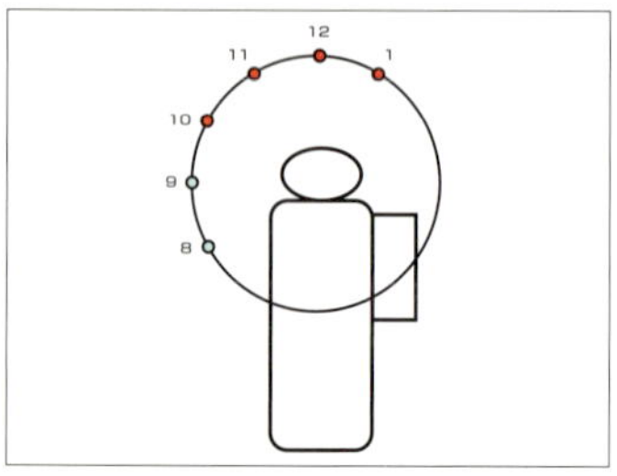

図１　上下顎前歯部の PLV の支台歯形成を行う場合のポジションは10時から１時である．

2) 形成対象歯の形態確認とシリコーンインデックスの製作

形成対象歯の形態を確認する

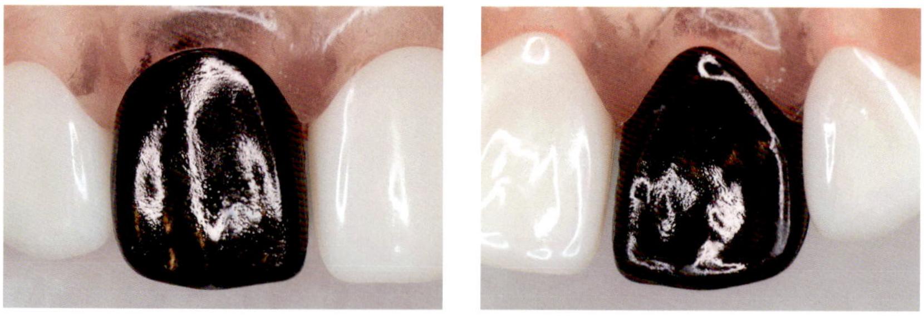

図２a, b　形成前の上顎右側中切歯を示す．PLV 修復では，支台歯の状況により形成デザインを変化させなくてはならない．変色の強い場合は下地色の遮蔽を考慮する必要があるため，若干削除量は多くなる．また，歯冠の形態修正や正中離開の改善などでは，削除量が少ない形成デザインが可能である．　a|b

PLV 形成用のシリコーンインデックスは支台歯形成開始前に製作しておく

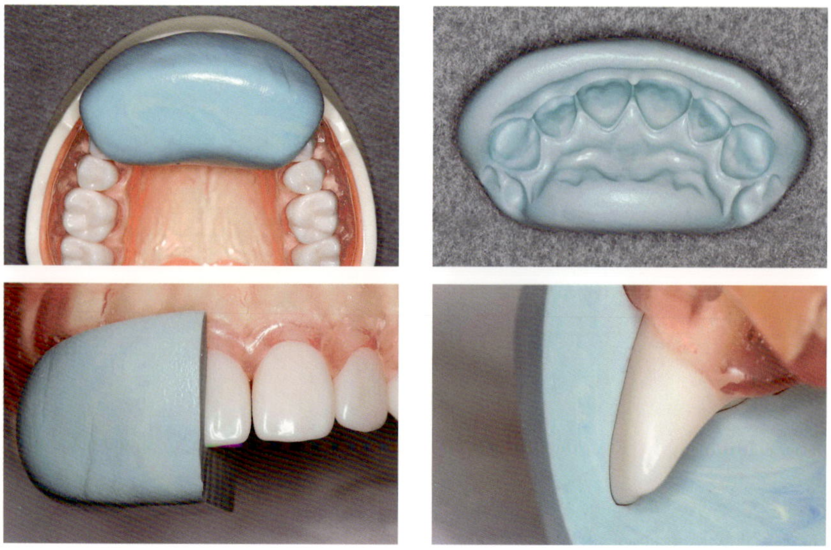

a|b
c|d

図３a〜d　支台歯形成前もしくは診断用ワックスアップによる理想的な歯冠形態を印象用パテでコピーして，シリコーンインデックス(割型)を製作する．この作業は支台歯形成前に行っておくことが望ましい．天然歯列または模型に対し，練和したパテを圧接して印象採得を行う(a, b)．その後，該当歯の中央部分から切断して(c)，シリコーンインデックスを完成させる(d)．

3) 唇側面のガイドグルーブ形成

唇側面のガイドグルーブ形成に使用するバー

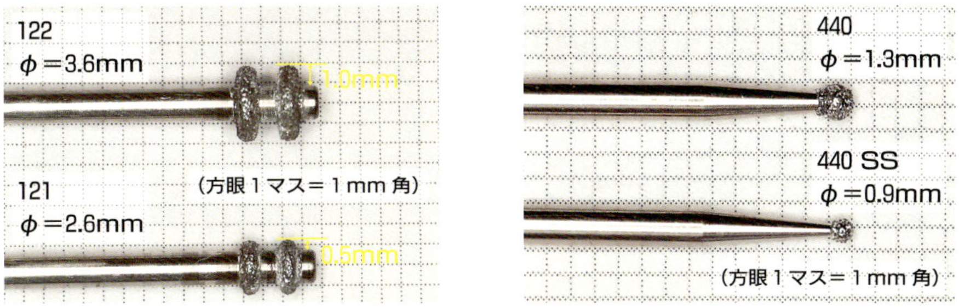

図４a, b　PLV の支台歯形成では，とくに形成深度のコントロールが重要である．そのためには，基準とガイドグルーブの深さが確実に把握でき，かつ一定の深度を維持できる形態をもつバーが望ましい．a に示す PLV 専用のガイドグルーブ用バーは，ホイールが２個，もしくは３個ついているものが多い．本章では松風社製＃122, ＃121を使用する．形成深度は図中に示すようにそれぞれ約1.0mm もしくは0.5mm であり，歯種や形成部位によって使い分ける．柄の部分がストップとなるために形成深度が一定に保たれる．また，a に示した専用のバーではなく，b のダイヤモンド・ラウンドバー(#440, #440 SS)を用いる際には，柄の部分を沈み込み防止のガイドとして，一定の深さでガイドグルーブを形成する．　a｜b

ガイドグルーブ形成では最深部にマーキングを行うことが非常に重要

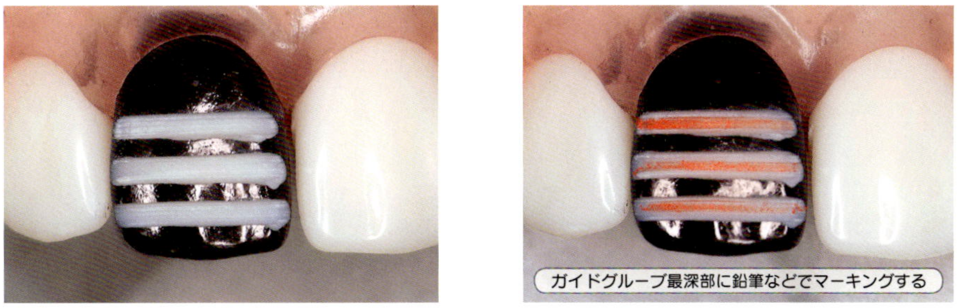

図５a, b　ここでは＃122のバーを使用して，歯冠部中央下部から３本のガイドグルーブを付与した(a)．エナメル質の厚みが薄い歯頚部にガイドグルーブを求める場合には，＃121を使用して形成深度を0.5mm 以内とする．また，後述する唇側面歯質の削除時にせっかく付与したガイドグルーブの深度が冒されてしまうのを防止するために，ガイドグルーブ最深部に鉛筆などでマーキングを施しておく(b)．これにより，形成時の削除過多を予防することができる(この操作は重要である)．　a｜b

4) 唇側面の歯質削除

唇側面の歯質削除に使用するバー

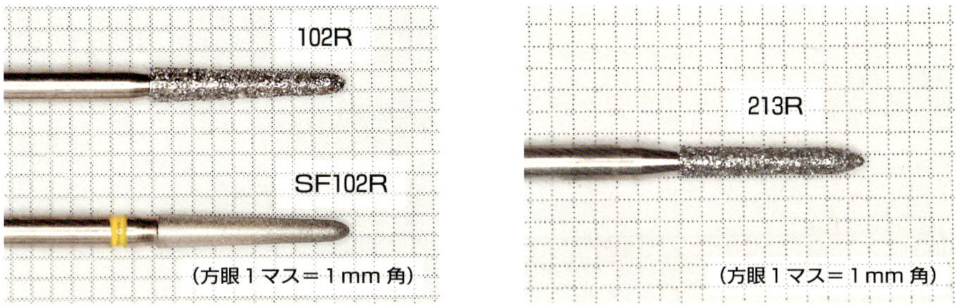

図６a, b　唇側面の歯質の削除には，＃102R，＃213R(＃212R でも可)を使用する．PLV は全部被覆型の支台歯形成と異なり，削除量のコントロールに注意を要するため，あまり太いバーは使用しない．本章では＃213R を用いるが，全体的にストレートな形状で，先端のラウンド形態を利用してシャンファーを形成できるバーが適している．　a｜b

深度を慎重にコントロールしながら削除する

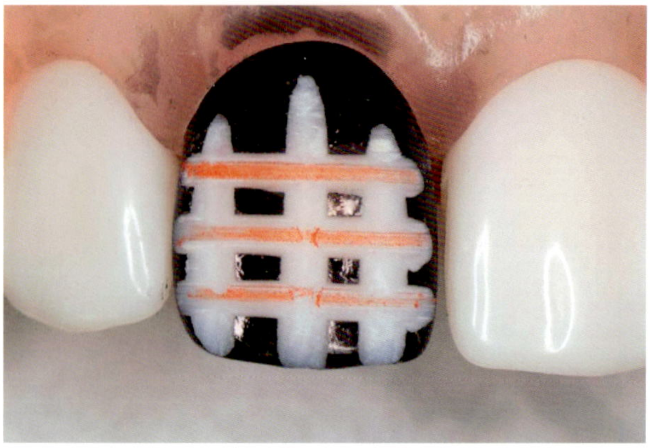

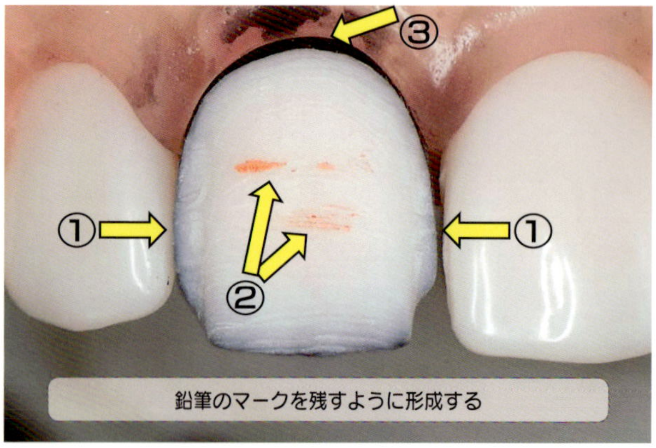

図 7 a, b　#213R の太さ 1/2 を目安に縦にガイドグルーブを形成する(a). この作業はかならずしも必要としないが, 図 8 b, c のバーの動かし方を参考として, 唇側面と同様の凸面形態を維持しながら表層のエナメル質を削除する(b). この際, 図 8 b のように, 図 5 b でガイドグルーブ最深部に鉛筆でマークした線が消えないように注意深く削除量をコントロールする. 図中①:この段階ではコンタクトポイントは既存のエナメル質に限局させる, ②:形成深度をコントロールするために, 鉛筆のマークを残すように形成する, ③:歯肉縁上に仮のシャンファー形態のフィニッシュラインを形成する.　a|b

バーの動かし方と削除量

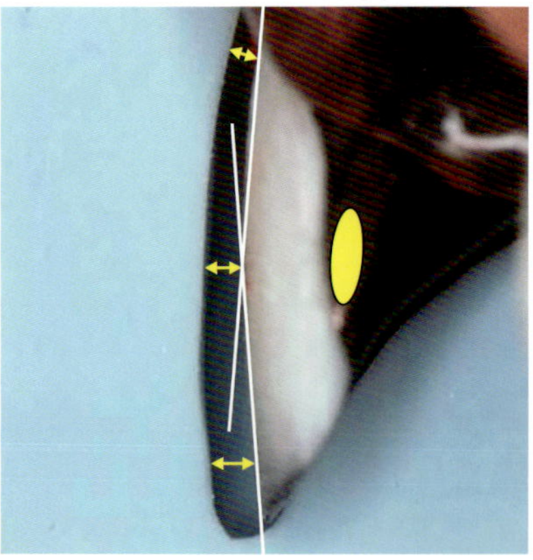

図 8 a　黄色のエリアが既存の接触点である. この段階では残存歯質の接触点を削除せず, 基本的な支台歯形態を作り上げる.

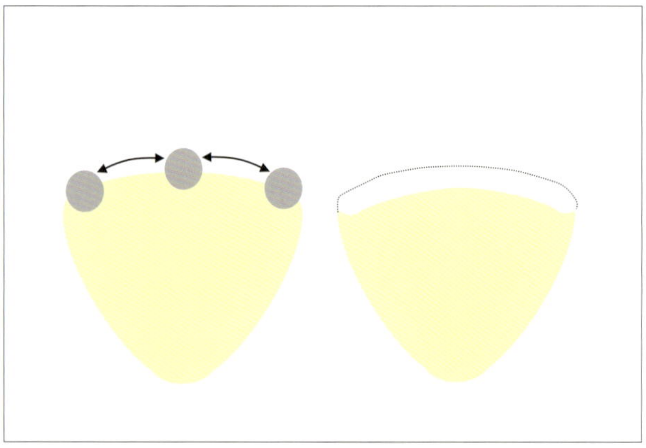

図 8 b　唇側面は, 前装冠の支台歯形成と同様に 2 軸に仕上げる. そのため, バーの垂直的な移動と角度にも注意を払わなくてはならない. 歯頚部ではバーを歯軸と平行に保ち, 均一で連続性を有したシャンファー形態のフィニッシュラインを形成する. さらに歯冠側に移行するにつれバーの角度をつけ, 歯冠部中央から切縁側にかけて削除不足をなくす.

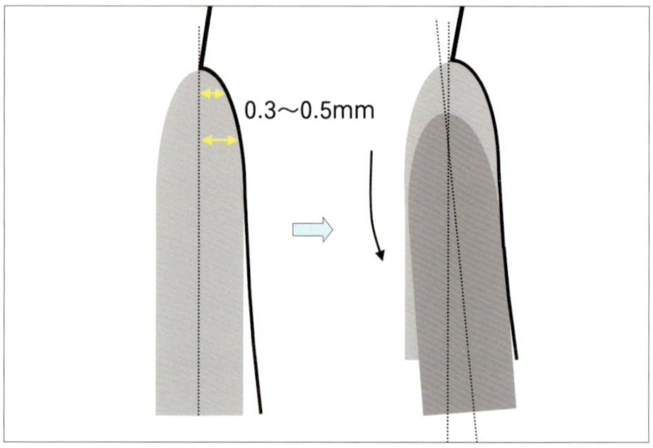

図 8 c　#213R の半分量を目安に形成を行う. この際, バーは唇側面の形状に合わせて緩やかなカーブを描き, ガイドグルーブをつなぐように均一の厚みをもって唇側面歯質を除去する. この際, 近遠心的な唇側面形態に一致するように凸面形状をつけ, 平坦にならないように注意する.

5) 隣接面および切縁部の歯質削除

隣接面の削除とともに歯肉縁形態に合った明確なフィニッシュラインを形成する

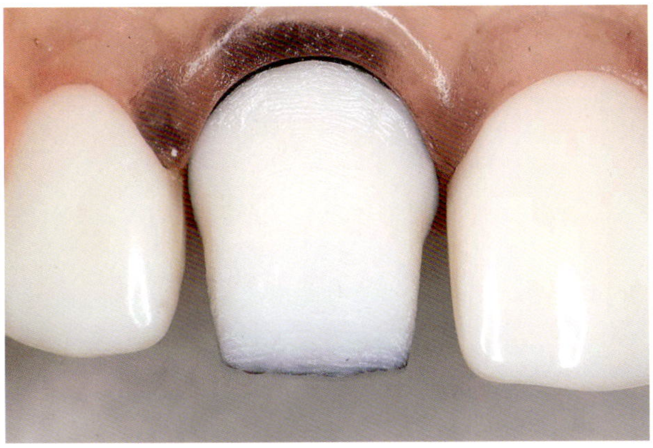

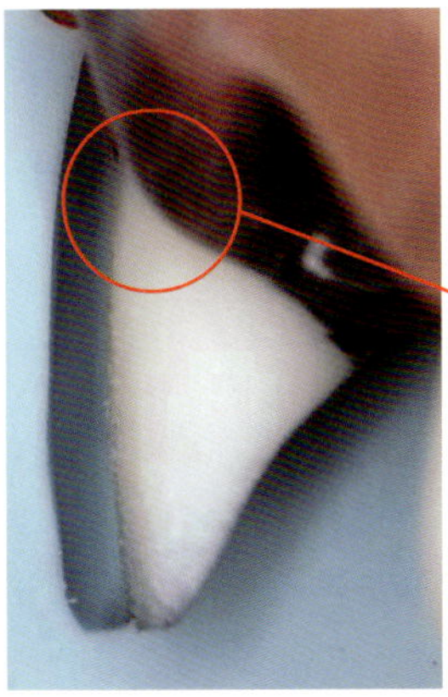

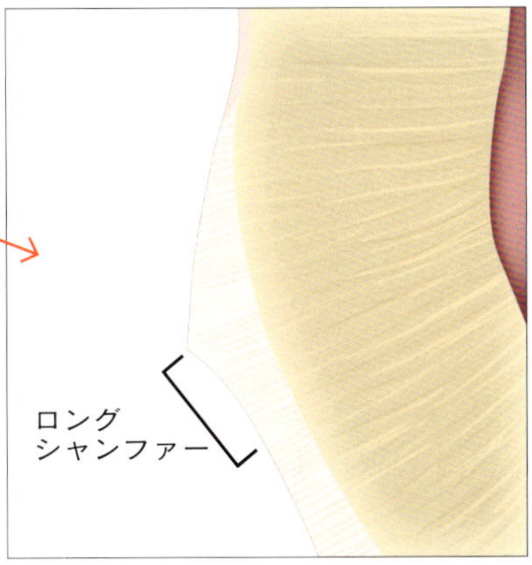

図 9 a〜c　ここに示す例では，PLV にて隣接面コンタクトと切縁部を回復するための支台歯形態を最終目標とした．そこでまず，頬舌的に隣接面部を削除して歯肉縁形態に合った明確なフィニッシュラインを形成した．この場合，全部被覆型の支台歯形成とは異なり，唇側面削除に用いた＃213R をそのまま使用して，ていねいに舌側方向にバーを抜くようにエナメル質を削除する．可及的に隣在歯と歯肉縁の損傷を避け，近・遠心ともに舌側の隅角部まで形成する(a)．その後，舌側基底面の形成が終了した支台歯にシリコーンインデックスを適応させる(b)．形成前後の状態を比較すると支台歯削除の過不足がわかりやすい．なお，PLV のフィニッシュラインとしてはロングシャンファー形態が推奨される(c)．窩縁隅角を鈍角にすることでエナメル小柱を多く露出させ，特異的かつ効果的にエッチングを行う(c は参考文献18より引用・改変)．　a|b|c

切縁部の削除は PLV のチッピング防止，透明性確保に有効

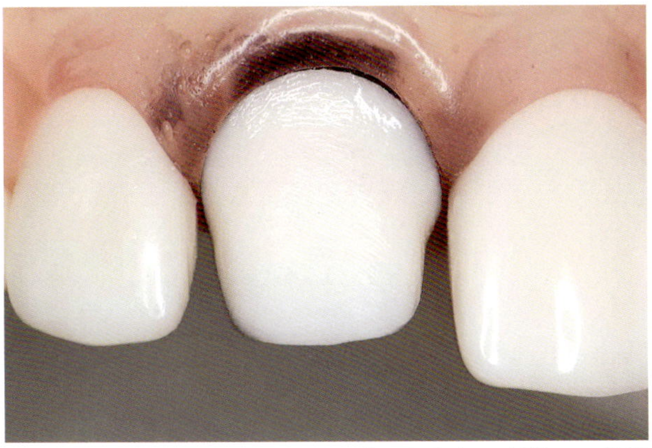

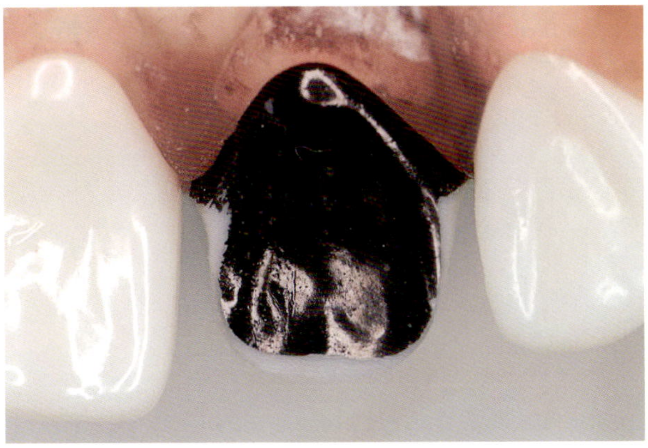

図10a, b　図 9 での概形形成終了後，切縁部を削除した状態．切縁部の削除は PLV 切縁部の透明性の確保，チッピングの防止などに有効である．ただし，図11で述べるように，PLV にはさまざまなバリエーションがあり，適切なデザインを決定するためには咬合接触状態・アンテリアガイダンス・舌面滑走状態など，術前に検査しておくべき項目は多岐にわたる．　a|b

【POINT】隣接面や切縁部を PLV で回復しない場合

症例によっては，かならずしも接触点や切縁部を PLV で回復する必要がない．その場合には⑤のステップを省き，④のステップにおける形態を最終的な支台歯形態として⑥の「仕上げと研磨」に進む．

PLV の支台歯形態のバリエーション

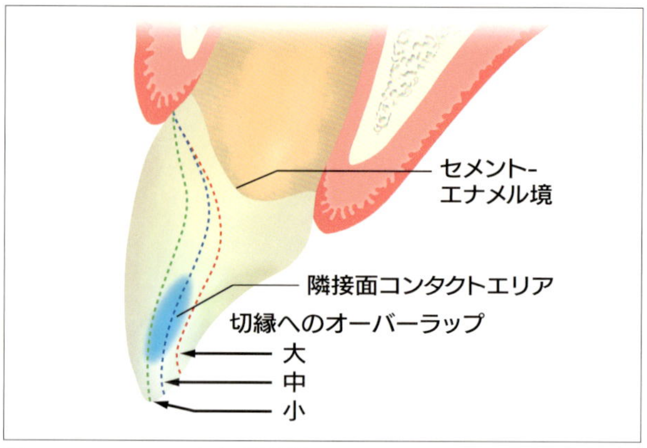

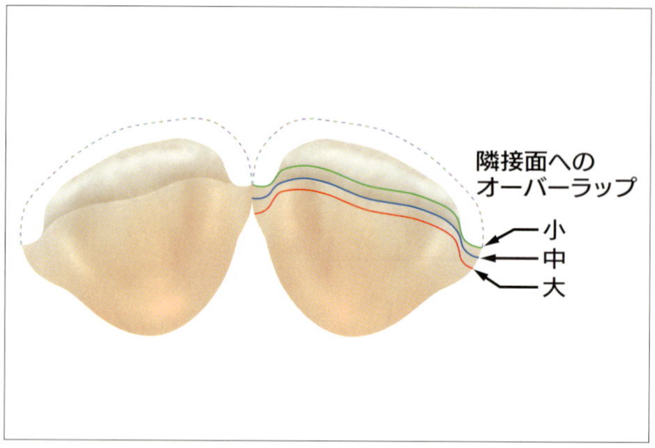

図11a, b　PLV の支台歯形態のバリエーションについて示す．PLV 修復を行う目的や隣在歯の状況により最終デザインを決定する．そして，PLV のデザインで重要なことは，①隣接面を含むか否か，②切縁を被覆するか否か，③切縁を含んだ舌側の被覆面積，の3点である．なお，上顎切歯の場合は下顎歯の誘導滑走状態や咬合接触状態を把握しないと，応力の集中や滑走運動により PLV の破折を招くおそれがある(本図は参考文献19より引用・改変)．

a|b

6 仕上げと研磨

シリコーンインデックスによる形態の確認

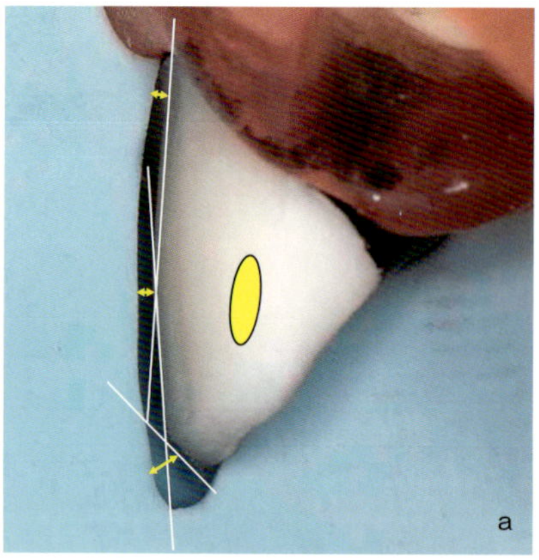

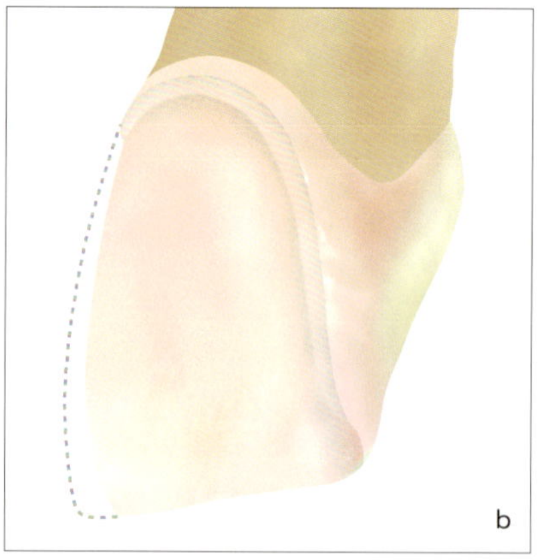

図12a, b　シリコーンインデックスに印記された理想的な最終歯冠形態から，支台歯形成完成のための指標線を示す．このように，シリコーンインデックスを使用すると客観的に支台歯形態を評価することができる．この例では切縁部を陶材で被覆するデザインとし，そのために十分な削除量をとった．中央の黄色いエリアは最終的に PLV で再現する隣接面コンタクトポイントである．

また，b に理想的な PLV の支台歯形態を示す(本図は a とは異なり隣接面コンタクトポイントを削除しないデザインである〔参考文献18より引用・改変〕)．

仕上げと研磨の終了した支台歯

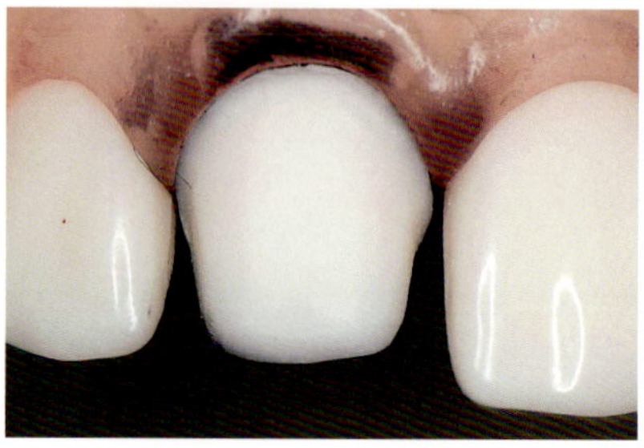

図13　先述したとおり，PLV の形態にはさまざまなバリエーションがあるが，フィニッシュラインは隣接面部まで明瞭かつ連続したシャンファー形態に仕上げる．また，フィニッシュラインの深度は症例に応じて歯肉縁上・縁下に設定する．仕上げ研磨には SF102R やドレッシングしたホワイトポイント44を使用する．

上顎中切歯における PLV の支台歯形成の完了

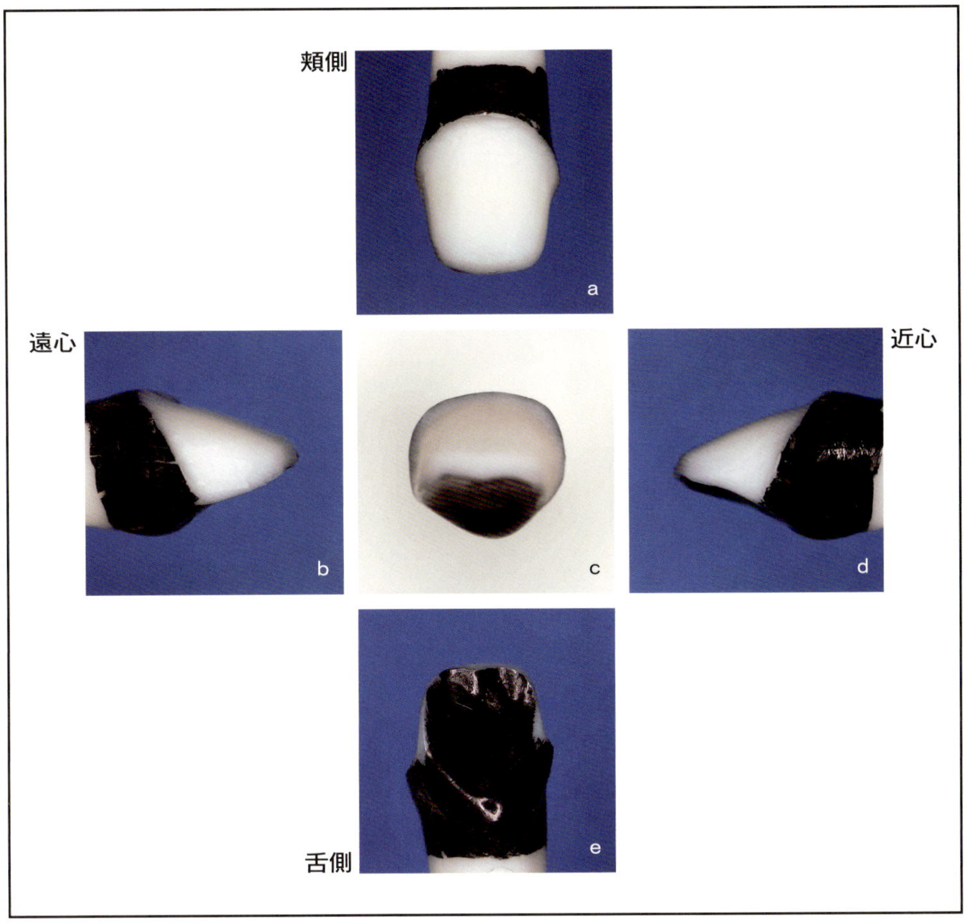

図14a～e　支台歯形成が終了した支台歯を咬合面・近遠心面・頬舌側面から観察してみる．テーパー・フィニッシュラインの連続性，削除量などに注目．

7) 症例供覧

前歯部歯冠形態の修正に PLV を応用した症例

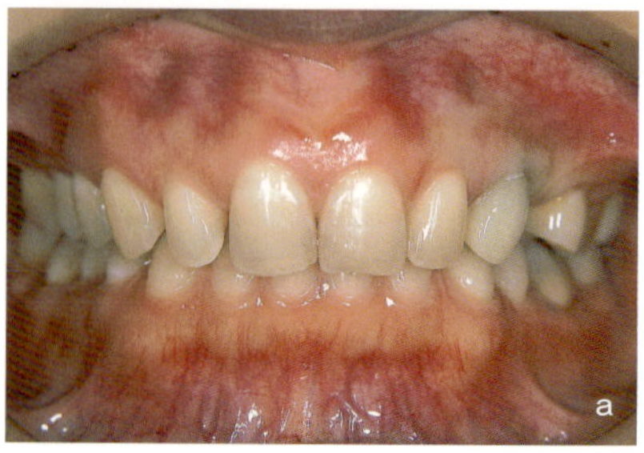

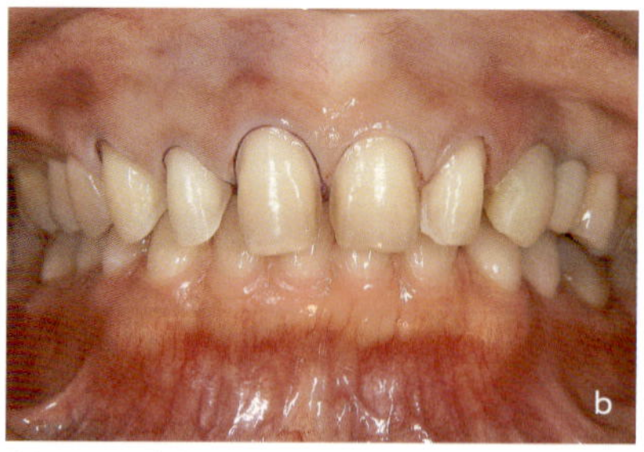

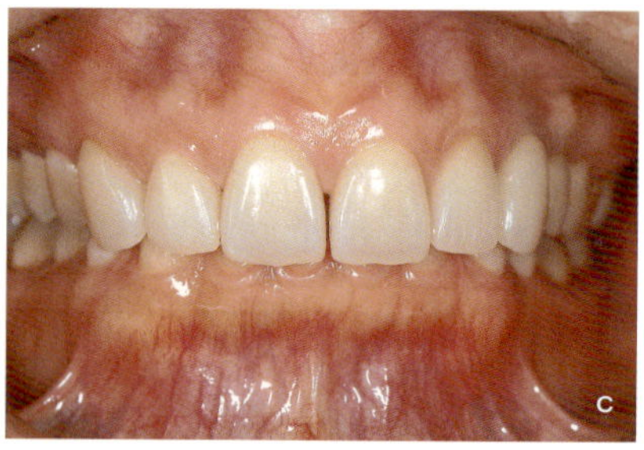

図15a〜c　前歯部歯冠形態の修正に PLV を応用した症例.
a：患者は1967年生まれの女性．2000年１月に不正咬合に対する矯正治療が終了し，引き続き2002年３月に乳歯の晩期残存部位であった左側犬歯のインプラント修復を受けた．ここで紹介するのは，その後2003年９月に前歯部の歯間間隙と歯冠形態の修正に PLV を適用した際の状況である．術前，歯冠・歯根に変色はなかったが，歯冠幅径および歯冠長の修正を行った．なお，上顎左側犬歯には暫間被覆冠が装着されている．
b：印象採得直前の状態．歯頚部にはジンパックによる歯肉圧排が施されている．歯質削除量は軽度で，切縁を被覆するタイプの形成デザインである．
c：PLV およびインプラント冠の装着３年後の状態．患者の希望で，矯正以前から存在したわずかな正中離開を再現した．

PLV の再治療を行った症例

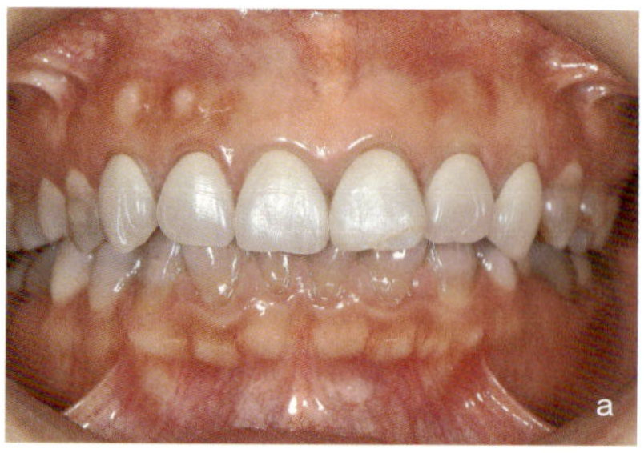

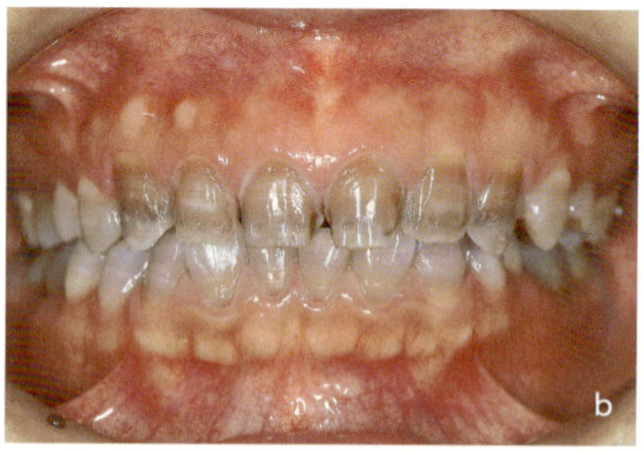

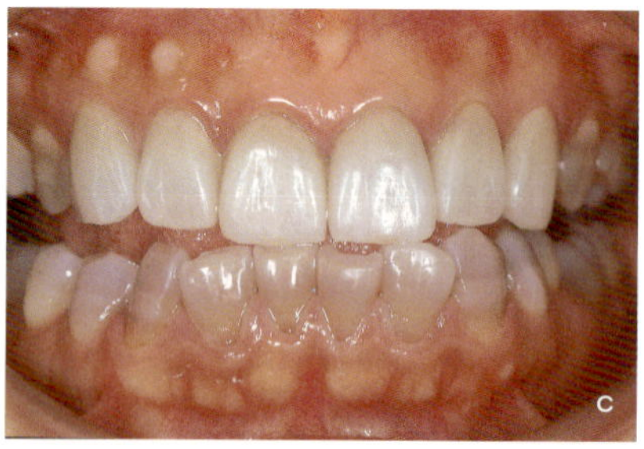

図16a〜c　PLV の再治療を行った症例.
a：患者は1973年生まれの女性．某歯科医院で10年前にテトラサイクリン変色歯に対する PLV 修復を受けていたが，歯冠形態の修正と色調の改善を主訴に来院した．検査・診断の結果，機能的な問題は認められなかったが，旧 PLV の歯冠長は短く歯冠幅径とのバランスが悪かった．また，テトラサイクリンによる変色を遮蔽するためのオペーク効果が強く付与されており，透明感が消失していた．
b：旧 PLV を除去し，支台歯形態の一部修正を行った(フィニッシュラインの明瞭化と接触点をすべて PLV で回復するため)．支台歯にはテトラサイクリン変色歯特有の縞状変色と切縁付近のエナメル質形成不全が認められる．
c：2006年１月の PLV 装着後２年目の状態．図16a と比較すると，歯冠長の改善にともなって前歯部歯冠形態のバランスが改善されていることがわかる．また，PLV の厚みを増すことで，オペーク効果を強く出さずに象牙質の変色をカバーしつつ透明感を高めることができた．

Summary

本章のまとめ

PLV は変色歯の修復のみならず，最近では MI をふまえた審美的な歯冠形態の修正にその重きを置く傾向にある．日常臨床においては，本書の13〜15章で解説した陶材焼付鋳造冠やオールセラミックスとの適応症例の選択，治療計画，材料選択などを確実に行うことで，幅広い審美補綴治療の実践が可能となる．

ただ，PLV の支台歯形成には多くのバリエーションがあり，今回の解説ですべてを網羅したとはいいがたい．しかし，全部被覆型の支台歯形成と同様に，基本形態をマスターすることでさまざまな応用が可能となる．

また，基本的に PLV は生活歯を対象としており，早期に最終修復装置を接着することが望ましい．そのためには，支台歯形成と印象採得を同日に行うことが求められる．つまり，他の補綴装置とは異なり，暫間修復装置による支台歯形態のチェックが行いにくく，支台歯形成時に確実に理想的な形態を得ておくことが求められる(平たくいえば一発勝負である)．

日ごろから顎歯模型による練習を通して，削除不足になりやすい部位，フィニッシュラインの明瞭性，繊細なバーの動かし方などを習得することで，確実な支台歯形成が短時間で行えるようにしておきたい(これは他の支台歯形成においても同様である)．

資料

本書における支台歯形成の項で使用したダイヤモンドポイント（バー）

さくいん

【資料】本書における支台歯形成の項で使用したダイヤモンドポイント(バー)

本項では，11～16章で使用した各種バーを工程ごとに紹介する(すべて松風社製)．これらのバーにかぎらず，現在では各社から使いやすいバーが発売されているが，本書では同社のバーがISO規格に準じ，刀部のサイズを公開していることを考慮した(本表・本文中の図は松風社のご厚意による)．

Chapter 11 & 12 下顎臼歯部全部鋳造冠 上顎臼歯部全部鋳造冠	Chapter 13 前歯部陶材焼付鋳造冠
①咬合面のガイドグルーブ形成 330　440　440SS	①切縁のガイドグルーブ形成 102R　106RD
②咬合面の削除 102R　106RD	②唇側軸面のガイドグルーブ形成 106RD
③軸面のガイドグルーブ形成 102R　106RD	③唇側軸面の削除 106RD
④軸面の削除 102R　106RD	④隣接面のスライスカット 204　104R
⑤隣接面のスライスカット 104R　204	⑤舌側軸面のガイドグルーブ形成 102R　106RD
⑥軸面全周＋フィニッシュラインの形成 102R　106RD	⑥舌側軸面の削除 102R　106RD
⑦仕上げ・研磨 ホワイトポイント44　SF102R　SF106RD	⑦リンガル・コンキャビティの形成 145　SF145　カーボランダムホイールHP11
	⑧ショルダー幅ガイド＋フィニッシュラインの形成 106RD　SF106RD　114　211　440
	⑨仕上げ・研磨 ホワイトポイント44　SF106RD

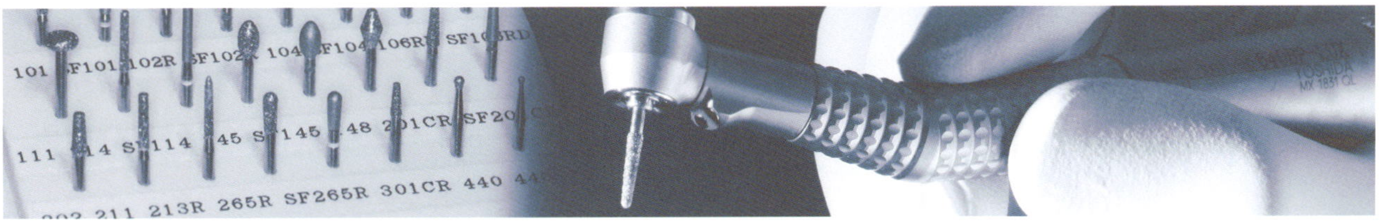

Chapter 14 & 15
上顎小臼歯部陶材焼付鋳造冠（フルベイク）
下顎小臼歯部陶材焼付鋳造冠（パーシャルベイク）

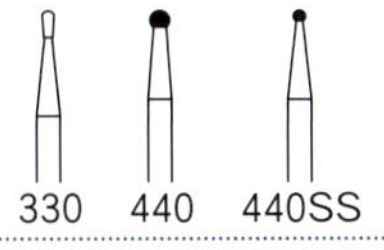

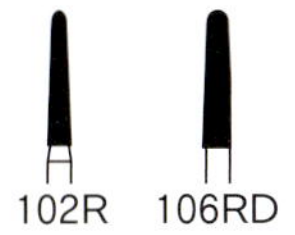

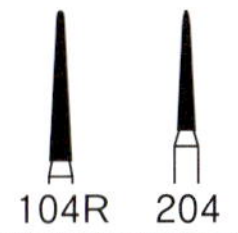

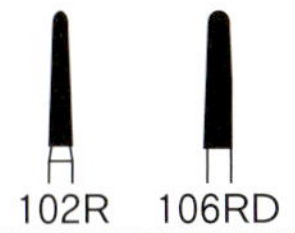

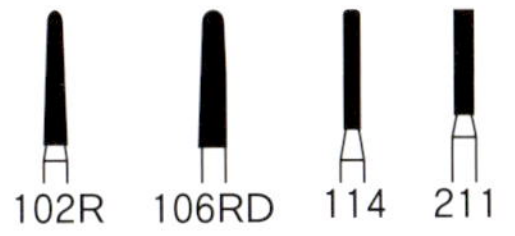

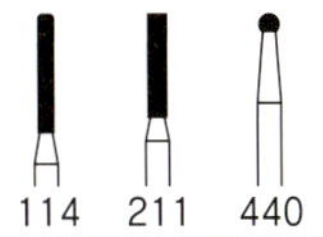

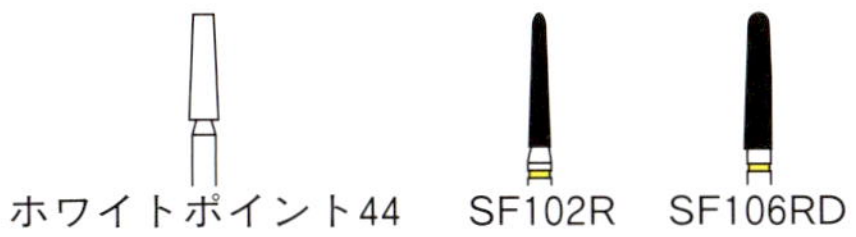

Chapter 16
ポーセレンラミネートベニア（PLV）

①咬合面のガイドグルーブ形成
330　440　440SS

①唇面のガイドグルーブ形成
122　121　440　440SS

②咬合面の削除
102R　106RD

②唇面の削除
102R　213R

③隣接面のスライスカット
104R　204

③フィニッシュラインの形成
102R　213R

④軸面のガイドグルーブ形成
102R　106RD

④仕上げ・研磨
ホワイトポイント44　SF102R

⑤軸面全周＋フィニッシュラインの仮形成
102R　106RD　114　211

⑥ショルダー幅ガイド＋フィニッシュラインの形成
114　211　440

⑦仕上げ・研磨
ホワイトポイント44　SF102R　SF106RD

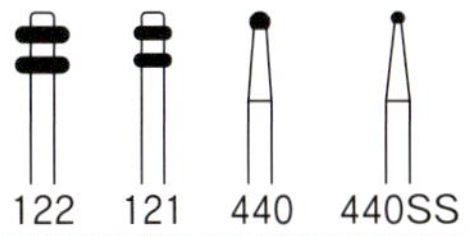

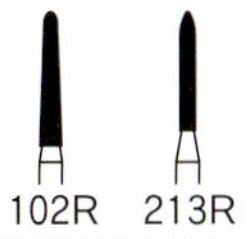

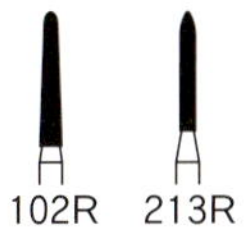

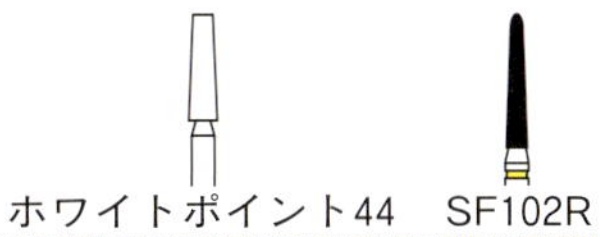

ダイヤモンドポイント（バー）の基本形態について

　本書で用いたダイヤモンドポイント（バー）類の形態は，使用目的によってグループ化することができる．ポイントの基本形態を理解することで，効率のよい支台歯形成が可能となる．
①ガイドグルーブ形成に使用したポイントの基本形態は「ラウンド」または「ペアシェイプ」である．
②咬合面や軸面形成に使用したポイントの基本形態は「テーパーシリンダー」であり，その先端の形態は目的（辺縁形態など）に合わせて「ラウンドエンド〔#102R, #106RD〕」や「コーナーR」を使い分ける．
③ポイント軸面に角度のついていない「ストレートシリンダー」は，とくに辺縁ショルダー形態付与時に使用する．これには先端に丸みをもたせた「ラウンドエンド〔#213R, #114〕」と，直角のままの「ストレートシリンダー〔#211〕」の2種類がある．
④隣接面スライスカットに用いた，細く尖ったポイントの基本形態は「コーン〔#204〕」である．細目の「テーパーシリンダー〔#104R〕」を用いてもよい．

テーパーシリンダー　コーン
106RD　104R　204

ストレートシリンダー　ラウンド
114　211　440

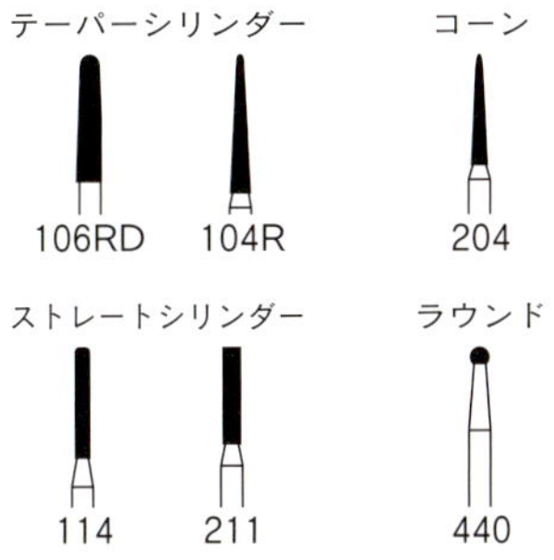

さくいん

参考文献

1．日本補綴歯科学会(編)．歯科補綴学専門用語集(第２版)．東京：医歯薬出版，2004.

2．Young JM. Surface characteristics of dental stone : impression orientation. J Prosthet Dent 1975；33(３)：336‐341.

3．五十嵐孝義，田村勝美(編)．歯科技工別冊 図解 咬合の基礎知識．東京：医歯薬出版，1984.

4．松本直之，芳賀通夫(編)．咬合器マニュアル．東京：医歯薬出版，1982：75‐87.

5．The Academy of Prosthodontics(eds.). Glossary of Prosthodontic Terms-8(GPT-8). J Prosthet Dent 2005；91(１).

6．石橋寛二，川添尭彬，川和忠治，福島俊士，矢谷博文(編)．クラウンブリッジ補綴学(第３版)．東京：医歯薬出版，2004：145‐146.

7．Lauritzen AG. 青木英夫，五十嵐孝義(訳)．咬合分析の臨床．東京：医歯薬出版，1977：145‐153.

8．石橋寛二，川添尭彬，川和忠治，福島俊士，矢谷博文(編)．クラウンブリッジ補綴学(第３版)．東京：医歯薬出版，2004：10‐18.

9．五十嵐孝義(編)．クラウン・ブリッジの臨床テクニック．東京：医歯薬出版，2003：14‐28.

10. Rosenstiel SF, Land MF, Fujimoto J. Contemporary Fixed Prosthodontics(4th ed.). St. Louis : Mosby, 2006：209‐257.

11. 石橋寛二，川添尭彬，川和忠治，福島俊士，三浦宏之，矢谷博文(編)．クラウンブリッジ補綴学(第４版)．東京：医歯薬出版，2009：95‐106.

12. 石橋寛二，川添尭彬，川和忠治，福島俊士，矢谷博文(編)．クラウンブリッジ補綴学(第３版)．東京：医歯薬出版，2004：107.

13. 石橋寛二，川添尭彬，川和忠治，福島俊士，矢谷博文(編)．クラウンブリッジ補綴学(第３版)．東京：医歯薬出版，2004：77‐85.

14. 山﨑長郎．審美修復治療 複雑な補綴のマネージメント．東京：クインテッセンス出版，1999：83‐84.

15. Rosenstiel SF, Land MF, Fujimoto J. Contemporary Fixed Prosthodontics(4th ed.). St. Louis : Mosby, 2006：258‐271.

16. 五十嵐孝義(編)．Laboratory Manual of Crown and Bridge Vol.2. 東京：日本大学歯学部クラウン・ブリッジ学講座(非売品)．2002.

17. Rosenstiel SF, Land MF, Fujimoto J. Contemporary Fixed Prosthodontics(4th ed.). St. Louis : Mosby, 2006：272‐285.

18. Rosenstiel SF, Land MF, Fujimoto J. Contemporary Fixed Prosthodontics(4th ed.). St. Louis : Mosby, 2006：329‐335.

19. Gürel G(eds). The Science and Art of Porcelain Laminate Veneers. Chicago : Quintessence Publishing 2003：276.

著者略歴

萩原　芳幸（はぎわら・よしゆき）

1985年　日本大学歯学部卒業
1989年　日本大学大学院歯学研究科修了（歯学博士）
1990年　日本大学助手（歯学部歯科補綴学教室Ⅲ講座）
1993年　ケースウエスタンリザーブ大学歯学部付属 Mt. Sinai Medical Center 客員研究員（米国）
1993〜1995年　オハイオ州立大学歯学部インプラント部門客員研究員（米国）
2001年　日本大学専任講師
2002年　日本大学助教授（職名変更により2007年より准教授）（現在に至る）
2002年　日本大学歯学部付属歯科病院歯科インプラント科科長（現在に至る）

●連絡先：〒101-8310 東京都千代田区神田駿河台1-8-13
日本大学歯学部歯科補綴学教室Ⅲ講座

＜主な著書・訳書＞
『ツースウェアと知覚過敏』（医歯薬出版．2000．共訳）
『歯科用小型Ｘ線 CT による３次元歯科Ｘ線画像診断と治療』（同．2003．共著）
『Ultimate Guide IMPLANTS』（同．2004．共著）
『50歳からのインプラント』（小学館．2004．共著）
『インプラント歯学の実際』（クインテッセンス出版，共訳，2005）
『インプラント上部構造の現在 PART 4』（同，編集・共著，2005）
『よくわかる口腔インプラント学』（医歯薬出版，共著，2005）
『インプラント治療における成功への法則とリカバリー』（第一歯科出版，共著，2007）
『再生医療とインプラント』（クインテッセンス出版，共著，2007）
＜所属学会＞
日本補綴歯科学会（専門医・指導医），日本口腔インプラント学会（専門医・指導医），International Association for Dental Research, Academy of Osseointegration, American Academy of Fixed Prosthodontics, International College of Prosthodontists, Carl O. Boucher Prosthodontic Society

必ず上達 歯冠修復㊤

2009年８月10日　第１版第１刷発行
2013年３月15日　第１版第３刷発行

著　　者　萩原（はぎわら）　芳幸（よしゆき）

発 行 人　佐々木　一高

発 行 所　クインテッセンス出版株式会社
東京都文京区本郷３丁目２番６号　〒113-0033
クイントハウスビル　電話 (03)5842-2270(代表)
(03)5842-2272(営業部)
(03)5842-2279(書籍編集部)
web page address　http://www.quint-j.co.jp/

印刷・製本　サン美術印刷株式会社

ISBN978-4-7812-0093-4　C3047

定価はカバーに表示してあります